Kohlhammer

Hermann Delbrück

Plasmozytom
Multiples Myelom

Rat und Hilfe für Betroffene und Angehörige

3., vollständig überarbeitete Auflage

Verlag W. Kohlhammer

Wichtiger Hinweis: Der Leser darf darauf vertrauen, dass Autor und Verlag mit großer Sorgfalt gearbeitet und den medizinischen Wissensstand bis zur Fertigstellung dieses Buches berücksichtigt haben. Bei Angaben von Mengen muss jeder Leser sorgfältig prüfen oder prüfen lassen, dass die gegebenen Hinweise nicht von den tatsächlichen Empfehlungen abweichen. Es wird deshalb empfohlen, von jeglicher Selbstbehandlung Abstand zu nehmen und immer den Behandler des Vertrauens zu Rate zu ziehen. Jede Dosierung oder Anwendung erfolgt auf eigene Gefahr des Benutzers.

3., vollständig überarbeitete Auflage 2011

Gesamtherstellung:
W. Kohlhammer Druckerei GmbH + Co. KG, Stuttgart
Printed in Germany

ISBN 978-3-17-021752-2

Inhalt

Vorwort des Verfassers

Dieser Ratgeber ist für Patienten, ihre Angehörigen und all diejenigen gedacht, für die es wichtig ist, über die Erkrankung »Multiples Myelom« (auch Plasmozytom genannt), die möglichen Therapien und über die eventuellen Auswirkungen auf Körper, Seele und auf die soziale/berufliche Versorgung informiert zu sein. Der Ratgeber enthält viele Fragen zur Krankheit und zu deren Nachbetreuung, die mir Myelompatienten in meiner bisherigen Tätigkeit in der Krebsrehabilitation und -nachsorge immer wieder stellten. Das Buch geht aber auch auf viele Fragen ein, die Betroffene erfahrungsgemäß nicht stellen, sei es aus Unwissen, einer unbewussten Verdrängung, mangelndem Mut, sei es auch, weil sie den Arzt hierfür nicht für zuständig halten. In diesem Ratgeber werden auch Fragen und Antworten aufgeführt, die für manche Pharmahersteller, Ärzte und Patienten unangenehm und möglicherweise auch verunsichernd sind. Dies trifft insbesondere auf gewisse »Alternativtherapien« zu. Ich habe dies trotz der möglicherweise auf mich zukommenden Schwierigkeiten gewagt. Allzu häufig nämlich musste ich während meiner bisherigen Tätigkeit die Erfahrung machen, dass verzweifelte Patienten nicht nur »Haus und Hof« für Therapien mit fraglicher Wirksamkeit verloren, sondern dass durch diese Therapien wirksamere Behandlungen versäumt wurden. Bei der Abfassung dieses Buches bin ich mir der Schwierigkeiten und der zu erwartenden Kritik bewusst gewesen. Die Kritik wird sich möglicherweise weniger auf das Inhaltliche beziehen als auf die Tatsache, dass überhaupt ein derartig differenzierter, in die Einzelheiten gehender Ratgeber denjenigen in die Hände gegeben wird, die nach Meinung mancher Kritiker ihre Erkrankung eher vergessen sollten. Auch bei diesem Ratgeber wird ebenso wie bei den anderen in der Ratgeberreihe erschienenen Büchern von einigen Ärzten, Verbänden und Medien kritisiert werden, dass konkrete Angaben zur Lebenserwartung und zu eventuellen Todesursachen gemacht werden. Dass ich mich über diese zu erwartende Kritik ganz bewusst hinwegsetze, rührt von dem Vorwurf Betroffener und deren Angehöriger her, dass die geschönte Prognose sie daran gehindert hätte, Dinge in die Wege zu leiten, die sie getan hätten, wenn sie um den Ernst ihrer Lage gewusst hätten. Heute hat jeder Laie im Internet und durch die Fachliteratur Zugang zu Fachinformationen, so auch zu Daten zur Lebenserwartung von Patienten mit multiplem Myelom. Bedauerlich ist, dass diese jedoch häufig zu Missverständnissen Anlass geben und – mindestens ebenso schlimm – die Betroffenen mit diesen Informationen alleingelassen werden. Dieser Ratgeber soll Anregungen und Hilfen für das Gespräch mit dem Arzt geben. Aufklärung beinhaltet zwar im Wesentlichen Informationsvermittlung, entscheidend ist jedoch die gleichzeitig vermittelte emotionale Unterstützung bei der Verarbeitung der Information. Leider besprechen manche Ärzte die essenziellen Fragen der Lebenserwartung mit den Betroffenen und deren Angehörigen nur dann, wenn sie dazu aufgefordert werden. Dieser Ratgeber soll zu Fragen ermuntern und eine konkrete Basis für ein Gespräch liefern. Ohne die möglichen Vorteile einer Verdrängung bei Krebspatienten leugnen zu wollen, möchte ich dennoch darauf hinweisen, dass eine derartige Verdrängung aus mehreren Gründen heute im Gegensatz zu früher nicht mehr sinnvoll ist. Die meisten Patienten möchten und müssen über ihre Diagnose aufgeklärt werden; hieraus ergeben sich zahlreiche Fragen, auf die eingegangen werden muss. Viele mit der Erkrankung verbundene Ängste erwachsen daraus, dass der Betroffene nicht weiß, wie er die Situation einschätzen soll oder was ihn erwartet. Es ist besser, wenn die Betroffenen und Angehörigen durch diesen Ratgeber als durch die »Regenbogenpresse«, »Gesundbeter«, Geschäftemacher oder auch unkommentierte Zahlen im Internet aufgeklärt werden. Die Schulmedizin bietet heute mehr Möglichkeiten, als viele annehmen. Diese Möglichkeiten sollten genutzt werden.

Prof. Dr. Hermann G. Delbrück
Arzt für Innere Medizin und Hämatologie-Onkologie,
Arzt für physikalische und rehabilitative Medizin,
Arzt für Sozialmedizin und Rehawesen

Wuppertal-Ronsdorf, im Frühjahr 2011

Geleitworte

Geleitwort der Deutschen Krebsgesellschaft

Die Deutsche Krebsgesellschaft e. V. fördert in besonderem Maße die interdisziplinäre Krebsbekämpfung und die Kooperation aller Berufsgruppen, welche maligne Tumoren behandeln. Dabei ist der Dialog mit Tumorpatienten und deren Angehörigen genauso unabdingbar wie eine erfolgreiche Krebstherapie.

Dies umso mehr, da mit der immer komplexer werdenden Behandlung eine Fülle von Informationen auf die Patienten einstürzt, die sie nicht ohne weiteres verarbeiten können.

Andererseits gibt es aber auch zunehmend wissbegierige Patienten, die Kenntnisse erwerben, welche manchen Arzt verblüffen.

Diesen Anforderungen der Wissensvermittlung an Patienten, aber auch an Ärzte wird der Ratgeber »Plasmozytom/Multiples Myelom« nun bereits in seiner 3. Auflage hervorragend gerecht. Er greift auch recht differenzierte Fragen auf, spricht ebenso alternative Methoden an und gibt im psychosozialen Umfeld Antworten auf Fragen, die dem Gesunden belanglos erscheinen mögen, die für den Schwerkranken aber für seine bleibende Lebensqualität wichtig sind, um seine Handlungsfähigkeit und Unabhängigkeit aufrechterhalten zu können.

Auch Ärzten bringt dieses Buch somit die Bedürfnisse des Kranken mit einem Plasmozytom bzw. multiplen Myelom näher.

Wir wünschen auch dieser Auflage viel Erfolg und eine gute Verbreitung.

Prof. Dr. Werner Hohenberger
Präsident der Deutschen Krebsgesellschaft e. V.

Geleitwort der Deutschen Krebshilfe

Die Diagnose »Krebs« wirft das Leben der Betroffenen von einem Tag auf den anderen aus der gewohnten Bahn. Zwar kann heute die Hälfte aller Krebskranken dauerhaft geheilt werden, doch zunächst steht die Lebensbedrohung durch die Krankheit ganz im Vordergrund. Hier umfassend zu informieren, Ängste zu nehmen und Handlungsalternativen aufzuzeigen, ist ein wichtiges Anliegen der Deutschen Krebshilfe. Unsere Gründerin, Dr. Mildred Scheel, hatte schon in den 1970er Jahren das Ziel, Krebs aus der Tabu-Zone zu holen und die Bevölkerung aufzuklären. Die Deutsche Krebshilfe steht als »Bürgerinitiative gegen den Krebs« allen Betroffenen mit Rat und Tat zur Seite. Sie fördert die Krebsforschung, setzt sich für eine optimale Versorgung der Krebspatienten ein und versteht sich als Sprachrohr der Betroffenen.
Der vorliegende Ratgeber von Herrn Professor Delbrück mit ausführlichen Antworten auf medizinische, psychische, soziale und berufliche Fragen ist ebenfalls eine wichtige Informationsquelle für Betroffene und Angehörige. Er kann die Vorbereitung auf Gespräche mit Ärzten und Experten unterstützen und bei den Patienten das Verständnis für die notwendigen diagnostischen, therapeutischen und rehabilitativen Maßnahmen fördern. Weitere Anlaufstellen für kompetente Auskünfte sind der Krebsinformationsdienst am Deutschen Krebsforschungszentrum Heidelberg (KID), der Informations- und Beratungsdienst der Deutschen Krebshilfe, aber auch qualitätsgesicherte Krebs-Beratungsstellen, Kranken- und Rentenversicherungen sowie öffentliche Einrichtungen wie beispielsweise Arbeitsämter. Ebenfalls können Vertreter von Krebs-Selbsthilfeorganisationen wichtige Gesprächspartner sein. Im Gespräch mit Gleichbetroffenen erhält der Patient hier authentische Informationen zum Leben mit der Erkrankung. Selbsthilfevertreter vermitteln Zuversicht und ergänzen mit ihrer »Betroffenenkompetenz« die professionelle psychosoziale Begleitung.
Ich wünsche allen Lesern, dass ihnen dieses Buch als wichtige Informationsquelle dienen kann – und dem Ratgeber eine weite Verbreitung.

Prof. Dr. Dagmar Schipanski
Ehrenpräsidentin der Deutschen Krebshilfe e. V.

Geleitwort der Plasmozytom/Multiples Myelom Selbsthilfegruppe NRW. e. V.

Als ich 1998 die Diagnose »Sie haben ein Plasmozytom« erhielt, hatte ich diesen Begriff noch nie in meinem Leben gehört, und ich wusste auch nicht, dass es sich dabei um eine bösartige Erkrankung handelt. Als ich das schließlich begriffen hatte und irgendwann auch wieder klar denken konnte, begann ich, nach Informationen über diese Erkrankung zu suchen, weil ich mir überlegte, es sei wohl besser, den »Gegner« zu kennen, als den Kopf in den Sand zu stecken. In der medizinischen Abteilung einer großen Buchhandlung stieß ich auf das Buch »Plasmozytom/Multiples Myelom« von Herrn Professor Delbrück. Es war das einzige Buch zu diesem Thema, und es war für Patienten geschrieben und verständlich – ein Glücksfall. Die Lektüre des Buches war nicht leicht zu verdauen, da man die Schwere der Erkrankung herauslesen konnte und nichts beschönigt wurde. Andererseits vermittelte sie auch ein Gefühl der Erleichterung, da ich jetzt viel besser wusste, was mich erwartete. Ich konnte in den Gesprächen mit meinen behandelnden Ärzten kompetentere Fragen stellen und verstand besser, was sie mir sagten.
Obwohl es heute mehr Bücher und Broschüren über das Multiple Myelom gibt als vor zehn Jahren, ist der Stil von Herrn Professor Delbrücks Buch mit Fragen und Antworten auf diesem Gebiet einzigartig. In der Tat findet man dort alle Fragen, die man als Patient so oder ähnlich auch seinem Arzt stellen würde. Deshalb freut es mich sehr, dass eine Neuauflage auf neuestem wissenschaftlichen Stand vorliegt. Ich bin sicher, dass das Buch unter Patienten wieder eine weite Verbreitung finden wird. Auch wenn es statistisch vielleicht noch nicht endgültig bewiesen ist: Informierte Patienten leben länger.

Dr. rer. nat. Rolf Pelzing
Vorsitzender der Plasmozytom/Multiples Myelom Selbsthilfegruppe
Nordrhein-Westfalen e. V.

1 Wie kommt es eigentlich zu einem Plasmozytom (multiplen Myelom)?

Fragen zu Ursachen und Verlauf der Erkrankung

1. Was ist ein Plasmozytom (multiples Myelom)?

Rustizky war der erste, der 1873 ein vom Knochenmark ausgehendes Krankheitsbild mit multiplen (d. h. vielfältigen) Tumoren beschrieb. Wegen der vielen Tumorabsiedlungen prägte er damals den Begriff »multiples Myelom«.

1889 veröffentlichte der Arzt Kahler eine genaue Darstellung der bei diesem Krankheitsbild auftretenden Symptome. Nach ihm wurde die Erkrankung deshalb zunächst auch Morbus Kahler genannt. Diese Bezeichnung ist heute weniger verbreitet. Während sich im anglo-amerikanischen Sprachgebrauch die Bezeichnung »multiples Myelom« durchsetzte, wird diese Erkrankung in Europa heute auch mit dem Begriff »Plasmozytom« umschrieben. Diese Bezeichnung wählte man, da die Tumorzellen den Plasmazellen, die sich u. a. im Blut oder Knochenmark finden, sehr ähnlich sind. Es handelt sich um eine bösartige Blutkrankheit, bei der eine bestimmte Art von weißen Blutkörperchen (Lymphozyten), nämlich ein Subtyp von B-Lymphozyten, entartet. Diese atypischen Lymphzellen vermehren sich unkontrolliert im Knochenmark, verdrängen dort das gesunde Knochenmark, beeinträchtigen die normale Blutbildung und richten Schaden in der Knochengerüststruktur sowie in der Immunabwehr an. Sie, die sonst die Immunglobuline (Eiweiße mit Antikörpereigenschaften) bilden, produzieren nun atypische Immunglobuline, auch Paraproteine genannt. Diese Paraproteine sind nicht funktionsfähig. Plasmazellenvermehrung, Paraproteinvermehrung und Störungen im Knochenmark sind Charakteristika dieser Erkrankung, die man zu den bösartigen Lymphomen zählt (Erkrankungen, die von lymphatischen Geweben ausgehen). Lymphgewebe ist überall im Körper – besonders jedoch in den Lymphknoten und im Knochenmark – anzutreffen. Während die anderen Lymphome jedoch in den meisten Fällen von den Lymphknoten ausgehen, ist das Plasmozytom vorwiegend im Knochen angesiedelt. Man untersucht deswegen beim Plasmozytom häufiger als sonst das Knochenmark.

Der Krankheitsverlauf, die Therapie und die Nachsorgeuntersuchungen bei Erkrankungen, die mit einer ausschließlichen Paraproteinbildung in den Lymphknoten einhergehen (z. B. Morbus Waldenström, monoklonale Gammopathien), sind völlig anders als beim multiplen Myelom/Plasmozytom. Die Probleme dieser Lymphomerkrankungen sind Gegenstand eines anderen Ratgebers (Delbrück, Non-Hodgkin-Lymphome, siehe Literaturauswahl).

2. Gibt es verschiedene Plasmozytomarten?

Ja, die Bezeichnung des jeweiligen Plasmozytoms hängt von der Struktur des produzierten Immunglobulins ab. Die Plasmazellen bilden unterschiedliche Immunglobuline (IgG, IgA, IgD, IgE), die alle eine bestimmte Grundstruktur haben. Sie bestehen aus zwei identischen Schwerketten und aus zwei identischen Leichtketten (sogenannte Kappa- oder Lambdaketten). Die häufigsten Myelomtypen sind IgG- (ca. 60 bis 70 %) und IgA-Myelome (ca. 20 %).
Einige Plasmozytome produzieren strukturell und funktionell völlig normale Immunglobuline, bei anderen ist das Gleichgewicht zwischen Leichtketten- und Schwerkettensynthese gestört, wieder andere bilden strukturell defekte Immunglobuline. Häufig wird nur ein bestimmter Teil des Immunglobulins (Fragment) im Überschuss gebildet. So unterscheidet man Plasmozytome, bei denen nur die schweren Ketten oder nur Fragmente der schweren Immunglobulinketten gebildet werden (IgA-, IgG- und IgE-Plasmozytom), von denjenigen Plasmozytomen, die nur leichte Ketten (z. B. Bence-Jones-Plasmozytom) bilden. Bei den Leichtketten differenziert man zwischen den Kappa- und den Lambda-Leichtketten (Tabelle 1.1).
Darüber hinaus unterscheidet man auch symptomatische von symptomlosen (frühen) Myelomen. Das Smouldering Myelom (schwelendes Myelom) nimmt eine Mittelstellung zwischen den gutartigen monoklonalen Gammopathien und dem Plasmozytom/multiplen Myelom ein. Bei ihm finden sich im Serum über 3 g/100 ml Paraproteine und im Knochenmark über 10 % atypische Plasmazellen.

Tabelle 1.1: Verschiedene Plasmozytome

Typ des Paraproteins	Häufigkeit
IgG-Plasmozytom	60 %
IgA-Plasmozytom	20 %
Leichtkettenplasmozytom (Kappa oder Lambda)	15 %
IgM-Plasmozytom	1 %
IgD-Plasmozytom	Sehr selten
IgE-Plasmozytom	1 %
Schwerkettenkrankheit	1 %
Nichtsekretorisches Plasmozytom	selten
Smouldering Myelom	?

3. Wie kann ein multiples Myelom festgestellt werden?

Die von den Myelomzellen gebildeten Paraproteine können mit der Elektrophorese nachgewiesen werden (Abbildung 1.1). Bei der Serumelektrophorese handelt es sich um ein Verfahren, bei dem die Eiweiße des Blutplasmas in einem elektrischen Feld aufgetrennt werden. Dabei erhält man Albumin, α_1-Globuline, α_2-Globuline, β-Globuline und γ-Globuline. Im Elektrophoresediagramm kann man die Paraproteine als spitze hohe Zacke im Bereich der γ-Globuline erkennen. Diese Zacke wird als M-Spitze oder M-Gradient (monoklonales Immunglobulin) bezeichnet.

Ein genaueres Nachweisverfahren ist die Immunelektrophorese. Hierbei werden die Immunglobuline je nach ihrer Ionenladung in einem elektrischen Feld aufgetrennt. Sie dient dem qualitativen und quantitativen Nachweis von Paraproteinen.

Ein bestimmtes Paraprotein, das sogenannte Bence-Jones-Protein, ist im Urin nachweisbar. Wesentlich genauer und besser, und zwar qualitativ sowie quantitativ, gelingt die Bestimmung dieser freien Kappa- und Lambda-Leichtketten mit dem Freelite®-Test. Er sollte idealerweise im Blutserum durchgeführt werden; im Urin ist dieser Test weniger aussagekräftig. Liegt ein Verdacht auf eine Myelomerkrankung vor, so sollte auf jeden Fall dieser Test vorgenommen werden.

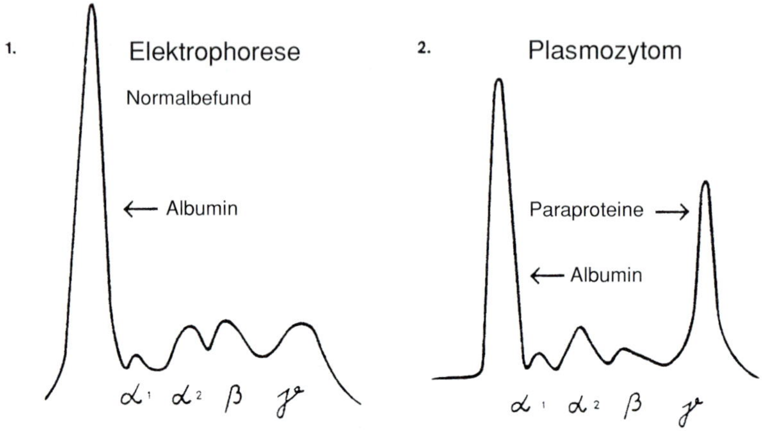

Abbildung 1.1: 1. Normalbefund, 2. Plasmozytom

4. Wie viele Patienten mit Plasmozytom (multiplem Myelom) gibt es in Deutschland?

Das Plasmozytom ist eine relativ seltene Erkrankung, die nicht mehr als 1 % aller Tumorerkrankungen ausmacht. Insgesamt erkranken etwa 3 500 Menschen in Deutschland jährlich an dieser Erkrankung.

Ihre Häufigkeit ist altersabhängig, d. h., mit zunehmendem Alter steigt das Erkrankungsrisiko. 75 % der Patienten sind älter als 60 Jahre. Etwa 3 % aller über 70 Jahre alten Menschen leiden an dieser Erkrankung, wohingegen die Erkrankung bei jungen Patienten extrem selten ist.

Relativ häufig sind Personen schwarzer Hautfarbe betroffen. Warum das so ist, weiß man nicht.

5. Mein Großvater litt auch unter einem multiplen Myelom. Ist diese Erkrankung vererbbar? Gibt es Risikofaktoren, die zu dieser Erkrankung prädisponieren?

Eine angeborene Prädisposition ist nicht bekannt. Dass sowohl Sie als auch Ihr Großvater an einem multiplen Myelom erkrankten, ist wahrscheinlich ein Zufall.

Der fehlende Nachweis einer Vererbbarkeit bedeutet jedoch nicht das Fehlen einer Störung in der Erbsubstanz.

Dank neuerer zytogenetischer Untersuchungsverfahren lassen sich bei den meisten Myelom-/Plasmozytompatienten Schäden auf dem Niveau der Chromosomen feststellen. Störungen auf dem langen Arm des Chromosoms 13 (13q-Deletion) treten bei ungefähr 50 % der Myelomerkrankten auf; bei etwa 40 % der Patienten kommt es zu einer fehlerhaften Verbindung von Chromosomenteilen, z. B. einer »Translokation t(4;14)«. Diese Veränderungen sind jedoch nicht angeboren, sondern entstehen im Laufe des Lebens. Sie sind bedeutende prognostische Risikofaktoren und erlauben gewisse Rückschlüsse darauf, ob der Patient auf die Therapie angesprochen hat.

Zu den wichtigsten Risikofaktoren zählen ionisierende Strahlen. Dies weiß man daher, weil unter den Überlebenden in Hiroshima und Nagasaki überproportional viele Menschen an einem multiplen Myelom verstarben.

Ein Risiko stellt auch die Exposition gegenüber Pestiziden und Dioxiden, Arsen, Dieselruß, organischen Lösungsmitteln, Farben und Lacken dar.

Ein Zusammenhang mit chronisch-entzündlichen Erkrankungen und viralen Entzündungen wird immer wieder von einigen Wissenschaftlern diskutiert.

Viele Wissenschaftler vermuten Zusammenhänge mit einer chronischen Antigenstimulation, wie man sie bei lang andauernden Infektionen beobachtet.

Viele Beobachtungen sprechen dafür, dass eine »Schwächung« des Immunsystems ein wesentlicher Entstehungsfaktor ist. Diese Schwächung kann altersbedingt oder Folge einer die Immunabwehr störenden Therapie sein, aber auch als Auswirkung einer ständigen Überforderung auftreten.

Myelome sind im Übrigen keine Erkrankungen der Neuzeit. Es hat sie schon immer gegeben. Gewebeuntersuchungen bei ägyptischen Mumien haben ergeben, dass es diese Erkrankung schon damals gegeben haben muss.

6. Warum ist das Myelom im fortgeschrittenen Alter so viel häufiger als bei jungen Menschen?

Solange man die Ursache des Plasmozytoms nicht genau kennt, wird man auf diese Frage nur mit Vermutungen reagieren können.
Sicher ist, dass die zu einem Plasmozytom führenden Einflüsse sehr lange einwirken müssen, bis es schließlich zu einer Krebsmanifestation kommt. Mit großer Wahrscheinlichkeit müssen auch mehrere Faktoren gleichzeitig zusammentreffen, damit es schließlich zum Ausbruch der Krankheit kommt.
Ausgehend von der Beobachtung, dass von einer Plasmozytomzelle stets die gleiche Menge an Paraproteinen gebildet wird, haben einige Forscher aus quantitativen Verlaufsbestimmungen der Paraproteine rückwirkend den Zeitpunkt der Entstehung der ersten Plasmozytomzellen bestimmt. Sie berechneten die Zeit vom theoretischen Krankheitsbeginn bis zum Auftreten von Symptomen mit ca. 20 Jahren. Ihrer Ansicht nach müsse die Erkrankung selbst bei Anwendung modernster und feinster Diagnostik schon mindestens 16 Jahre bestanden haben, bevor sie überhaupt festgestellt werden kann.
Tatsache ist, dass die bösartigen Plasmozytomzellen schon lange vor dem Ausbruch der Erkrankung und dem Auftreten von Beschwerden zirkulieren.

7. Worin unterscheidet sich das Plasmozytom vom multiplen Myelom?

Es handelt sich – zumindest im deutschen Sprachraum – um die gleiche Erkrankung. Einige Mediziner haben die Krankheit nach dem befallenen Zelltyp – den Plasmazellen (Plasmozytom) – benannt, andere nach den häufig im gesamten Skelett verstreuten Herden (multiples Myelom), andere wiederum nach ihren Entdeckern, den Ärzten Kahler (Morbus Kahler) und Huppert (Huppert-Krankheit).
In Amerika bzw. in der angloamerikanischen Literatur spricht man vorwiegend von einem multiplen Myelom. Ist die Erkrankung nur auf eine einzige Körperstelle begrenzt, so wird hier von einem Plasmozytom gesprochen. Tatsächlich ist ein solch lokalisierter Befall jedoch sehr selten und kommt lediglich bei etwa 8 % der Myelompatienten vor.

8. Ich habe gehört, dass sich hinter der Bezeichnung »multiples Myelom« unterschiedliche bösartige Erkrankungen mit völlig unterschiedlichen Eigenschaften und Verläufen verbergen können. Welche Rolle spielen die Lokalisation, die Gewebetypen etc.?

Die Krankheit »multiples Myelom« ist ein sehr weitläufiger Begriff und schließt Erkrankungen der B-Lymphozyten unterschiedlicher Gut- und Bösartigkeit ein. Allen gemeinsam ist eine ungeordnete Wucherung und Vermehrung atypischer B-Lymphozyten vorwiegend im Knochenmark, die bestimmte Substanzen – die Paraproteine – produzieren. Je nach Art des Paraproteins unterscheidet man verschiedene Plasmozytome (Tabelle 1.1, Seite 17).

Viele Missverständnisse von Patienten erklären sich durch die falsche Pauschalisierung des Begriffs »multiples Myelom« bzw. »Plasmozytom«. Jede Myelomerkrankung ist anders! Jeder Patient bedarf einer individuellen Therapie.

Erkrankungen von gut ausgereiften Myelomzellen haben beispielsweise einen gutartigeren Verlauf als Myelome mit kleinen oder unregelmäßigen oder unreifen Zellformationen. Leichtkettenmyelome bedürfen spezieller Untersuchungsverfahren. Wenn viele Knochenherde betroffen sind, so ist dies schlechter als ein isolierter Befall. Am besten ist natürlich, wenn nur ein einzelner Knochenherd oder überhaupt kein Skelettbefall vorhanden ist. Dann bedarf es häufig sogar nur einer Überwachung ohne Therapie. Das ist aber sehr selten. Für den behandelnden Arzt sind die genaue Kenntnis des Zelltyps und des umliegenden Gewebes sowie die exakte Bestimmung der krankhaften Immunglobuline sehr wichtig, da die Behandlung sehr unterschiedlich sein kann.

9. Auf meinem Krankenblatt steht »monoklonale Gammopathie« (MGUS). Was ist eine monoklonale Gammopathie (MGUS)?

Bei monoklonalen Gammopathien liegen krankhaft veränderte Plasmazellen vor, die sich unkontrolliert vermehren. Die gebildeten Zellen sind identisch (monoklonal), da sie alle von derselben Plasmazelle abstammen.

Der Begriff »Gammopathie« bezeichnet eine abnorme Eiweißerhöhung. Eine monoklonale Gammopathie ist also die Erhöhung eines von einer monoklonalen Zellgruppe abstammenden Immunglobulins.
Bei den meisten monoklonalen Gammopathien werden in großen Mengen monoklonale Moleküle desselben Typs produziert. Dies können monoklonale vollständige Immunglobuline und/oder monoklonale freie Leichtketten sein, die in das Blut freigesetzt werden. Das Kappa-Lambda-Verhältnis liegt bei monoklonalen Gammopathien oft außerhalb des Normbereichs von ca. 1:1,6.

Tabelle 1.2: Erkrankungen, die mit einer monoklonalen Gammopathie einhergehen

- das multiple Myelom (Plasmozytom)
- die »AL-Amyloidose«
- die »Leichtkettenablagerungskrankheit«
- die »monoklonale Gammopathie unklarer Signifikanz« (MGUS)

Das multiple Myelom (Plasmozytom) lässt sich in verschiedene Untergruppen aufteilen. Die größte Gruppe bildet das multiple Myelom mit vollständigem Immunglobulin (ca. 80 %). Neben dem vollständigen Immunglobulin werden in den meisten Fällen auch freie Leichtketten gebildet. Ca. 15 % aller multiplen Myelome (die sog. Leichtketten- bzw. Bence-Jones-Myelome) produzieren ausschließlich freie Leichtketten. Bei den restlichen 1–5 % der Myelome ist mit der Standarddiagnostik kein oder nur sehr wenig monoklonales Eiweiß nachweisbar – in diesen Fällen spricht man von »nonsekretorischen«, »asekretorischen«, »hyposekretorischen« oder »oligosekretorischen« Myelomen. Mit dem Freelite®-Test kann eine Klärung ermöglicht werden.
Die AL-Amyloidose ist durch eine Ablagerung monoklonaler freier Leichtketten in Form von »Amyloid« gekennzeichnet. Häufig betroffen sind Herz, Niere, Haut, Leber und das periphere Nervensystem.
Bei der Leichtkettenablagerungskrankheit werden, wie der Name schon sagt, ebenfalls Leichtketten im Gewebe abgelagert, wobei hier allerdings kein Amyloid nachgewiesen werden kann.
Die »monoklonale Gammopathie unklarer Signifikanz« (MGUS) ist die häufigste Plasmazellstörung. Die Anzahl der Betroffenen mit dieser Veränderung nimmt mit dem Alter zu. Pro Jahr entwickelt etwa 1 % der MGUS-Patienten eine maligne Erkrankung, überwiegend ein multiples Myelom.

Bei einer MGUS würde man keine Chemotherapie durchführen, sondern lediglich regelmäßige Kontrolluntersuchungen vornehmen, um ein multiples Myelom möglichst frühzeitig zu erkennen.

10. Auf meinem Entlassungsbrief steht »Bence-Jones-Plasmozytom«. Was bedeutet dies?

Es handelt sich um einen speziellen Typ des multiplen Myeloms. Die Plasmazellen der Bence-Jones-Plasmozytomerkrankung bilden ganz bestimmte Anteile der Immunglobulinmoleküle, nämlich lediglich die Leichtketten (Kappa- oder Lambdaketten). Sie werden auch Bence-Jones-Proteine genannt.

Häufig ist bei diesen Patienten in der Serumelektrophorese kein M-Gradient erkennbar. Auch ist die Blutsenkungsgeschwindigkeit häufig normal, was die Erkennung dieser Erkrankung erschwert und die Diagnose verzögert. Das atypische Immunglobulinteil (Paraprotein) war früher – und das auch nicht immer – nur im Urin nachweisbar. Heute gelingt dies wesentlich besser und genauer mit dem Freelite®-Test im Blutserum.

Das Bence-Jones-Plasmozytom neigt zu besonderen Komplikationen. Insbesondere die Nierenfunktion ist gefährdet und muss daher in der Nachsorge häufig überprüft werden.

11. Auf meinem Krankenblatt steht »extramedulläres Plasmozytom«. Was bedeutet dies?

Die meisten, jedoch nicht alle Plasmozytome gehen vom Knochenmark aus. Bei einigen Krankheitsbildern ist das Knochenmark jedoch unauffällig. Diese seltenen Plasmozytome nennt man extramedulläre Plasmozytome (= außerhalb des Knochenmarks gelegene Plasmozytome). Sie gehen häufig von den Schleimhäuten der Atemwege und dem Nasen-Rachen-Raum aus. Bei etwa der Hälfte dieser auf eine Stelle begrenzten Myelomerkrankungen (Plasmozytome) kommt es allerdings in den folgenden Jahren zu einer Ausbreitung ins Knochenmark und zu Myelomherden an anderen Stellen (multiples Myelom).

Die meisten Experten zählen diese extramedullären Plasmozytome zu den Non-Hodgkin-Lymphomen, weswegen sie auch nicht hier, sondern in einem gesonderten Ratgeber besondere Erwähnung finden (Delbrück, Non-Hodgkin-Lymphome, siehe Literaturauswahl).

12. Ich verstehe meinen Befundbericht (Entlassungsbericht) nicht.

Jeder Patient hat das grundsätzliche Recht auf detaillierte Information und Beratung. Dazu gehört auch, über die Krankheit und deren Verlauf vom behandelnden Arzt aufgeklärt zu werden. Als Patient haben Sie jederzeit das Recht auf Einsichtnahme in die klinische Dokumentation. Vielen Menschen fehlen allerdings die erforderlichen Fachkenntnisse, und sie sind deshalb im direkten Gespräch mit dem Arzt überfordert.
Wenn Sie etwas nicht verstehen, fragen Sie unbedingt nach. Das Nächstliegende ist, alles für Sie Unklare im Arztbrief zu kennzeichnen oder aufzuschreiben und den Arzt um Erläuterungen zu bitten. Ärzte können nicht bei jedem Patienten erkennen, wie viel Informationen gewünscht sind. Deswegen ist es günstig, wenn der Patient Fragen vorbereitet (Tabelle 1.3).

Tabelle 1.3: Fragen zur Erkrankung und zu den Therapien

- Wie lautet der medizinische Fachausdruck für meine Erkrankung? Ist diese Erkrankung heilbar? Wie kann man meine Erkrankung behandeln?
- Gibt es mehrere Therapiemöglichkeiten (Strahlentherapie, Chemotherapie, Immuntherapie, signalhemmende Medikamente, neue im Versuchsstadium befindliche Substanzen)?
- Wie hoch ist der Prozentsatz derer, die von dieser Therapie profitieren (z. B. 25, 50, 75 %)?
- Wie groß ist die Heilungswahrscheinlichkeit?
- Wenn keine Heilung zu erwarten ist, kann die Therapie mein Leben verlängern (um Monate oder Jahre)?
- Welche Komplikationen können bei der Therapie jetzt und später auftreten?
- Werden die Therapien von der Kasse bezahlt?
- Wie lange muss ich die Behandlung durchführen?
- Was geschieht, wenn ich mich überhaupt nicht behandeln lasse?
- Kann ich mit anderen Patienten sprechen, die die gleiche Erkrankung haben und die gleiche Behandlung erhalten?
- Was kann ich selbst tun, um den Behandlungserfolg zu unterstützen?
- Sind Wechselwirkungen mit anderen Medikamenten zu erwarten?

13. Gibt es Zusammenhänge zwischen der seelischen Verfassung und dem Krebserkrankungsrisiko?

Es gibt – obwohl von Laien häufig behauptet und für einige gutartige Erkrankungen auch zutreffend – keinerlei wissenschaftlich eindeutige Beweise hierfür.
Tumorerkrankungen führen allerdings häufig zu seelischen Veränderungen. Es ist gar nicht so selten, dass Patienten mit bösartigen Tumoren zuerst durch seelische Veränderungen auffallen.

14. Gibt es Zusammenhänge zwischen der Ernährung und der Entstehung eines Plasmozytoms?

Auffallend viele Übergewichtige erkranken an einem Myelom. Ob dies Zufall ist oder ob tatsächlich Zusammenhänge mit der Ernährung bestehen, wird kontrovers diskutiert. Tatsache ist hingegen, dass man durch eine richtige Ernährung das Risiko von Krankheitskomplikationen verhindern kann.

15. Bei mir wurde das Myelom zufällig anlässlich einer Blutuntersuchung festgestellt. Wie lange hätte es wohl noch bis zum Beschwerdeeintritt gedauert, wenn die Untersuchung nicht vorgenommen worden wäre?

Ob und wann es zu Beschwerden kommt, hängt von der Größe, der Ausdehnung, der Wachstumsgeschwindigkeit und vor allem von der Lokalisation der Erkrankung ab. Manchmal treten schon im Krebsfrühstadium heftige Beschwerden auf, manchmal macht sich der Tumor erst im Spätstadium bemerkbar, wenn schon andere Organe befallen sind.
Ein Plasmozytom bzw. multiples Myelom kann über Jahre hinweg ohne bemerkenswerte Krankheitszeichen verlaufen. Rückblickend berichten die meisten Patienten allerdings bei der Diagnose, schon seit längerem unter Beschwerden wie Infektanfälligkeit, Kurzatmigkeit, Müdigkeit, Gewichtsverlust, Nachtschweiß oder Blutungsneigung gelitten zu haben. Nicht selten erzählen die Patienten von Knochenschmerzen, die auf Verschleißerscheinungen oder eine Osteoporose zurückgeführt wurden.

16. Bei mir wurde die Erkrankung beim Nervenarzt festgestellt, den ich wegen unklarer Missempfindungen an den Beinen aufgesucht hatte. Sind Nervenstörungen häufig?

Etwa 5 % aller Patienten haben beträchtliche neurologische Beschwerden, die sich im Krankheitsverlauf noch verstärken können. Die Nervenstörungen können unterschiedliche Ursachen haben. Sind sie eine Folge von Ablagerungen atypischer Immunglobuline (Leichtketten, Amyloid), so kommt es häufig zu Missempfindungen und Bewegungseinschränkungen an den Fingern. Sind sie Folge einer Infiltration des Rückenmarks bzw. eines Wurzelreizsyndroms bei Wirbelkörpereinbruch, so können sogar Lähmungen auftreten.
Die leider nicht selten im späteren Krankheitsverlauf als Folge bestimmter Chemotherapien auftretenden neurologischen Störungen sind anderer Ursache und bedürfen anderer Therapien.

17. Bei mir wurde das Plasmozytom bei einer Kur in einer Rheumaklinik festgestellt.

Nicht selten kündigt sich die Erkrankung durch Knochenschmerzen und »rheumatische« Beschwerden an. Die Fehldiagnosen Rheuma und Osteoporose sind daher sehr häufig! Viele Patienten haben über Monate, ja manchmal Jahre Rheumamittel eingenommen oder sind orthopädisch behandelt worden.

18. Bei mir wurde die Plasmozytomerkrankung von einem Facharzt für Nierenleiden (Nephrologen) festgestellt.

Das ist gar nicht so selten! Insbesondere die Bence-Jones-Plasmozytome (Leichtkettenmyelome) fallen häufig erst durch Nierenkomplikationen auf. Die Leichtketten bei diesen Myelomerkrankungen werden nämlich mit dem Urin ausgeschieden und behindern die Entgiftungsfähigkeit der Niere.
Bei etwa 20 % aller Patienten muss im Verlauf der Erkrankung mit einer nachlassenden Nierenfunktion gerechnet werden. Grund ist die Schädigung der Nierenkanälchen durch die erhöhte Eiweiß- und Kalziumausscheidung. Es kann zu Ablagerungen von Amyloid in der Niere kommen. Bei

Funktionseinschränkungen der Niere muss man mit einigen Medikamenten besonders vorsichtig sein

19. Ich bin immer gesund gewesen, habe niemals Beschwerden gehabt, bin immer regelmäßig zu den Vorsorgeuntersuchungen gegangen und bin schließlich trotzdem an Krebs erkrankt.

Eines der Hauptmerkmale der Myelomerkrankung ist, dass sie zu Anfang so gut wie keine Beschwerden bereitet. Auch im Spätstadium kommt es häufig zu so unspezifischen Symptomen, wie »Hexenschuss« oder Kreuzschmerzen, Schwäche oder Müdigkeit. Da viele dieser Beschwerden auch altersbedingt sein können, wird die Erkrankung häufig erst sehr spät erkannt.

20. Ist das Plasmozytom (bzw. das multiple Myelom) heilbar?

Bei kaum einer anderen Erkrankung wurden in den letzten Jahrzehnten ähnliche Fortschritte wie beim multiplen Myelom erzielt. Sie sind sowohl therapeutischer als auch diagnostischer Art.
Trotz dieser unbestreitbaren Fortschritte gibt es jedoch nach wie vor nur in Ausnahmefällen eine Heilung. Myelompatienten können bei einer guten Therapie und bei Berücksichtigung einiger Vorsichtsmaßnahmen aber viele Jahre, ja sogar Jahrzehnte überleben. Die Erkrankung ähnelt somit dem Diabetes, der auch nicht heilbar ist, mit dem man jedoch bei korrekter Behandlung lange leben kann.
Bei isolierten Plasmozytomerkrankungen, z. B. im Nasen-Rachenraum, bei denen ausschließlich eine Strahlentherapie durchgeführt wird, ist die Lebenserwartung so gut, dass man sie mit einer Heilung gleichsetzt.

21. Wie lange beträgt die mittlere Lebenserwartung eines Menschen, der an einem multiplen Myelom leidet?

Erst bei Kenntnis der Prognosefaktoren lassen sich die Wahrscheinlichkeit eines Therapieerfolgs und die ungefähre statistische Überlebenswahrscheinlichkeit genauer beurteilen. Zu den Prognosefaktoren zählen das Ausbreitungsstadium, zytogenetische und laborchemische Besonderheiten, die Art und der Erfolg der durchgeführten Therapie und das Alter der Betroffenen. Die Stadieneinteilung, die seit 1975 am weitesten verbreitet ist, ist die von Durie und Salmon (Tabelle 1.4). Sie und die neuere und einfachere Klassifizierung des »International Staging Systems« (Tabelle 1.5). erlauben eine ungefähre Aussage zur Prognose.

Tabelle 1.4: Stadieneinteilung des multiplen Myeloms (nach Durie und Salmon)

Stadium
I alle folgenden Kriterien: • Hämoglobin > 10 g/100 ml • Serumkalzium normal • normale Knochenstruktur oder nur ein solitärer Herd • niedrige Myelomproteinkonzentration im Serum – für IgG < 50 g/l – für IgA < 30 g/l – Bence-Jones-Protein im Urin < 4 g/24 h
II Patienten, die nach den Kriterien weder zum Stadium I noch zum Stadium III gehören
III ein Kriterium oder mehrere der folgenden Kriterien: • Hämoglobin < 8,5 g/100 ml • Serumkalzium erhöht • fortgeschrittene Knochenläsionen • hohe Myelomproteinkonzentration im Serum – für IgG > 70 g/l – für IgA > 50 g/l – Bence-Jones-Protein im Urin > 12 g/24 h

Früher, als es die neuen Chemotherapien noch nicht gab, betrug die mittlere Lebenserwartung von Myelompatienten im Stadium I nur etwa 62 Monate, im Stadium II 44 Monate und im Stadium III 29 Monate. Die mittlere Überlebenszeit konnte nach einer Transplantation auf etwa 8 bis 9 Jahre verlängert werden. Seit der Einführung einer nachfolgenden Erhaltungstherapie konnte sie erheblich verbessert werden.

Tabelle 1.5: Internationales Staging System (ISS) (basierend auf den Konzentrationen von Beta-2-Mikroglobulinen)

Stadium	Kriterien
I	Serum-Beta-2-Mikroglobulin kleiner als 3,5 mg/Liter
II	Serum-Beta-2-Mikroglobulin kleiner als 3,5 mg/Liter und Serum-Albumin kleiner als 3,5 g/Deziliter oder Serum-Beta-2-Mikroglobulin größer oder gleich 3,5 mg/Liter, aber kleiner als 5,5 mg/Liter
III	Serum-Beta-2-Mikroglobulin größer oder gleich 5,5 mg/Liter

Dank der Einführung neu entwickelter und sehr effektiver Medikamente (z. B. Thalidomid, Bortezomib und Lenalidomid) und dank der verbesserten Vorsichts- und Schutzmaßnahmen hat sich die krankheitsfreie Zeit in den letzten Jahren beträchtlich verbessert. Ist die Chemotherapie erfolgreich (komplette Remission), so haben mehr als 70 % der Patienten eine Lebenserwartung von mehr als 5 Jahren. Etwa 40 % der Patienten (< 60 Jahre) leben noch nach mehr als 10 Jahren. Diese positive Entwicklung wird sich mit Sicherheit in Zukunft weiter fortsetzen.

22. Woran sterben Plasmozytompatienten?

Da das Plasmozytom besonders im fortgeschritten Alter auftritt, versterben viele Patienten an Erkrankungen, die in keinerlei Zusammenhang mit dem Plasmozytom stehen.
Häufige Komplikationen in der Terminalphase sind Wirbelkörperzusammenbrüche, Querschnittslähmung oder eine Kalziumvergiftung. Dank der Einführung spezieller Therapien sind diese Komplikationen wesentlich seltener geworden.
Nach wie vor sind Plasmozytompatienten extrem infektgefährdet. Infektionen sind ebenso wie Störungen der Blutbildung oder Gerinnungsstörungen eine sehr häufige Todesursache. Sie können krankheitsbedingt sein, aber auch als Therapiefolge den Verlauf komplizieren.

2 Welche Therapiemöglichkeiten gibt es? Wann wird welche Therapie durchgeführt?

Fragen zu den unterschiedlichen Therapieformen und deren Wirkung

1. Nach welchen Kriterien wird eigentlich die Entscheidung für welche Behandlung getroffen?

Die Entscheidung hängt eng mit den Zielen zusammen, die man mit der Therapie erreichen will. Ziel der Therapie kann eine Lebensverlängerung, ja sogar eine Heilung sein. Möglicherweise geht es jedoch auch »nur« darum, die Lebensqualität in der verbliebenen Lebenszeit zu erhalten bzw. zu verbessern.

Mit den derzeitigen Behandlungsmethoden versucht man beide Ziele zu erreichen.

Das Behandlungskonzept wird hauptsächlich vom Ausbreitungsstadium (Tabellen 1.4 und 1.5, Seite 28 und 29), von der Lokalisation, vom Reifungsgrad der Tumorzellen, von immunologischen und genetischen Einflussfaktoren und des ihn umgebenden Gewebes bestimmt. Ganz wesentlich beeinflussen auch Zweiterkrankungen, das Alter und die Leistungsfähigkeit des Patienten die Therapieentscheidung.

Grundsätzlich wird man immer zuerst eine Chemotherapie in Erwägung ziehen. Sie stellt in der Regel die Basistherapie dar. Meist wird sie mit Kortison (Dexamethason) kombiniert.

Eine Strahlentherapie wird man dann in Erwägung ziehen, wenn der Tumor auf eine Stelle begrenzt ist, wenn die Tumorabsiedlungen sehr schmerzhaft sind oder wenn eine besondere Knochenbruchgefahr mit eventueller Gefährdung des Rückenmarks besteht.

Manchmal kommt bei drohender oder beginnender Querschnittslähmung auch ein neurochirurgischer Eingriff in Frage. Ist es zu einer Fraktur gekommen, so kann eventuell ein chirurgischer bzw. orthopädischer Eingriff zur Stabilisierung (Osteosynthese oder eine Vertebro-Kypho-Ballonplastik) notwendig werden.

Bisphosphonate können helfen, Knochenprobleme (wie z. B. Knochenbrüche oder Schäden an der Wirbelsäulen) zu verhindern oder zumindest deren Wirkungen zu lindern.

Das multiple Myelom ist eine Erkrankung der Immunabwehrzellen. Es erscheint daher logisch, dass auch Immuntherapeutika eingesetzt werden. In der Tat gehören die Interferone auch zum therapeutischen Arsenal des Spezialisten für diese Erkrankungen, des Arztes für Hämatologie-Onkologie.
Die Hormone, besonders die Nebennierenrindenhormone (Kortison), sind hochwirksam. Sie alleine vermögen häufig die Tumoraktivität zu bremsen, gehen jedoch auf Dauer mit unangenehmen Nebenwirkungen einher. Um ihre Wirkung zu nutzen und ihre Nebenwirkungen gering zu halten, verabreicht man sie meist nur in Kombination mit Zytostatika.
Bei kaum einem anderen Tumor findet eine solch intensive Therapieforschung statt wie beim Myelom. Zahlreiche neue Medikamente und Therapien werden in den Forschungslaboratorien und in klinischen Studien getestet. Die bisherigen experimentellen Ergebnisse klingen vielversprechend. Sicher ist allerdings schon jetzt, dass es auch in Zukunft keine Standardtherapie geben wird, die für alle Myelompatienten geeignet ist. Vielmehr wird man die Therapie immer auf die individuellen Bedürfnisse jedes einzelnen Patienten abstimmen müssen.
Welche Behandlung die für Sie beste ist, kann häufig erst aufgrund vieler Detailinformationen entschieden werden. Die Entscheidung für oder gegen eine bestimmte Therapie kann nur in enger Zusammenarbeit mit einem onkologisch erfahrenen Arzt getroffen werden. Er kennt die tumorhemmenden Wirkungen, die neuesten therapeutischen Entwicklungen, die Nebenwirkungen und die unterstützenden Therapien (supportive Therapien).

2. Wie wirkt die zytostatische Therapie (Chemotherapie)?

Tumorzellen können gezielt durch bestimmte chemische Substanzen in ihrem Wachstum gebremst oder sogar abgetötet werden. Diese chemischen Substanzen nennt man Zytostatika. Sie wirken am intensivsten auf die Tumorzellen; die wesentlich langsamer wachsenden gesunden Körperzellen können sie allerdings auch schädigen.
Besonders empfindlich sind diejenigen Organe, deren Zellen sich relativ häufig teilen. Dazu gehören die Haare, die Magen-Darm-Schleimhaut und das blutbildende Knochenmark. Die Blutzellen vermehren sich am schnellsten, weswegen sich die Wirkung der verabreichten Medikamente an der Zahl der weißen Blutkörperchen (Leukozyten) im Blut messen lässt. Sin-

ken die Leukozyten unter ein Minimum ab, so ist die Behandlung zu unterbrechen.
Einige Medikamente bewirken eine Wachstumshemmung des Tumors, indem sie die Ernährung des Tumors drosseln oder immunmodulierend wirken (Angiogenesehemmer wie z. B. Thalidomid, Lenalidomid und Pomalidomid), bei anderen wiederum ist der Wirkmechanismus nicht vollständig geklärt. Ein völlig neuer Wirkmechanismus, nämlich über eine Hemmung bestimmter Zellenzyme, ist Bortezomib zu eigen.
Die Industrie hat viele Krebsmedikamente in der »Pipeline«. Die große Hoffnung ist, dass diese Medikamente nicht nur wirksamer, sondern auch nebenwirkungsärmer sein werden. Derzeit muss man leider noch davon ausgehen, dass jede wirksame Chemotherapie auch unerwünschte Nebenwirkungen hat. Diese können den Einsatz der ansonsten sehr notwendigen und wirksamen Zytostatika limitieren.
Die Chemotherapie wird zunehmend individualisiert, d. h. der individuellen Chemotherapieempfindlichkeit der jeweiligen Myelomzellen und den besonderen Eigenheiten des Organismus angepasst.
Vor einer Therapieeinleitung kann die Entscheidung für oder gegen eine bestimmte Chemotherapie nur von onkologisch erfahrenen Ärzten getroffen werden.
Ein onkologisch erfahrener Arzt zeichnet sich durch die Kenntnis der tumorhemmenden Wirkungen, der Nebenwirkungen und der unterstützenden Therapien (supportiven Therapien) aus.

3. Wie lange wird die Chemotherapie durchgeführt?

Das hängt von vielen Faktoren ab, nicht zuletzt von der Art und der Dosis, den unerwünschten Nebenwirkungen und vor allem dem Erfolg der verabreichten Chemotherapeutika.
Die Chemotherapie erfolgt in der Regel nur einige Tage im Monat. Als Standardtherapie galt beispielsweise lange die Kombination von Melphalan (Alkeran®) und Kortison (Dexamethason) täglich an vier aufeinanderfolgenden Tagen. Nach einer vier- bis sechswöchigen Pause wurde dann wieder die gleiche Therapie durchgeführt. Heute ergänzt man diese Medikamentenkombination zunehmend mit Substanzen, deren Wirkungsweise anders ist.

50 bis 70 % der Patienten sprechen auf die Chemotherapie an; dies ist erkennbar an einer Abnahme der Paraproteinkonzentration (Abnahme des M-Gradienten oder im Freelite®-Test). Im Idealfall kommt es sogar zum Verschwinden aller Krankheitszeichen (komplette Remission). Trotz solcher Erfolge werden auch danach aus Sicherheitsgründen weiter Zytostatika verabreicht (Erhaltungstherapie). Sie sind allerdings nicht so stark wie in der Ersttherapie. Unter Umständen wird sogar noch einmal aus Sicherheitsgründen die gleiche Medikamentenkombination wie bei der Ersttherapie verabreicht (Reinduktionstherapie oder Tandemtherapie).

4. Wie lässt sich überhaupt ein Therapieerfolg feststellen?

Der Patient selber bemerkt den Erfolg am Rückgang seiner Beschwerden. Für den Arzt gibt es darüber hinaus noch andere Kriterien zur Beurteilung des Therapieerfolgs. Hierzu zählen:

- Rückgang der Paraproteinkonzentration im Blut oder im Urin,
- Rückgang der Leichtketten im Freelite®-Test,
- Normalisierung der Albuminwerte im Blut,
- Verminderung der Plasmazellen im Knochenmark,
- Normalisierung der Nierenwerte,
- Normalisierung des Kalzium-Spiegels im Blut,
- Kalkeinlagerung (Rekalzifizierung) in den Knochenherden,
- Verminderung des Beta-2-Mikroglobulins,
- Verringerung der Blutsenkungsgeschwindigkeit,
- Verminderung des C-reaktiven Proteins im Blut,
- Verbesserung der Blutzellenwerte (z. B. der Thrombozytenwerte),
- geringerer Transfusionsbedarf.

5. Seit wann gibt es Erfahrungen mit der Chemotherapie beim multiplen Myelom? Welche Substanzen werden heute eingesetzt?

Alkylierende Substanzen wurden erstmalig Mitte der 50er Jahre in der Chemotherapie eingesetzt. Das Stickstofflost-Derivat Melphalan (Alkeran®) und Cyclophosphamid (Endoxan®) sind die bekanntesten und die seit vielen Jahren bewährtesten Alkylanzien unter den Chemotherapeutika. Sie werden mit Kortison (Dexamethason) und zunehmend mit neu entwickel-

ten Zytostatika (z. B. Bortezomib [VELCADE®], Thalidomid [Thalidomide Celgene], Lenalidomid [REVLIMID®]) kombiniert. Alternativ können auch andere Zytostatikakombinationen eingesetzt werden, so z. B. beim VAD-Schema (Vincristin, Adriblastin und Dexamethason).
Dadurch, dass es viele wirksame Medikamente gegen die Myelomerkrankung gibt, kann der Arzt bei einer Wirkungslosigkeit (Resistenzentwicklung) andere Präparate einsetzen.
Die Wirkungsweise der Zytostatika ist sehr unterschiedlich. Einige Substanzen wirken nur indirekt auf die Zellteilung. Hierzu gehört Thalidomid, das sich erst seit wenigen Jahren im Handel befindet. Es verhindert die Blutgefäßbildung, so dass die Tumoren »verhungern« (Antiangiogenese). Zusätzlich hat es immunogene Wirkungen.
Über einen neuen Wirkmechanismus verfügt auch Bortezomib, das ebenfalls erst seit wenigen Jahren im Handel ist. Es wirkt häufig noch wachstumshemmend, wenn alle anderen Zytostatika unwirksam geworden sind. Das neueste und sehr wirksame Medikament ist Lenalidomid (REVLIMID®). Es wirkt ähnlich wie Thalidomid, hat jedoch wesentlich weniger Nebenwirkungen.
Leider haben alle wirksamen Substanzen auch Nebenwirkungen. Von Melphalan weiß man seit langem, dass es die Blutstammzellen schädigt, weswegen diese sonst so wertvolle Substanz bei einer später geplanten autologen Stammzelltransplantation nur sehr zurückhaltend verabreicht wird.
Gefürchtet sind die Nervenstörungen bei einer Thalidomid-Behandlung, die dosisabhängig auftreten. Grundsätzlich muss eine Thromboseprophylaxe erfolgen.
Auch nach der Verabreichung von Bortezomib kann es zu Nervenstörungen kommen, die jedoch nach einiger Zeit weitgehend rückläufig sind. Bei allen Zytostika kann es zu einem Blutzellmangel kommen. Magen-Darm-Probleme werden häufig berichtet. Wegen der erhöhten Gefahr einer Gürtelrose empfehlen viele Ärzte eine prophylaktische antivirale Therapie (z. B. Aciclovir).

6. Wie wirkt die Strahlentherapie?

Der Wirkmechanismus ist ähnlich dem einiger Zytostatika. So stören und verhindern die Strahlen die Teilung der in den Tumorzellen gelegenen Chromosomen (DNS). Dadurch kommt es zu einer »Wachstumsbremse« für

lebendes Gewebe und schließlich zum Absterben der Tumorzellen. Da die Tumorzellen empfindlicher als die gesunden Zellen sind, werden sie durch die Strahlentherapie eher als die gesunden Zellen abgetötet.
Ab einer bestimmten Dosis sterben allerdings auch die gesunden Zellen ab. Die meisten Zellen verfügen für den Fall einer Schädigung über ein eigenes »Reparatursystem«, das aus speziellen Enzymen besteht.
Dank diesem Repairmechanismus können defekte Stellen aus der Zelle beseitigt und die Schädigung »ausgeglichen« werden. Je besser die Reparaturfunktionen sind, desto geringer ist die Strahlenempfindlichkeit. Ein Gewebe ist umso strahlenempfindlicher, je schlechter dieses »Reparatursystem« funktioniert.
Die Fähigkeit zur Reparatur ist im gesunden Gewebe wesentlich ausgeprägter als im Tumorgewebe, so dass die schädigende Wirkung der Strahlung auf den Krebs stärker ist als auf die umgebenden gesunden Organe.

7. Wann führt man eine Strahlentherapie durch?

Myelome sind außerordentlich strahlenempfindlich. Häufig bedarf es nur einer sehr geringen Dosis, um Myelomherde abzutöten. Dennoch setzt man die Strahlentherapie nur in besonderen Situationen ein. Nachteilig ist nämlich ihre ausschließlich lokale Wirkung. Bei den meisten Myelomen liegen ja – wie der Name besagt – multiple Herde vor, die man in ihrer Gesamtheit mit der Strahlentherapie nicht erreichen kann.
Die Strahlentherapie wird heute gerne zur Behandlung von Knochenschmerzen eingesetzt. Strahlentherapiebedürftig ist z. B. ein schmerzhafter Befall oder ein Befall des Achsenskeletts. Außerdem kann die Strahlentherapie Knochenbrüchen in tragenden Knochenabschnitten vorbeugen und somit zur Stabilität beitragen. Bei Knochenschmerzen und neurologischen Ausfällen als Folge von Wirbelkörpereinbrüchen und bei einer Destabilisierung der Wirbelsäule führt eine kombinierte Chemo-Strahlentherapie häufig zu einer prompten Schmerzfreiheit und verhindert einen Befall des Rückenmarks.
Die Dosiseinheit in der Strahlentherapie heißt Gray. Bei der Myelombestrahlung benötigt man geringere Gray-Dosen als bei anderen Krebserkrankungen. Das Nebenwirkungsrisiko der Strahlentherapie ist daher bei der Myelomerkrankung auch wesentlich geringer als bei anderen Tumorerkrankungen, denn je höher die Gray-Dosis, desto mehr leiden auch gesunde Zellen.

Neben der lokalen Strahlenbehandlung kann eine Halbkörperbestrahlung bei sehr diffuser Verteilung schmerzender Knochenabschnitte sinnvoll sein. Eine Ganzkörperbestrahlung in Verbindung mit einer Knochenmarktransplantation wird heute nur noch gelegentlich durchgeführt.

8. Wie wirken Bisphosphonate?

Bisphosphonate legen sich wie eine Schutzschicht über den Knochen. Normalerweise herrscht im Knochen ein Gleichgewicht zwischen Knochenabbau und -aufbau. Dabei spielen die Knochenfresszellen (Osteoklasten) eine wichtige Rolle. Die Tumorzellen treiben die Osteoklasten zu übermäßiger Aktivität an, und so entstehen Knochenläsionen. Bisphosphonate können diese Aktivität der Knochenfresszellen hemmen und so wieder zu einem Gleichgewicht im Knochenstoffwechsel führen. Durch diese Wirkung kann man den stabilisierenden Effekt, den Bisphosphonate auf den Knochen haben, verstehen:

- Die Kalziumüberladung des Körpers (Hyperkalzämie) sinkt, da der übermäßige Knochenabbau gebremst wird.
- Knochenbrüche werden seltener oder treten erst später auf, da der Knochen stabilisiert wird.
- Möglicherweise kann sogar verhindert werden, dass Tumorzellabsiedlungen (Metastasen) den Knochen angreifen.

9. Welche Bedeutung hat die Hormontherapie (Kortison, Dexamethason)?

Die Nebennierenrindenhormone (Kortison) sind hochwirksam und daher beim multiplen Myelom Bestandteil vieler Kombinationstherapien. Sie hemmen nicht nur das Wachstum der entarteten Plasmazellen, sondern reduzieren auch die Produktion verschiedener Zytokine, die für die gesteigerte Knochenresorption und Knochenentkalkung verantwortlich gemacht werden. Auch wirken sie schmerzlindernd, stimmungsaufhellend und verbessern den Appetit. Leider haben sie auch Nebenwirkungen, weswegen sie nicht unkontrolliert eingesetzt werden dürfen. Über diese Nebenwirkungen wird an anderer Stelle ausführlicher berichtet (siehe z. B. Kapitel 3).

10. Wird bei allen Myelompatienten eine Therapie durchgeführt?

Nein! Im Gegensatz zu früher verzichtet man heute bei Beschwerdefreiheit und im Anfangsstadium auf eine Therapie. Man begnügt sich mit einer Überwachung, d. h. mit regelmäßigen Untersuchungen. Man weiß heute nämlich, dass die Nachteile einer zu früh einsetzenden Tumortherapie überwiegen können.
Eine Ausnahme stellt die allogene Transplantation dar, die von einigen Zentren schon in den Anfangsstadien, also sehr frühzeitig, durchgeführt wird. Sie kommt allerdings nur bei geeignetem Spenderknochenmark und wegen des Komplikationsrisikos bei sehr jungen Patienten in Frage (Stand 2011).

11. Wie wirkt die Immuntherapie?

Die Immunabwehr ist ein sehr komplexes Geschehen. An ihr sind Tausende unterschiedlicher Abwehrzellen beteiligt, die, jede für sich, mehr oder weniger klar definierte Aufgaben in der Abwehr haben.
Man unterscheidet:

1. Therapien, die die körpereigene Abwehr anregen (Immunstimulation) oder verändern (Immunmodulation),
2. spezifische Immuntherapien, die die körpereigenen Immunabwehrstoffe ersetzen (Immunsubstitution) und zur Kontrolle der immunologischen Abläufe mit Zytokinen dienen,
3. Therapien mit monoklonalen Antikörpern, die ganz spezifisch bestimmte Tumorzellen blockieren.

Zu den unter 1. fallenden Therapien ist zu sagen, dass die körpereigene Abwehr von vielen Faktoren positiv angeregt und beeinflusst wird, sowohl von physischen als auch von psychischen Faktoren.
Zu den physischen Einflussfaktoren zählen gesunde, d. h. vielseitige und frische Ernährung, körperliche Bewegung und Abhärtung. Es werden auch zahlreiche Medikamente empfohlen, die die unspezifische Immunabwehr verbessern sollen (Immunstimulanzien oder Immunmodulatoren). Zu ihnen zählen auch Mistelextrakte, Enzym- und Thymuspräparate, Schlangengifte, die Sauerstoff-Mehrschritt-Therapie, die Lichttherapie, Symbioselenkung, Vitamine und viele andere mehr. Obwohl die Lektine eine etwas

spezifischere Wirkung entfalten, zählen sie auch zu der Gruppe der unspezifisch wirkenden Immunstimulanzien.
Wenn auch viele dieser »unspezifisch stimulierenden Immuntherapien« eine messbare Veränderung der im Blut feststellbaren Immunabwehrzellen verursachen, so werden doch von vielen Wissenschaftlern krebshemmende Wirkungen nach solchen »Immuntherapien« angezweifelt. Es könnte auch sein, dass durch eine derartige unspezifische Stimulation nicht nur die positiv, sondern auch die negativ wirkenden Immunzellen angeregt werden können. Nicht auszuschließen ist, dass von einer unspezifischen Immunstimulation unerwünschte Wachstumsimpulse auf die Myelomzellen ausgehen und so der Krankheitsprozess beschleunigt werden kann. Die Therapie von bösartigen Bluterkrankungen mit Immunstimulanzien und Immunmodulatoren, also auch der Einsatz von Mistelpräparaten, stößt daher in Fachkreisen allgemein auf Ablehnung.
Zu den unter 2. genannten spezifischen Immuntherapien gehören bestimmte Zytokine, z. B. die Alpha-Interferone. Sie haben in der Myelomtherapie eine eindeutig größere Bedeutung als die Immunstimulanzien und Immunmodulatoren. Es gibt Zytokine, die das Myelomzellwachstum unterdrücken, aber auch solche, die die Knochenauflösung fördern. Zu Letzteren gehören Interleukin 6 (IL-6) und Interleukin 11 (IL-11), weswegen man sich therapeutisch um die Hemmung dieser Interleukine bemüht.
Die dritte vielversprechende Behandlungsmethode ist eine Therapie mit monoklonalen Antikörpern. Sie ist Gegenstand mehrerer Therapiestudien.

12. Wann müssen Immunglobuline gegeben werden?

Die vom multiplen Myelom produzierten und in die Blutbahn abgegebenen Immunglobuline ähneln zwar in ihrer Struktur den echten Immunglobulinen, erfüllen jedoch nicht mehr deren Funktion. Sie sind wirkungslos, weswegen gehäuft Infektionen auftreten. Selbst banale Infekte können das Leben von Myelompatienten gefährden.
Die künstliche Zufuhr von Immunglobulinen (Substitution) zusammen mit Antibiotika kann in solchen Infektsituationen notwendig werden und das Leben retten. Bei besonders Infektgefährdeten gibt man derartige Immunglobuline auch prophylaktisch.

13. Welchen Stellenwert hat die Therapie mit Interferon?

Im Gegensatz zu den unspezifischen Immunstimulanzien oder Immunmodulanzien greifen die Interferone nur in bestimmte Abläufe des Immungeschehens ein. Mit der spezifischen Immuntherapie allein – und zwar mit Alpha-Interferon – erzielt man bei 15 bis 20 % der Patienten eine Verringerung der Plasmozytomzellen.
Da die Ansprechrate nach einer Chemotherapie wesentlich höher ist, setzt man die Interferone bislang nur – im Sinne einer Erhaltungstherapie – nach einer erfolgreichen Plasmazellreduktion durch die Chemotherapie ein. Ziel einer Interferon-Therapie ist die Erhaltung der durch Chemotherapie erzielten Remission. Leider haben die Interferone und Interleukine bei einigen Menschen erhebliche Nebenwirkungen, weswegen man diese Zytokine heute seltener als früher einsetzt.

14. Obwohl die Chemotherapie nicht mehr wirkt, ist mein Hämato-Onkologe nach wie vor optimistisch. Er habe bei anderen Myelompatienten sehr gute Erfahrungen mit Thalidomid-haltigen Medikamenten gemacht.

In der Tat kommt es nach einer Thalidomidtherapie (Thalidomide Celgene) häufig zu eine erstaunlichen Verminderung der Tumorbeschwerden. Bei etwa 30 % der Patienten, die nicht mehr auf die klassischen Myelomtherapien ansprechen, kommt es noch zu einer Remission.
Der Wirkmechanismus von Thalidomid ist ganz anders als bei den klassischen Zytostatika. Thalidomid hemmt die Neubildung von Blutgefäßen, so dass sich der Tumor nicht mehr ernähren kann und »verhungert«. Außerdem wirkt Thalidomid auch auf das Immunsystem.
Leider kann Thalidomid zu unerwünschten Nebenwirkungen führen, die zum Abbruch der Therapie zwingen können. Gefürchtet sind besonders die Nervenschädigungen. Viele Patienten klagen über Verstopfung, Müdigkeit, Schwächegefühl und Hautausschlag. Meist lassen sich die Nebenwirkungen allerdings bei einer Verminderung der Dosis beherrschen. Weniger Nebenwirkungen als Thalidomid (Thalidomide Celgene) hat Lenalidomid (REVLIMID®), ein chemisch dem Thalidomid sehr ähnliches Medikament. Es hemmt ebenso wie Thalidomid die Produktion entzündungsfördernder Zytokine, insbesondere TNF-α, Interleukin-6 und -12.

Zudem wirkt es auf die Blutgefäßversorgung der Tumore. Nachteilig ist eine stärkere Hemmung der Blutzellbildung.
Viele Experten setzen es gerne zusammen mit Melphalan und Dexamethason bei älteren Patienten ein, die nicht für eine Transplantation in Frage kommen.

15. Mein Onkologe verspricht sich viel von einem neuen Medikament, das speziell beim Myelom helfen soll. Was halten Sie von Bortezomib?

Bortezomib ist bei etwa 30 % derjenigen Patienten noch wirksam, die resistent gegen alle anderen Chemotherapien sind.
Das Medikament hat einen neuen, einzigartigen Wirkungsmechanismus. Es hemmt einen Enzymkomplex (Proteasom), der in Krebszellen eine viel größere Aktivität besitzt als in gesunden Zellen. Das Proteasom erkennt nicht mehr benötigte Eiweiße und baut sie kontrolliert ab. Wird es gehemmt, so sammeln sich die nicht mehr genutzten Proteine in der Zelle an; die Zelle »erstickt am eigenen Müll«. Die Zelle wird unfähig, weiter zu wachsen.
Auch Bortezomib kann mit unerwünschten Nebenwirkungen einhergehen. So können Nervenstörungen auftreten. Die Blutplättchenbildung (Thrombozyten) wird in Mitleidenschaft gezogen; es kommt daher leicht zu Blutungen.

16. Sind in der biologischen Therapie Fortschritte zu verzeichnen bzw. zu erwarten?

Die meisten von der Industrie derzeitig angebotenen »Immuntherapien« – häufig auch biologische oder immunmodulierende Therapien genannt – sind lediglich Zusatztherapien. Viele von ihnen werden weder von der Schulmedizin anerkannt noch von den Kassen bezahlt. In der »biologischen Therapie« tummeln sich besonders viele Scharlatane und Geldmacher! Fragen Sie Ihren Arzt, oder setzen Sie sich mit dem Krebsinformationsdienst (KID; siehe Kapitel »Adressen«) in Verbindung, bevor Sie sich unsinnigen, ja möglicherweise sehr teuren und nebenwirkungsreichen Immuntherapien oder biologischen Therapien unterziehen!

17. Was ist von Naturheilverfahren zu halten?

Die Naturheilverfahren gebrauchen als Heilreize »genuine Naturfaktoren«, also Wärme und Kälte, Licht und Luft, Wasser und Erde, Bewegung und Ruhe, Ernährung und Nahrungsenthaltung, Heilpflanzen und heilsame seelische Einflüsse
Die Naturheilverfahren haben nichts zu tun mit den vielen »alternativen« oder »unkonventionellen« Heilmethoden, deren Wirkungen ärztlich-empirisch und wissenschaftlich nicht ausreichend belegt sind, die dafür aber nicht selten in geradezu marktschreierischer Weise angepriesen werden.
Die in der Naturheilkunde verwandten Heilmethoden haben zwar keinen Einfluss auf das Myelomzellwachstum, sie haben aber dennoch einen hohen Stellenwert in der Myelombehandlung, da sie mit zur körperlichen und seelischen Stabilisierung beitragen können. Grundsätzlich sollte jedoch der behandelnde Arzt um seine Zustimmung für diese Therapien nicht zuletzt auch deswegen gebeten werden, weil im Einzelfall Unverträglichkeiten mit anderen Medikamenten auftreten können. Die Kassen sind im Übrigen bei der Frage der Kostenerstattung im Gegensatz zu den alternativen Heilmethoden in der Regel großzügig.
Ihrem behandelnden Arzt müssen Sie mitteilen, ob Sie solche Präparate einnehmen, weil es (übrigens gerade bei Johanniskraut) zu Wechselwirkungen mit anderen Medikamenten oder Therapien, so etwa mit den signalhemmenden Medikamenten, kommen kann.

18. Was ist von den alternativmedizinischen Heilmethoden zu erwarten? Wie kann ich als Laie seriöse von weniger seriösen Therapieempfehlungen unterscheiden?

Die Alternativmedizin wird häufig fälschlich mit der Naturheilkunde gleichgesetzt, obwohl sie mit der Natur meist wenig zu tun hat. Der Begriff wird synonym mit vielen anderen Begriffen gebraucht (beispielsweise komplementäre, biologische, Ganzheits-, Erfahrungsmedizin, unkonventionelle Therapie etc.), die Positives suggerieren sollen.
Ihre theoretischen Erklärungsansätze beruhen meist auf spekulativen Denkmodellen bzw. unbewiesenen physikalischen Theorien. Dies trifft zum Beispiel auf die Elektroakupunktur nach Voll und auf die Bioresonanztherapie, aber auch auf zahlreiche andere alternativmedizinische Verfahren zu.

Eine Methode wird dann als alternativ bezeichnet, wenn sie – im Gegensatz zur Schulmedizin – keinen wissenschaftlichen Nachweis ihrer Wirksamkeit erbracht bzw. noch nicht erbracht hat. Schulmedizinische Verfahren müssen ihre Wirkung und Qualität in Therapiestudien bewiesen haben, wohingegen die Vertreter der Alternativmedizin Erfahrungen als ausreichenden Nachweis ihrer Methoden ansehen (»Erfahrungsmedizin«).
Da die Wirkungen nicht nachgewiesen sind, da zum Teil auch lebensgefährliche Komplikationen nach ihrer Anwendung auftreten können und da nicht zuletzt auch mit großen Schwierigkeiten bei der Kostenerstattung durch die Kassen gerechnet werden muss, sind alternativmedizinische Behandlungen bei Krebspatienten sehr kritisch zu beurteilen.
Naturheilverfahren und »alternative Therapien« sind keine Alternative zu den etablierten schulmedizinischen Standardverfahren!
Für Sie ist es von Fall zu Fall sehr schwierig, die Seriosität einer therapeutischen Empfehlung zu beurteilen. In diesem Fall sollten Sie sich an einen onkologisch erfahrenen Arzt wenden. Auch steht Ihnen bei Fragen der Krebsinformationsdienst in Heidelberg (KID) telefonisch kostenlos zur Verfügung. Der KID ist neutral und vertritt keinerlei wirtschaftliche Interessen (Adresse siehe Kapitel »Adressen«). Seien Sie äußerst skeptisch, wenn »alternative« Behandlungen viel Geld kosten, wenn im Rahmen der Behandlung auf geheime Quellen hingewiesen wird, wenn Heilung versprochen wird und wenn man Ihnen den Rat gibt, andere Therapien zugunsten der »alternativen« Behandlung abzubrechen. Sie sollten ebenfalls vorsichtig sein, wenn die Vertreter der Schulmedizin mit weltanschaulichen, fanatischen oder sektiererischen Argumenten angegriffen werden: Angriffe und Verleumdungen ersetzen keine Beweise.

- In der Alternativmedizin wird die Krebserkrankung meist – im Gegensatz zur »Schulmedizin« – als eine einzelne Krankheit mit einer einzigen Ursache angesehen, weswegen es bei ihr auch nur eine einzige erfolgversprechende Therapie gibt.
- Die alternativen Therapien beruhen häufig auf von der »Schulmedizin« nicht anerkannten pseudowissenschaftlichen Krebsentstehungstheorien.
- Die Befürworter alternativer Therapien behaupten, dass diese Therapien besser als die Schulmedizin wirken und dass sie im Gegensatz zur Schulmedizin keine Nebenwirkungen haben. Auf Misserfolge wird nicht hingewiesen.

- Die Natur und die Durchführbarkeit der Behandlung sind bei alternativen Therapien oft geheimnisvoll, kompliziert, an ihre Entdecker gebunden und schwer verständlich.

Zunehmend machen Betroffene von der Möglichkeit Gebrauch, eine »second opinion« einzuholen (Sicherheit durch die zweite Meinung eines Spezialisten). Nicht alle Krankenkassen erstatten allerdings die hierbei entstehenden Beratungsgebühren. Eine gute Zusammenfassung und Wertung aller unseriösen Therapiemaßnahmen finden Sie im Internet unter http://www.quackwatch.com.

19. Darf ich homöopathische Mittel einnehmen?

Generell gilt, dass Medikamente jeglicher Art, auch Naturheilmittel und Homöopathika, nur nach Rücksprache mit betreuenden Ärzten eingenommen werden dürfen. Es kann sonst leicht zu unberechenbaren und gefährlichen Nebenwirkungen und zu Wechselwirkungen mit anderen Medikamenten kommen. Gerade der abwehrgeschwächte Organismus verhält sich häufig völlig atypisch und kann auf sonst harmlose Mittel unangenehm reagieren.
Hinzu kommt, dass ein Immunstimulans unerwünschte Wachstumsimpulse z. B. auf die Vorstufenzellen der Plasmazellen haben und so den Krankheitsprozess beschleunigen kann. Von einer Immuntherapie und von Immunstimulanzien, wie sie Homöopathen gerne verschreiben, sollte der Myelompatient Abstand nehmen.

20. Wie sieht es mit der Kostenübernahme bei Zusatztherapien und Alternativtherapien aus?

Unter Zusatztherapien versteht man Behandlungsmethoden, die zusätzlich zu den schulmedizinischen Therapien angewendet werden.
Ihre Kostenerstattung wird von Kasse zu Kasse unterschiedlich gehandhabt. Auf jeden Fall muss bei der jeweiligen Krankenkasse vor Einleitung der Therapie ein Antrag auf Kostenübernahme gestellt werden. Ansonsten müssen Sie die teilweise sehr teuren Therapien selber bezahlen. Für die Krankenkassen ist die Kostenübernahme eine Einzelfallentscheidung.

Die gesetzlichen Krankenkassen verlangen in der Regel den statistischen Nachweis, dass die in Frage kommenden unkonventionellen Therapiemethoden in einer signifikanten Zahl von Fällen erfolgreich waren. Manche Privatkassen und die Beamtenbeihilfe sind mit der Kostenerstattung schulmedizinisch nicht anerkannter Therapien allerdings großzügiger.

21. Wie ist der Krankheitsverlauf, wenn man auf eine Behandlung der Myelomerkrankung verzichtet?

Bei einem Myelom, das keine Beschwerden bereitet (asymptomatisches oder smouldering Myelom), kann man auf eine Therapie verzichten, ohne dass es deswegen zu Nachteilen kommt. Spätestens bei Beschwerdebeginn muss jedoch eine Behandlung eingeleitet werden. Erfolgt dann keine Therapie, so ist mit zunehmender Leistungsschwäche, Infektionen, Fieberschüben, Schmerzen und Müdigkeit zu rechnen, die die letzte Lebensphase zu einer Qual werden lassen können.
Die Therapieentscheidungen bei bösartigen Bluterkrankungen verlangen viel Erfahrung und Fingerspitzengefühl des Therapeuten. Ein Allgemeinarzt ist hiermit häufig überfordert, weswegen man den Rat eines Fachmanns, eines Arztes für Hämatologie-Onkologie, einholen sollte.

22. Ich habe gehört, dass die Überlebenszeit von Myelompatienten durch die Einführung einer neuen Substanzklasse, der Bisphosphonate, wesentlich verbessert werden konnte.

Bisphosphonate gehören zu den erfreulichsten Arzneimittelentwicklungen in der Behandlung des multiplen Myeloms. Es ist richtig, dass die Bisphosphonate die Überlebenszeit und -qualität wesentlich verlängern bzw. verbessern. Sie blockieren die Knochenfresszellen, stabilisieren so die Knochenfestigkeit und verhindern Knochenbrüche. Bei einer Blutvergiftung mit Kalzium wirken sie lebensrettend.

23. Wie wirken Bisphosphonate?

Wenn es zur Absiedlung von Tumorzellen in den Knochen gekommen ist, versucht sich die Tochtergeschwulst Platz zum Wachstum zu verschaffen. Die Krebszellen bedienen sich hierbei der Knochenabbauzellen (Osteoklasten). Diese haben im Körper normalerweise eine wichtige Funktion bei der stetigen Erneuerung des Knochens sowie bei der Reparation geschädigter Bereiche und stehen in einem ausgewogenen Verhältnis zu den Knochenaufbauzellen (Osteoblasten). Die Tumorzellen treiben die Osteoklasten nun aber zur Höchstleistung an; es kommt zu einem Ungleichgewicht, und es wird vermehrt Knochenstruktur abgebaut. Beim Knochenabbau werden wiederum Substanzen freigesetzt, die das Tumorwachstum fördern, und so entsteht eine Art Teufelskreis.

Bisphosphonate legen sich wie eine Schutzschicht über den Knochen, hemmen die Aktivität der Knochenabbauzellen und stellen somit das Gleichgewicht im Knochenstoffwechsel wieder her. Der Knochen wird stabilisiert und ist somit weniger anfällig für die Komplikationen der Knochenmetastasen wie z. B. Schmerzen und Knochenbrüche.

Sicherheitshalber sollte vor einer prophylaktischen Bisphosphonattherapie eine zahnärztliche Untersuchung erfolgen, da eine länger dauernde Bisphosphonattherapie zu Störungen am Kieferknochen führen kann. Bei Beginn der Therapie sollten zahnärztliche Behandlungen abgeschlossen sein. Gute Mundhygiene ist wichtig. Bei manchen Menschen kommt es in den ersten Monaten der Bisphosphonattherapie zu Muskelschmerzen, die nicht mit einer Tumoraktivität verwechselt werden dürfen.

Aufgrund der hervorragenden Wirksamkeit und ihrer geringen Nebenwirkungen sollten alle Myelompatienten regelmäßig Bisphosphonatinfusionen erhalten. Die Therapie sollte nach Ansicht von Experten frühzeitig, also bereits zum Zeitpunkt der Erstdiagnose, beginnen.

24. Welche Erfahrungen gibt es mit der autologen Stammzelltransplantation (Hochdosistherapie)?

Die Möglichkeit einer autologen Stammzelltransplantation hat ganz wesentlich zu der Verbesserung der Überlebenschancen beigetragen. Dank der verbesserten Begleittherapien wird sie heute Myelompatienten ab dem

Stadium II bis zum 70. Lebensjahr empfohlen, bei gutem Allgemeinzustand auch darüber hinaus.
In der Vorstellung, dass die Stammzellen erkrankt sind, werden diese dem Körper entnommen, behandelt und dann wieder zugeführt (autolog transplantiert). Zuvor werden alle kranken Plasmozytomzellen im kranken Organismus mit einer Hochdosis-Chemotherapie, manchmal in Verbindung mit einer Ganzkörperbestrahlung, vernichtet. Diese Behandlung ist so aggressiv, dass das gesamte Knochenmark des Patienten zerstört wird. In dieser Phase ohne Knochenmark ist der Patient sehr gefährdet, da er ohne rote und weiße Zellen und Immunzellen sowie ohne Blutplättchen leben muss. Diese gefährliche Phase der »Aplasie« lässt sich durch die Gabe von Wachstumsfaktoren (G-CSF oder GM-CSF) verkürzen.
Auch noch während der Zeit nach einer erfolgreichen Transplantation wird eine Chemotherapie (»Erhaltungstherapie«) verabreicht.
Die Stammzellentnahme sollte möglichst frühzeitig erfolgen. Mit der Transplantation kann man längere Zeit warten, da sich die behandelten Stammzellen konservieren lassen.

25. Wann und bei welchen Patienten wird eine allogene Transplantation durchgeführt?

Bei einer allogenen Knochenmark- bzw. Stammzelltransplantation werden dem Patienten blutbildendes Knochenmark und Stammzellen von einem gesunden Fremdspender übertragen (ausführliche Angaben im Ratgeber »Delbrück: Knochenmark- und Stammzelltransplantation nach Krebs«, siehe Literaturauswahl). Die Spender- und Empfängergewebeantigene müssen übereinstimmen, was im Idealfall bei »HLA-identischen« Geschwisterpaaren der Fall ist. Glücklich kann daher der Myelompatient sein, der einen eineiigen Zwilling hat.
Zur Vorbereitung der Transplantation muss das Immunsystem des Transplantatempfängers völlig ausgelöscht oder zumindest so stark unterdrückt werden, dass das Transplantat ohne Abstoßungskrise anwachsen kann und erhalten bleibt.
Die Transplantation bietet in der Frühphase der Erkrankung die besten Heilungschancen. In der Spätphase hingegen sind die Heilungschancen wesentlich geringer.

40 bis 50 % der mit allogenen Stammzellen transplantierten Patienten erreichen eine Vollremission. Sie haben eine hohe Chance auf eine endgültige Heilung. Insgesamt liegt die Quote tödlicher Komplikationen allerdings bei 30 bis 40 %. Sind die Patienten jung (< 50 Jahre) und ist ihr Allgemeinzustand gut, so ist das Komplikationsrisiko geringer; die Heilungschancen sind höher.
In der Praxis werden allogene Transplantationen nur selten durchgeführt, da die meisten Betroffenen zu alt sind, HLA-kompatible Spender schwer zu finden sind und weil die Prognose nicht zuletzt auch ohne Transplantation recht gut ist, so dass die Risiken einer allogenen Transplantation einer Indikationsstellung entgegenstehen.
Eine Sonderform der allogenen Transplantation ist die »Minitransplantation« (auch Minitransplant) genannt. Ihr Ziel ist es, die Erkrankung über den sogenannten »Graft-versus-myeloma-Effekt« immunologisch zu beeinflussen. Hierbei erkennt das neue transplantierte Immunsystem die Myelomzellen als fremd und bewirkt über eine Lymphozytenaktivierung die Abtötung der Myelomzellen.

26. Wann erfolgt eine Plasmapherese?

In einigen Fällen produzieren die Plasmazellen derartig viele Immunglobuline, dass es hierdurch zu Organstörungen kommt. Besonders gefürchtet ist ein Nierenversagen. In diesem Fall wird aus dem Blut das Plasma herausfiltriert und das plasmaärmere Blut dem Körper zurückgegeben. Diesen Vorgang nennt man Plasmapherese.
Durch die Plasmapherese gelingt es, die Paraproteinkonzentration im Blut wirksam zu senken und eine Verbesserung der Nierenfunktion zu erzielen.

27. Ein Bekannter berichtete mir von fantastischen Erfolgen einer Magnetfeldtherapie bei seinen Knochenschmerzen. Lässt sich eine solche Therapie auch bei myelombedingten Knochenschmerzen einsetzen?

Magnetische Kräfte, die auf geheimnisvolle Weise ihre Wirkungen über große Distanzen ausüben und dabei offenbar mühelos viele Materialien durchdringen können, haben den Menschen seit jeher fasziniert. Verständ-

licherweise hat man sich in allen geschichtlich überlieferten Epochen bis in die Gegenwart bemüht, diese Kräfte zur Heilung von Krankheiten einzusetzen.
Heute weiß man, dass die eigentliche Quelle der Heilkraft bei der Magnettherapie eher der Therapeut selber ist (animalischer Magnetismus) als irgendwelche magnetischen Kräfte.
Von der Magnetfeldtherapie sind keinerlei lindernde oder gar heilende Effekte auf die Plasmozytomerkrankung zu erwarten. Da die Magnetfeldtherapie zu den nicht anerkannten Behandlungsmethoden zählt, sind auch Schwierigkeiten mit den Krankenkassen bei der Kostenrückerstattung zu erwarten.

28. Zu Hause bedrängen mich viele Fragen, die ich dann beim Arztbesuch bzw. bei der Arztvisite vergessen habe. Auch hat der Arzt ja immer nur begrenzt Zeit für mich übrig, weswegen ich ihn mit meinen Fragen nicht aufhalten möchte.

Niemand, erst recht nicht Ihr Arzt, nimmt es Ihnen übel, wenn Sie sich die Sie bedrängenden Fragen auf einem Merkzettel notieren. Dem Arzt sind gezielte Fragen sehr viel lieber, als wenn er diese von sich aus ansprechen müsste. Eine Auswahl häufig gestellter Fragen finden Sie in den Tabellen 2.1 und 2.2 (Seiten 48 bis 49). Suchen Sie sich die Fragen aus, die auf Sie zutreffen und auf die Sie eine Antwort haben möchten!

Tabelle 2.1: Fragen zur Chemotherapie

- Wie viele Therapiezyklen sind geplant?
- Wie lange wird jeder einzelne Zyklus dauern?
- In welchem zeitlichen Abstand müssen die Chemotherapien durchgeführt werden?
- Kann die Therapie auch ambulant durchgeführt werden?
- Woran merke ich, dass die Behandlung anschlägt?
- Was kann ich tun, wenn mir übel wird oder ich sogar erbrechen muss?
- Kann ich während der Therapietage meinen Alltagsbeschäftigungen nachgehen?
- Wie steht es mit Arbeiten, Sport, Sexualität?
- Welche Nebenwirkungen und Komplikationen können während und nach der Chemotherapie auftreten?

▶

Tabelle 2.1: Fortsetzung

- Muss ich mich vor Infektionen schützen?
- Werde ich meine Haare verlieren?
- Gibt es Medikamente gegen die Nebenwirkungen?
- Was kann ich selber tun, um die Nebenwirkungen zu reduzieren und den Heilerfolg zu verbessern?
- Kann ich die Behandlung abbrechen, falls ich sie schlecht vertrage. Welche therapeutischen Alternativen gibt es dann?
- Werde ich meinen Beruf weiter ausüben können?
- Werde ich weiter meinen Hobbys nachgehen können?
- Kann ich verreisen und wenn ja, wohin? Welche Einschränkungen bestehen?
- Was kommt auf meine Angehörigen zu?

Tabelle 2.2: Fragen zur Strahlentherapie

- Welcher Bereich des Körpers soll bestrahlt werden?
- Wie lange wird die Behandlung dauern?
- Wie häufig werden die Bestrahlungen durchgeführt?
- Was ist das Ziel der Strahlentherapie: Heilung, Hinauszögerung der Erkrankung oder Linderung
- Woran merke ich, ob die Strahlentherapie wirkt?
- Welche akuten und späten Nebenwirkungen und Schäden können auftreten?
- Was kann ich selber tun, um die Nebenwirkungen und Schäden zu lindern?
- Was passiert, wenn ich keine Strahlentherapie machen lasse?
- Kann eine Bestrahlung später wiederholt werden?

29. Mein Arzt hat mir die verschiedenen Therapiemöglichkeiten mit all ihren Vor- und Nachteilen erklärt und überlässt mir jetzt die Entscheidung. Ich finde das unfair, denn wie kann ich als Laie überhaupt solche wichtigen Entscheidungen treffen?

In der Tat empfinden viele Betroffene die Aufklärungspflicht und den Einbezug des Patienten in den Entscheidungsprozess als eine sehr schwere Verantwortung, ja als unangenehme Last. Sie möchten die Entscheidungen nach wie vor dem Fachmann, also dem Arzt, überlassen.
Der Gesetzgeber, die Krankenkassen und die Öffentlichkeit denken da jedoch anders. Auch der Arzt schätzt einen gut informierten und aktiven Patienten, der mitdenkt und sich von den Nebenwirkungen nicht überraschen lässt. Eine wirksame Krebstherapie ohne Nebenwirkungen ist näm-

lich Illusion. Der moderne Onkologe fordert ein aktives Verhalten des Patienten.

Der Patient ist aufgefordert, sich zu informieren und aufgrund dieser Informationen seine Entscheidungen zu treffen. In der Regel kann der Arzt ihm nämlich nur Therapievorschläge unterbreiten. Die Entscheidung trifft letztendlich dann immer nur der Patient.

Tabelle 2.3: Fragen, die der Patient vor einer Therapieentscheidung an den Arzt richten sollte

- Soll durch die Therapie eine Heilung oder eine Lebensverlängerung oder Lebensqualitätsverbesserung erzielt werden?
- Soll durch die Therapie ein Fortschreiten bzw. ein Wiederaufflackern (ein Rezidiv) der Erkrankung verhindert werden?
- Sollen durch die Therapie Symptome vermindert werden (z. B. Schmerzen, Gefühlsstörungen, Leistungsabfall, Gewichtsabnahme, Verbesserung der Mobilität, Verhinderung von Infektionen etc.)?
- Wie hoch ist der Prozentsatz derer, die von dieser Therapie profitieren (z. B. 25, 50, 75 %)?
- Kann die Behandlung ambulant oder stationär erfolgen?
- Wird die Krankenkasse sämtliche Kosten (einschließlich der Taxikosten, der Kosten für Medikamente) übernehmen?
- Wie lange wird die Behandlung voraussichtlich dauern?
- Mit welchen subjektiven Beeinträchtigungen (z. B. Brechreiz, Appetitveränderungen) und mit welchen psychischen und objektiven Nebenwirkungen (z. B. Abfall der Anzahl der roten und weißen Blutkörperchen, Haarverlust, Organstörungen, Appetitveränderungen etc.) geht die Behandlung einher?
- Welchen Einfluss hat die Therapie auf die berufliche Tätigkeit und Freizeit?
- Welche Nachsorge- und Erhaltungsprogramme sind notwendig?
- Handelt es sich um eine experimentelle oder um eine etablierte Therapie? Wird die Therapie in Form einer Studie durchgeführt?
- Wie lange muss ich die Behandlung durchführen?
- Was geschieht, wenn ich mich überhaupt nicht behandeln lasse?
- Kann ich mit anderen Patienten sprechen, die die gleiche Erkrankung haben und die gleiche Behandlung erhalten?
- Was kann ich selbst tun, um den Behandlungserfolg zu unterstützen?
- Sind Wechselwirkungen mit anderen Medikamenten zu erwarten?
- Wie groß ist die Heilungswahrscheinlichkeit?
- Wenn keine Heilung zu erwarten ist, kann die Therapie mein Leben verlängern (um Monate oder Jahre)?
- Welche Komplikationen können bei der Therapie jetzt und später auftreten?
- Werden die Therapien von der Kasse bezahlt?

In Notsituationen ist dies nicht möglich, aber nur selten handelt es sich bei der Myelomtherapie um eine Notfalltherapie, die sofort durchgeführt werden muss. In der Regel hat der Patient Zeit, sich über die Vor- und Nachteile einer Therapie zu informieren und sie gegeneinander abzuwägen.
Wenn Sie eine Entscheidung bezüglich der Therapie treffen müssen, gilt als erste Regel, innezuhalten und nachzudenken. Sie können und sollten gegebenenfalls eine weitere (fachliche) Meinung einholen. Ein guter Arzt ist Ihnen deswegen nicht böse!
Vor der Entscheidung über das einzuschlagende Behandlungsverfahren sollten Sie zunächst Klarheit über die Zielsetzung erlangen. So kann eine Zielsetzung die einer endgültigen Heilung sein, eine andere die einer Überführung der Akutkrankheit in eine chronische Phase. Weitere Ziele können eine Lebensverlängerung, eine Frakturverhinderung, eine Symptomlinderung oder eine Lebensqualitätsverbesserung sein.
Sie sollten den Arzt auch danach fragen, welche Konsequenzen die Therapie für Ihren Alltag hat (Tabelle 2.3).

30. Im Internet, in Zeitschriften und Industrieprospekten wird immer wieder auf Therapiestudienergebnisse verwiesen. Wie ist die Aussagekraft dieser Studien?

Grundsätzlich ist zwischen retrospektiven und prospektiven Studien zu unterscheiden. Retrospektive Studien berücksichtigen bereits vorliegende Daten, so z. B. Daten aus bereits vorliegenden Krankenakten. Prospektive Studien planen die Erfassung bestimmter Daten in der Zukunft und werten diese nach Abschluss des Untersuchungszeitraumes aus (z. B. den Wiedererkrankungszeitpunkt oder die Beschwerdesymptomatik nach einer bestimmten Therapie). Die Aussagekraft retrospektiver Studienergebnisse ist wesentlich geringer als die von prospektiven Studien, vor allem, wenn letztere Therapiestudien randomisiert und kontrolliert werden. Randomisiert heißt, dass die Studienteilnehmer nach dem Zufallsprinzip ein bestimmtes Medikament bekommen oder »nur« die bestmögliche Standardtherapie. In diesen Studien dürfen weder Patienten noch Ärzte vor der Auswertung erfahren, wer zu welcher Gruppe gehört. »Doppelblind« heißt dieses Verfahren.

Die Qualität und Seriosität schriftlicher Patienteninformationen und Internetquellen lassen sich anhand von 15 im Internet zu beantwortenden »Discern-Schlüsselfragen« beurteilen (http://www.discern.de).

31. Mein Arzt bittet um meine Zustimmung zu einer Therapiestudie. Ich zögere, da ich mich nicht als Versuchskaninchen fühlen möchte.

Ich verstehe Ihre Zurückhaltung, rate Ihnen aber aus mehreren Gründen, diese Vorurteile nicht zur Grundlage Ihrer Entscheidung zu machen.
Das multiple Myelom ist eine schwere Erkrankung, deren Heilungschancen dringend verbessert werden müssen. Neuartige Therapien und Therapiekombinationen müssen entwickelt und ihre Wirkung in Form von Studien überprüft werden. Die Teilnehmer an Therapiestudien sind die ersten, die von neuen Behandlungsmodalitäten profitieren.
Gerade in der Therapie des Myeloms wurden in den letzten Jahren neue, sehr wirksame Medikamente entwickelt, die einen wesentlichen Fortschritt und Lebensgewinn für die Betroffenen erwarten lassen. Bevor diese Medikamente bzw. Kombinationstherapien jedoch von den Krankenkassen zugelassen werden, müssen aufwendige Therapiestudien durchgeführt werden. Bis zur Zulassung können nur diejenigen Patienten in den Genuss dieser neuen Medikamente kommen, die an den Therapiestudien teilnehmen.
Eine Therapiestudie darf vom Gesetzgeber her nur dann durchgeführt werden, wenn eine Ethikkommission ihre Zustimmung erteilt hat. Diese Ethikkommissionen folgen in Deutschland extrem strengen Richtlinien und erlauben eine Therapiestudie nur dann, wenn sie tatsächlich eine Verbesserung zu der bis dahin als am besten geltenden Therapie verspricht. Sie sind also kein Versuchskaninchen.
Neue Entwicklungen und Erkenntnisse finden in laufenden Studien meist unmittelbar Berücksichtigung. Studienpatienten profitieren also von den neuesten Entwicklungen. Erfahrungsgemäß ist die Betreuung der Patienten, die an einer Studie teilnehmen, aufmerksamer und intensiver als bei gewöhnlichen Patienten. Ob dies an der schärferen Aufsicht oder an dem Interesse des Arztes oder der Pharmaindustrie liegt, ist unklar. Sicher ist jedoch, dass Sie besser als ein Normalpatient betreut werden. Das Wissen vieler Spezialisten fließt ein, um Therapiestudien zu gestalten, auszuwer-

ten und zu begleiten. Die Therapie, nach der Sie behandelt werden, richtet sich immer nach den neuesten wissenschaftlichen Erkenntnissen.
Komplikationen und Nebenwirkungen der Therapien werden erfahrungsgemäß innerhalb der Studien genauer erfasst und unmittelbar mit anderen fachkundigen Ärzten diskutiert. Man unterscheidet je nach Entwicklungsstand des geprüften Medikaments drei Arten von Therapiestudien, auch »Studienphasen« genannt.
In der Phase I soll die bestmögliche Verabreichungsform eines Medikaments bei Menschen erforscht werden, nachdem sich dieses im Tierversuch als sehr erfolgreich erwiesen hat. Nur Patienten mit sehr fortgeschrittenem Tumorleiden, bei denen sämtliche Therapien wirkungslos waren, kommen für die Teilnahme an Therapiestudien der Phase I in Frage.
In der Phase II geht es um die Frage, ob die zu erprobende Therapie bei bestimmten Tumorerkrankungen besser als bei anderen anschlägt. Erfahrungsgemäß reagieren die Tumorzellen nämlich häufig unterschiedlich empfindlich auf die zu testenden Therapien.
Erst wenn die beste Verabreichungsform für das Medikament in der Phase I gefunden wurde und wenn dank der Phase II die Wirkung bei den einzelnen Tumorerkrankungen feststeht, darf die Therapiephase III durchgeführt werden. In ihr wird das Präparat im Hinblick auf die bis dahin beste Standardtherapie getestet. Es findet eine Randomisierung statt, d. h., in der einen Studiengruppe wird das zu testende Präparat verabreicht (Verumgruppe), und in der anderen Gruppe (Kontrollgruppe) wird die Standardtherapie durchgeführt.
Die Deutsche Krebshilfe hat zur Problematik und Notwendigkeit von Therapiestudien eine Informationsbroschüre erstellt, die Sie bei der Deutschen Krebshilfe kostenlos abrufen können (Adresse siehe Kapitel »Adressen«).
In Deutschland werden die meisten Therapiestudien in Zentren koordiniert, organisiert und analysiert (Adressen siehe Kapitel »Adressen«). Natürlich braucht man nicht in diese Zentren zu fahren. Die Therapie wird von Ihren behandelnden Ärzten durchgeführt und überwacht, lediglich die Organisation und die Koordination liegen bei den Zentren.

32. Entstehen mir Nachteile, wenn ich meine Teilnahme an einer Therapiestudie verweigere? Kann ich meine Teilnahmeerklärung später widerrufen?

Die Teilnahme an Studien ist strikt freiwillig. Wenn Sie Ihre Teilnahme verweigern, haben Sie dennoch einen Anspruch auf die derzeit beste Behandlung. Ohne Ihre schriftlich erklärte Zustimmung und ohne vorherige ausführliche Aufklärung darf keine Studie durchgeführt werden. Sie können Ihre Zustimmung jederzeit rückgängig machen und die Studientherapie abbrechen. Ihnen dürfen hieraus keinerlei Nachteile erwachsen, und Sie haben nach wie vor Anspruch auf die bestmögliche Standardtherapie.

Tabelle 2.4: Fragen, die man vor der Teilnahme an einer Therapiestudie klären sollte

- Was ist das Studienziel? Welche Vorteile kann die neue Behandlung für mich haben, und worauf beruhen diese? (Das Studienziel muss nicht unbedingt in einer Verlängerung der Überlebenszeit bestehen, sondern kann auch eine Lebensqualitätsverbesserung zum Beispiel in Form geringerer Nebenwirkungen zum Ziel haben.)
- Welche Behandlungen und diagnostischen Tests beinhaltet die Studie? (Manchmal sind es nur diagnostische Tests, die allerdings auch sehr belastend sein können.)
- Welche Vor- und welche Nachteile hat die Studientherapie im Vergleich zur Standardtherapie?
- Welche Risiken gehe ich mit dieser neuen Behandlungsform ein? Kann ich jederzeit aus der Studie aussteigen, wenn ich das Gefühl habe, das neue Mittel tut mir nicht gut?
- Wie wird die Studie den Tagesablauf beeinflussen? (Bei manchen Studien ist mit einer verlängerten Krankenhausaufenthaltsdauer zu rechnen.)
- Welche Nebenwirkungen können auftreten? (Nicht zu vergessen ist, dass bei Standardtherapien ebenfalls Nebenwirkungen auftreten.)
- Wie lange dauert die Studie?
- Wird die Studie stationär oder ambulant durchgeführt?
- Welche Kosten entstehen für den Betroffenen?
- Besteht eine Haftpflichtversicherung, falls es zu unerwünschten Nebenwirkungen und Komplikationen kommt?
- Ist die Studie mit Langzeitbeobachtungen und Untersuchungen verbunden? Ist eine längere Nachsorge vorgesehen?
- Gibt es im gegebenen Fall eine Verdienstausfallsentschädigung?

33. Ich möchte an einer Therapiestudie teilnehmen. An wen muss ich mich wenden?

Nahezu jede größere onkologische Klinik ist an Studienzentren angeschlossen, oder man weiß dort zumindest, wo welche Therapiestudien durchgeführt werden. Besprechen Sie Ihren Wunsch bzw. Ihr Einverständnis am besten mit Ihrem behandelnden Arzt. Nehmen Sie zu den Gesprächen mit dem Studienarzt eine Person Ihres Vertrauens mit. Vier Ohren hören bekanntlich mehr als zwei. Oft hilft das nachträgliche Gespräch dabei zu ergründen, was Sie selbst wirklich wollen.

34. Ich werde von allen Seiten mit »guten Ratschlägen« bedrängt. Sie sind sicherlich alle gut gemeint, aber manchmal widersprechen sie sich. Ich weiß gar nicht, was nun wirklich das Beste für mich ist.

So wie Ihnen geht es leider sehr vielen. Welcher Betroffene hat denn wirklich die Erfahrungen und das notwendige Wissen, um alle medizinischen und nichtmedizinischen Probleme zu kennen? Liegt nicht auch bei jedem Betroffenen die Problematik anders?

Für Sie gilt der Grundsatz, eine klare Linie zu verfolgen und den Empfehlungen des Arztes Ihres Vertrauens zu folgen. Lassen Sie sich nicht in die Auseinandersetzungen um »Schulmedizin – Naturheilverfahren« und damit in Konflikte hineinzerren! Misstrauen Sie grundsätzlich all denjenigen, die Patentrezepte anbieten! Gerade in der Krebsheilkunde gibt es keine Patentrezepte.

Lassen Sie sich nicht von ungeprüften, fragwürdigen Methoden und »Heilern« verführen; dies gilt vor allem, wenn diese als absolut gepriesen werden. Besprechen Sie mit Ihrem Arzt sachlich diese Angebote! Informieren Sie sich eingehend über die schulmedizinischen Therapien und Möglichkeiten! Die »Schulmedizin« eröffnet heute Möglichkeiten, die vor wenigen Jahren noch undenkbar waren.

Über den Krebsinformationsdienst (KID), die Deutsche Krebsgesellschaft und ihre Landesverbände, die Krebsliga Schweiz oder die Österreichische Krebshilfe (Adressen siehe Kapitel »Adressen«) können Sie nähere Informationen einholen. Die Qualität und Seriosität schriftlicher Patienteninformationen und Internetquellen lassen sich anhand von 15 im Internet zu beantwortenden »Discern-Schlüsselfragen« beurteilen (http://www.discern.de).

Die Dachverbände der größten Patienten- und Verbraucherorganisationen und die Bertelsmann Stiftung haben 2008 ein unabhängiges Internetportal im Netz aufgebaut, über das sich Patienten und deren Angehörige über die Qualität der Behandlungsanbieter informieren können (http://www.weisse-liste.de).

Dazu greift das Portal unter anderem auf die Qualitätsberichte der Krankenhäuser zurück, die alle zwei Jahre vorgelegt werden müssen. Darin legen die Kliniken nicht nur Zahlen und Fakten wie Anzahl der Betten und Operationen offen, sondern geben auch Auskunft über die Qualifizierung ihrer Ärzte und den Erfolg ihrer Behandlungen. Ergänzt werden die Qualitätsberichte durch nützliche Zusatzinformationen, z. B. zu Übernachtungsmöglichkeiten für Angehörige oder zur Anbindung an öffentliche Verkehrsmittel.

Seit 2003 sind Krankenhäuser gesetzlich verpflichtet, regelmäßig strukturierte Qualitätsberichte zu verfassen, die im Internet verfügbar sind (http://www.krankenhaus-navigator.de).

Eine Adressenliste niedergelassener Onkologen und onkologisch tätiger Fachärzte findet man unter http://www.krebsarztpraxen.de.

Die Deutsche Krebsgesellschaft hilft in ihrem Internetportal bei der Suche nach Einrichtungen vor Ort. Dabei sind die von der Deutschen Krebsgesellschaft zertifizierten Einrichtungen besonders gekennzeichnet (http://www.krebsgesellschaft.de/oncoscout).

35. Hat es in den letzten Jahren einen Fortschritt in der Myelombehandlung gegeben? Sind in Zukunft weitere Fortschritte zu erwarten?

Lange gab es neben einer Standard-Chemotherapie mit Melphalan und Prednison so gut wie keine anderen wirksamen Waffen gegen die Myelom- bzw. Plasmozytomerkrankung. Dies hat sich in den vergangenen Jahren nachhaltig verändert.

Die medikamentösen Fortschritte sind vielfältig; sie beruhen u. a. auf Erkenntnissen zur Dosisintensität und zur Nutzung von Wachstumsfaktoren, die eine Hochdosistherapie mit nachfolgender Stammzelltransplantation ermöglichte. Die Einführung von Medikamenten mit einem neuen Wirk-

mechanismus (z. B. Thalidomid [Thalidomide Celgene], Lenalidomid [REVLIMID®] und Bortezomib [VELCADE®]) ermöglichte eine Wachstumshemmung auch dann, wenn die herkömmlichen Substanzen wirkungslos waren. Dank der Einführung von Bisphosphonaten Mitte der 90er Jahre konnte das Risiko von Knochenkomplikationen (wie z. B. Brüchen) erheblich reduziert und so Schmerzen beseitigt und die Lebensqualität verbessert werden. Möglich ist, dass in Zukunft die konventionelle Pharmakotherapie zunehmend durch Eingriffe an Genen und Schaltstellen der Signalvermittlung ergänzt wird.
Vorläufige Zwischenergebnisse von Therapiestudien lassen eine weitere Verbesserung sowohl der Lebenserwartung als auch der Lebensqualität erwarten. Große Chancen sehen Experten in einer zunehmenden Individualisierung der Therapie. Besonders die Fortschritte auf dem Gebiet der Molekularbiologie werden die Erkennung weiterer Prognosefaktoren und damit eine bessere Individualisierung ermöglichen. Erste Forschungsergebnisse bestätigen die Vermutung, dass sich in Zukunft relativ gut voraussagen lässt, wer von einer bestimmten medikamentösen Therapie profitiert und bei wem sie besser unterbleiben sollte.

3 Welche Nebenwirkungen können die einzelnen Therapien haben, und zu welchen Komplikationen kann es im Krankheitsverlauf kommen?

Fragen zur Vorbeugung und Behandlung von Tumor- und Therapiefolgestörungen

Besonders die sich schnell teilenden Zellen – wozu speziell die Blutzellen, die Schleimhautzellen im Magen-Darm-Trakt und die Haarzellen gehören – sind bei einer Chemotherapie in ihrem Wachstum gestört. Sobald die Zytostatika abgebaut sind, können sich die Zellen wieder normal vermehren, d. h., es kommt wieder zu einem völlig normalen Blutbild, zu einer Normalisierung der Speisepassage und zu vollem Haarwachstum.
Grundsätzlich hängen Art und Ausmaß der Nebenwirkungen von der Art der Zytostatika, von deren eventueller Kombination und von der Dosis ab. Beim multiplen Myelom werden unterschiedliche Zytostatika in unterschiedlichen Kombinationen eingesetzt. Es ist daher auch mit unterschiedlichen Nebenwirkungen zu rechnen. Einige Patienten reagieren empfindlicher auf die Therapie als andere. Die wissenschaftliche Forschung und die Pharmaindustrie arbeiten intensiv an der Weiterentwicklung von Substanzen, die bei geringeren Nebenwirkungen eine größere Wirksamkeit entfalten.

1. Schädigen die Chemotherapie und die Strahlentherapie die Immunabwehr?

Theoretisch ja, in der Praxis jedoch haben sie in der Myelombehandlung keinen negativen Einfluss! Im Gegenteil, sie führen beim multiplen Myelom eher zu einer Verbesserung als zu einer Verschlechterung der Immunabwehr!
Die Myelomzellen und die von ihnen abgegebenen Stoffe (Paraproteine) sind nämlich für die Schwächung der Immunabwehr verantwortlich. Die Unterdrückung der Infektabwehr (Antikörpermangelsyndrom) gehört daher auch zu den typischen Symptomen des multiplen Myeloms und kann – wenn unbehandelt – zu lebensgefährlichen Komplikationen führen. Gehäufte Infektionen bei Myelompatienten sind daher in der Regel eher die Folge der Erkrankung als der Therapie! Wird die Myelomzellmasse dank

Chemo- oder Strahlentherapie verkleinert oder gar vernichtet, so wirkt sich dies positiv auf die Immunabwehr aus.
Die Chemo- oder Strahlentherapie sollte daher auf keinen Fall wegen ihrer möglichen immunschädigenden Wirkungen abgelehnt werden. Die immunschädigende Wirkung von Myelomzellen ist immer größer als die der Tumortherapie. Die sonst immunsupprimierend wirkende Chemotherapie ist somit beim Myelom – was einigen Laien paradox erscheinen mag – die beste immunsteigernde Therapie. Sie kann wirksamer sein als all die Immunstimulanzien und biologischen Therapien, die von der Industrie zur Stärkung der Immunabwehr häufig angeboten werden.

2. Früher sagte man immer, dass es durch die Strahlentherapie zu Hautverbrennungen und anderen Schädigungen komme.

Die heute angewandten Strahlenarten und -techniken sind andere als noch vor Jahrzehnten. Anders sind daher auch die Nebenwirkungen. »Verbrennungen« nach Strahlentherapie sind heutzutage extrem selten.
Die verwendeten Strahlen wirken auf die Haut wie eine intensive Sonnenbestrahlung. So kann, je nach individueller Sonnenverträglichkeit, aber auch je nach Art der Bestrahlung (Röntgen, Telekobalt, Linearbeschleuniger), fast keine Hautreaktion oder ein starker »Sonnenbrand« entstehen.
Die Haut wird durch die Bestrahlung gereizt. Um sie nicht mehr als notwendig zu belasten, sollten Sie das Bestrahlungsfeld während und auch noch in den Wochen nach der Bestrahlung nur wenig und sehr vorsichtig waschen. Vorsichtig heißt, klares Wasser ohne Seife, eventuell eine Körperlotion benutzen. Auf keinen Fall sollten Sie kratzen oder bürsten! Darüber hinaus empfehle ich, die Haut tagsüber mit fettreichem Puder und abends vor dem Zubettgehen mit »Babyöl« zu pflegen.
Unbedingt zu meiden sind hautreizende Seifen, Kratzen, Bürsten, Frottieren, die Anwendung von Alkohol, Benzin, Kölnisch Wasser, Deospray, hautreizende Pflaster, Wärmebehandlung! Auch lokale Hitze und Kälte (z. B. Wärmflasche, Eisbeutel) sind schädlich.
Einige Zeit nach Abschluss der Strahlentherapie sind die Vorsichtsmaßnahmen nicht mehr notwendig.

3. Stimmt das Gerücht, dass durch die Chemo- und Strahlentherapie ein erneutes Krebswachstum gefördert werden kann?

In Zellkulturen und auch im Tierversuch lässt sich tatsächlich durch bestimmte Zytostatika und durch eine Bestrahlung Krebswachstum auslösen. Häufig wird das erhöhte Risiko von Zweitkarzinomen bei Myelompatienten jedoch fälschlich auf die durchgeführte Chemo- und Strahlentherapie zurückgeführt. Auffallend ist, dass Myelompatienten unabhängig von Chemo- oder Strahlentherapie zu einer Zweitkarzinomentstehung neigen. Beispielsweise erkranken Patienten mit einem Myelom überproportional häufig an Leukämien.
Einige Spezialisten behaupten, dass eine erfolgreiche Chemo- und Strahlentherapie bei diesen Patienten eher karzinomverhindernd als karzinomfördernd wirke, da eine unbehandelte bzw. fortschreitende Myelomerkrankung die Entwicklung eines Karzinoms viel eher begünstige als eine Chemotherapie.
Wegen der erhöhten Krebsgefahr sind Präventionsmaßnahmen besonders strikt einzuhalten. Bei frühzeitiger Erkennung können viele Tumorerkrankungen geheilt werden.

4. Wie sollte man sich bei chemotherapiebedingter Übelkeit ernähren?

Vor und während der Chemotherapie sollten salzige, stark gewürzte, fettige oder stark riechende Speisen vermieden werden. Schon allein der Geruch derartiger Speisen kann einen Brechreiz auslösen. Das Brechzentrum reagiert bei zytostatisch behandelten Patienten besonders empfindlich. Auch süße und fette Speisen können die Übelkeit verstärken.
Außerdem gibt es heute sehr wirksame Medikamente gegen die Übelkeit. Bei manchen Patienten kommt es schon bei dem Gedanken an eine bevorstehende Chemotherapie zu Übelkeit und zu Erbrechen. Gegen dieses »antizipatorische« oder »psychogene« Erbrechen helfen Entspannungsübungen, im Extremfall kommt auch eine Psychotherapie in Frage.

5. Ich habe seit der Chemotherapie Gefühlsstörungen an den Fingern. Zudem besteht eine Überempfindlichkeit, und teilweise habe ich auch kein Gefühl mehr in den Fingern und Zehen.

Leider kommt es bei den in der Myelomtherapie besonders effektiv eingesetzten Zytostatika Thalidomid (Thalidomide Celgene) und Bortezomib (VELCADE®) häufig zu Nervenstörungen (Polyneuropathien). Sie äußern sich in Gefühlsstörungen oder Gangunsicherheit. Nach der Verabreichung von Thalidomid sind die Beschwerden häufiger; sie treten manchmal sogar noch nach Absetzen der Chemotherapie auf (Coasting-Phänomen) und sind wesentlich hartnäckiger als nach einer Behandlung mit Bortezomib. Nach Bortezomib verschwinden sie meist spontan binnen weniger Wochen, wohingegen dies bei der Thalidomidtherapie Monate dauern kann.
In Einzelfällen können die Störungen zum Abbruch der Therapie führen. Werden sie im Anfangsstadium bemerkt (und dem Arzt gegenüber geäußert), so reicht manchmal eine Dosisreduzierung aus.
Medikamente können in manchen Fällen die Beschwerden lindern. Einige Ärzte setzen bei Schmerzen Antidepressiva (z. B. Saroten®), Antikonvulsiva (z. B. Timonil® und Tegretal®), opioidhaltige Analgetika, Cannabinoide und andere Medikamente ein. Deren Wirkung ist allerdings umstritten. Manchmal wirken Lidocain-Pflaster und Capacain-Salben. Unumstritten hingegen ist die zeitweise positive Wirkung von physikalischen Therapien, wie z. B. dem hydroelektrischen Vollbad (Stangerbad) oder der Gleichstrombehandlung (Vierzellenbad). In Rehabilitationskliniken werden gerne solche physikalischen Maßnahmen eingesetzt.
Das multiple Myelom selber kann auch mit Nervenstörungen einhergehen. Bei einigen Myelomerkrankten kommt es z. B. zu einer amyloidbedingten Nervenreizung. Manchmal sind die Nervenaustrittsstellen am Rückenmark durch Plasmozytomherde blockiert, so dass es zu Missempfindungen an den Händen oder Füßen kommt.
Wirbeleinbrüche können zu Wurzelreizsyndromen und sogar zu Lähmungen führen. Solche Wirbeleinbrüche können direkte Folge eines Myelombefalls, aber auch einer Osteoporose sein. Eine Bluteindickung infolge Eiweißüberschuss (Hyperviskositätssyndrom) kann auch mit Nervenschäden einhergehen.
Zu einer Polyneuropathie kann es auch völlig unabhängig kommen, nämlich z. B. als Komplikation bei Diabetes oder Alkoholkonsum.

6. Viele meiner Beschwerden sollen auf Amyloidablagerungen beruhen. Was lässt sich gegen die Beschwerden tun?

Amyloide sind atypische Eiweißkörper (leichte Ketten der Antikörpermoleküle), die von den Myelomzellen gebildet werden und die sich gerne in den Nieren, dem Herz, der Leber, dem Knochenmark, aber auch dem Nervensystem ablagern und dort Beschwerden bereiten.
Insbesondere das Bence-Jones-Myelom neigt zu einer überschießenden Produktion und Ablagerung von Amyloid.
An die Möglichkeit von Amyloidablagerungen sollte man immer bei Hautblutungen, einer Nierenschädigung, Nervenbeschwerden, Herzrhythmusstörungen und bei einer Milz- und Lebervergrößerung denken.
Die klinische Verdachtsdiagnose muss durch eine feingewebliche Untersuchung abgesichert werden.
Die Behandlung zielt darauf ab, den »Nachschub« für die Amyloidablagerungen zu unterbrechen. Dies gelingt am besten mit den Chemotherapien, wie sie zur Behandlung des multiplen Myeloms eingesetzt werden.

7. Kommt es nach der Chemotherapie zu Haarausfall?

Nicht nach jeder Chemotherapie kommt es zu Haarausfall. Manchmal ist der Haarausfall minimal, manchmal stärker. Fragen Sie Ihren Arzt nach dem Risiko, und bestellen Sie gegebenenfalls schon frühzeitig einen künstlichen Haarersatz. Die Kasse zahlt allerdings nur einen vorübergehenden (relativ preiswerten) Haarersatz, da es ja in der Regel nach Absetzen der Zytostatika wieder zu völlig normalem Haarwuchs kommt und so eine endgültige Perücke nicht notwendig ist.

8. Ich habe die Chemotherapie sehr gut vertragen, leide jedoch jetzt unter einem Mangel an roten Blutkörperchen (Anämie). Mein Arzt ist sich nicht sicher, ob dies eine Folge der Chemotherapie ist.

Bei einer zu geringen Anzahl roter Blutkörperchen und einem dadurch bedingten verminderten Hämoglobingehalt des Blutes wird der Körper nicht ausreichend mit Sauerstoff versorgt. Diesen Zustand nennt man Anämie.

Der Blutmangel führt zu einer Verminderung der körperlichen und geistigen Leistungsfähigkeit; man fühlt sich ständig abgeschlagen und müde. Körperliche Anstrengungen wie Treppensteigen oder längeres Gehen und die Verrichtung alltäglicher Dinge fallen schwer. Weitere Anzeichen einer Anämie können ein stetes Kältegefühl sein, Kurzatmigkeit bis hin zur Atemnot, Schwäche und Schmerzen in der Brust, Herzschmerzen und Herzjagen, Konzentrationsschwächen und eine allgemeine depressive Stimmungslage. Für den Arzt ist die Anämie leicht am Blutbild feststellbar.
Anämien können mit der Tumorerkrankung zusammenhängen, aber auch eine Folge der Chemo-, Strahlen- oder Immuntherapie sein.
Die meisten Myelompatienten entwickeln irgendwann im Laufe der Erkrankung eine behandlungsbedürftige Blutarmut (Anämie).
Eine feingewebliche Untersuchung des Knochenmarks ermöglicht die Klärung der Ursache. Ist die Blutarmut tumorbedingt, so wäre das Knochenmark voll mit Plasmazellen, die die Bildung von roten Blutkörperchen behindern. In diesem Fall müsste man die Tumortherapie intensivieren, wohingegen im anderen Falle das Knochenmark zellarm ist und die Zytostatika abgesetzt oder zumindest umgesetzt werden müssen.
Unter Umständen würde der Arzt bei letzterer Ursache ein Hormon mit dem Ziel einer beschleunigten Blutbildung geben (z. B. Erythropoetin).

9. Nach der Chemotherapie kam es bei mir zu einem abrupten Abfall der roten und der weißen Blutkörperchen sowie der Blutplättchen. Es bestünde ein hohes Infektionsrisiko, sagt der Arzt.

Insbesondere nach einer Hochdosistherapie besteht das Risiko einer Knochenmarkaplasie, bei der das Knochenmark keine Zellen mehr produziert. Der Organismus hätte dann keinerlei Abwehrzellen mehr.
Früher war dies eine häufig zum Tode führende Komplikation. Heute können derartige Komplikationen dank der prophylaktischen Gabe sogenannter Wachstumsfaktoren (GM-CSF oder G-CSF) reduziert werden. Diese Substanzen, auch Zytokine genannt, kürzen die Zeit der Zellarmut ab und vermindern dadurch das Infektions- und Blutungsrisiko.

10. Die im Beipackzettel aufgeführten Nebenwirkungen haben mich derartig erschreckt, dass ich am liebsten auf die Therapie verzichten möchte.

Was auf dem Beipackzettel steht, stammt weitgehend von Juristen. Es müssen hier auch extrem seltene Auswirkungen aufgelistet werden, da sich für den Pharmahersteller ansonsten Haftungsfragen ergeben können.
Sie können davon überzeugt sein, dass die behandelnden und verordnenden Ärzte die Nebenwirkungen kennen und Nutzen sowie Risiken zu Ihrem Wohl abgewogen haben. Lassen Sie sich nicht verwirren, und vergewissern Sie sich lieber noch einmal bei Ihrem Arzt, bevor Sie wegen der möglichen Gefahr von Nebenwirkungen auf die Therapie verzichten.

11. Myelompatienten haben ein sehr hohes Risiko für Infektionen. Wieso kommt es so häufig zu Infekten?

In der frühen Krankheitsphase stehen Virusinfekte im Vordergrund, später sind es zusätzlich zunehmend bakterielle Harnwegsinfekte und Lungenentzündungen, die den Krankheitsverlauf erschweren.
Für die erhöhte Infektgefahr gibt es mehrere Gründe:
Zum einen beeinflussen die Plasmozytomzellen bzw. die von ihnen gebildeten Paraproteine die Immunabwehr negativ.
Außerdem führt die Ausbreitung der Plasmozytomzellen im Knochenmark zu einer Verdrängung der gesunden Zellen, so auch der Abwehrzellen.
Infolge der Chemotherapie kommt es zu einer Unterdrückung der Abwehrzellen.

12. Mit welchen Symptomen geht ein Mangel an weißen Blutkörperchen (Leukopenie bzw. Granulopenie) einher?

Sie selber bemerken die Verminderung der weißen Blutzellen (Leukopenie) – wenn überhaupt – häufig erst, wenn es zu Beschwerden und Komplikationen, meist einer Infektion an den Harnwegen oder den Luftwegen, oder gar zu Entzündungen der Mundschleimhaut gekommen ist. Zu einem Pilzbefall kommt es meist erst nach länger bestehender Blutzellarmut. Pilz-

infektionen sind vorwiegend in den oberen Speisewegen lokalisiert, nämlich an der Mundschleimhaut und in der Speiseröhre.
Unter den Virusinfektionen sind insbesondere die Infektionen mit Herpesviren zu erwähnen. Hierzu gehört die Gürtelrose (Herpes-Zoster-Infektion).

13. Welche Symptome weisen auf eine Gürtelrose hin?

Patienten mit einer Abwehrschwäche neigen zu einer Gürtelrose. Sie kann völlig unabhängig von der Leukozytenzahl auftreten.
Ursache der Gürtelrose ist eine Reaktivierung des Varicella-Zoster-Virus, mit dem sich viele Menschen in ihrer Kindheit infizieren, wenn sie an Windpocken (Varizellen) erkranken.
Typisch für diese Virusinfektion sind Bläschen, die fast stets im Ausbreitungsgebiet eines Nerven lokalisiert sind. Sie sind band- oder gürtelförmig angeordnet. Manchmal besteht ein als brennend empfundener Schmerz. Der stechende Zosterschmerz in der Akutphase wird exakt in der befallenen Nervenregion lokalisiert, der nach der Akutphase auftretende »postzosterische« und von den Betroffenen als quälend empfundene Dauerschmerz strahlt auch in die Nachbarsegmente aus. Es besteht dann häufig eine Überempfindlichkeit auch auf leichteste Berührungsreize, oft unterbrochen von attackenartigen stechenden Schmerzen. Besonders gefürchtet ist ein Befall der Schläfe und der Augenregion. Unbehandelt kann er zu Blindheit führen.
Gegen diese Viruserkrankung gibt es heute erfreulicherweise recht wirksame Medikamente, die den Krankheitsverlauf abkürzen und nicht bedrohlich werden lassen.

14. Welche Vorsichtsmaßnahmen sind bei einem Mangel an weißen Blutkörperchen (weniger als 1000 Zellen/mm^3) zu beachten, damit es nicht zu Infektionen kommt?

Zu den Vorsichtsmaßnahmen zählen:

- Kein Kontakt mit Personen, die ansteckende Erkrankungen haben.
- Vermeidung von Menschenansammlungen (Schwimmbäder, Restaurants, Kaufhäuser, öffentliche Verkehrsmittel, Kino usw.).

- Meiden Sie Baustellen und Bauarbeiten.
- Keine unkontrollierten Klimaanlagen.
- Keine Gartenarbeiten.
- Topfpflanzen sollten aus der Wohnung entfernt werden.
- Nicht inhalieren, keine Vernebler benutzen.
- Konsequente Händedesinfektion.
- Schimmelpilzbefallene Stellen in der Wohnung sanieren lassen. Benutzen Sie keine Biotonne, da sich in der Tonne meist extrem hohe Konzentrationen von Schimmelpilz-Sporen befinden.
- Zurückhaltung im Umgang mit (Haus-)Tieren.
- Ausgewogene und frisch zubereitete Nahrung, keine Rohkost, keine Salate, kein ungeschältes Obst, keine erkalteten Speisen (außer in Vakuumverpackungen).
- Auch tiefgekühltes Obst muss gekocht werden. Nur mikrobenfreies Wasser trinken.
- Wegen Salmonellengefahr keine rohen oder weiche Eier, keine Spiegeleier, keine Rohmilchprodukte.
- Leider lässt sich – entgegen einer weit verbreiteten Meinung – die Vermehrung von Blutzellen mit einer bestimmten Ernährung kurzfristig nicht wesentlich beschleunigen. Es gibt weder bestimmte Tees, Pflanzen noch andere Nährstoffe, nach deren Genuss dies der Fall ist.
- Mittelfristig kann die Gabe von Eisenpräparaten und Vitamin C sinnvoll sein. Die Einnahme von Vitamin C ist wegen seiner entzündungshemmenden und antiinfektiösen Wirkung hilfreich. Eisen ist für die Blutbildung notwendig, wenn es aufgrund eines Blutverlustes zu einem Eisenmangel gekommen ist.

15. Mit welchen Symptomen geht ein Mangel an Blutplättchen (Thrombopenie) einher? Welche Behandlungsmöglichkeiten gibt es?

Es kommt zu Einblutungen in das Gewebe. Meist sind diese Einblutungen »flohstichartig« und treten zuerst in der Schienbeingegend sowie an den unter Druck stehenden Köperregionen auf. Man nennt sie auch Petechien. Weiterhin kann es zu verstärktem Zahnfleischbluten und Nasenbluten kommen.

Die Blutplättchen spielen eine gewichtige Rolle bei der Gerinnung des Blutes. Enthält das Blut nicht genügend Blutplättchen, so kommt es zu Blutungen. Manche Patienten bluten schon bei einer Blutplättchenzahl von mehr als 20 000 pro Mikroliter, bei anderen reichen offensichtlich 10 000 und weniger Blutplättchen pro Mikroliter für eine Blutgerinnung aus, weswegen man heute erst bei Blutungssymptomen Thrombozytentransfusionen gibt.

- Grundsätzlich sollten die Transfusionen mit gewebeverträglichen Thrombozyten erfolgen, um eine Aktivierung der körpereigenen Abwehr und eine Zerstörung der gespendeten Thrombozyten zu vermeiden.
- Keine Tätigkeiten, die mit einer Verletzungsgefahr einhergehen. Vorsicht vor Mundschleimhautverletzungen; putzen Sie die Zähne mit einer weichen Zahnbürste.
- Kein hartes Brot essen.
- Informieren Sie ihren Zahnarzt vor irgendwelchen Eingriffen.
- Operative Eingriffe nur, wenn lebensnotwendig und nach vorherigen Thrombozytentransfusionen.
- Pressen Sie ein sauberes Tuch so lange auf die blutende Wunde, bis die Blutung zum Stillstand kommt,
- Gelingt es Ihnen nicht, die Blutung zu stoppen, so konsultieren Sie den Arzt.
- Bei Nasenbluten setzen Sie sich senkrecht auf und lassen das Blut aus der Nase herauslaufen. Auf keinen Fall sollten Sie das Blut herunterschlucken.
- Seien Sie mit der Einnahme von Medikamenten vorsichtig, die die Funktion der Blutplättchen beeinflussen. Hierzu gehören Aspirin® und die meisten Rheumamittel.
- Tragen Sie keine Söckchen, die einengen; tragen Sie lockere Kleidung.
- Vitamin-C- und kalziumreiche Kost können mithelfen, die Gefäßwände abzudichten.

16. Mit welchen Nebenwirkungen ist bei einer Thalidomidtherapie (Thalidomide Celgene) zu rechnen? Was kann der Patient prophylaktisch dagegen tun?

Thalidomid gehört zu den wertvollsten Medikamenten in der Myelombehandlung.
Mögliche Komplikationen sind Schädigungen an Nerven und Gliedmaßen. Häufig wird über Verstopfung, Müdigkeit und Schwindel geklagt. Es besteht ein erhöhtes Thromboserisiko; gelegentlich kommen allergische Reaktionen, Hautausschlag und Blutbildstörungen vor.
Die Schädigung des Embryos (Teratogenität) ist die bekannteste, weswegen Thalidomid auf keinen Fall in der Schwangerschaft eingenommen werden darf.
Wegen des erhöhten Thromboserisikos sollten die Patienten prophylaktisch blutverdünnende Medikamente einnehmen.
Bei Symptomen wie Kribbeln, Taubheitsgefühl, Schmerzen oder anderen Missempfindungen an den Extremitäten ist eine Dosisreduzierung, eventuell sogar ein zeitweises Absetzen der Thalidomidtherapie zu erwägen.
Wegen der Müdigkeit und Schläfrigkeit sollten die Tabletten bevorzugt abends vor dem Schlafengehen eingenommen werden. Die Fahrtüchtigkeit kann allerdings noch am nächsten Morgen eingeschränkt sein.
Bei einer Verstopfung sollten stuhlgangfördernde Mittel (z. B. Milchzucker = Laktulose) eingenommen werden. Bei hartem Stuhl ist die Umstellung der Ernährung auf eine faserreiche Kost zu erwägen. Wichtig ist eine ausreichende Trinkmenge.

17. Mit welchen Nebenwirkungen ist bei einer Therapie mit Bortezomib (VELCADE®) zu rechnen?

Die wichtigsten Nebenwirkungen, die der Behandlung mit Bortezomib Grenzen setzen, sind ebenso wie bei der Therapie mit Thalidomid Nervenstörungen. Sie manifestieren sich in Form von Taubheitsgefühlen, Kribbeln, einer verstärkten Schmerzempfindung und können sehr lästig sein. Glücklicherweise bilden sie sich nach einiger Zeit spontan zurück.
Eine häufige Nebenwirkung ist auch eine allgemeine Müdigkeit. Gelegentlich kommt es zu Magen-Darm-Beschwerden (Übelkeit, Erbrechen, Verstopfung und Durchfall). Auswirkungen auf die Blutzellbildung, besonders

der Blutplättchen, können auftreten. Blutbilduntersuchungen müssen daher häufiger vorgenommen werden.
Bei manchen Patienten kann es zu Problemen mit dem Blutdruck kommen.

18. Mit welchen Nebenwirkungen ist bei einer Therapie mit Lenalidomid (REVLIMID®) zu rechnen?

Obwohl sich Lenalidomid (REVLIMID®) in seiner chemischen Struktur von Thalidomid herleitet, unterscheidet sich das Nebenwirkungsprofil erheblich. Müdigkeit, Verstopfung oder Nervenstörungen treten wesentlich seltener als nach einer Thalidomidtherapie auf. Relativ häufig kommt es allerdings zu einem Mangel an Blutplättchen (Thrombopenie) sowie zu einer verminderten Anzahl weißer (Leukopenie) und roter Blutkörperchen (Anämie). Es besteht ein Thromboserisiko, weswegen viele Ärzte eine prophylaktische blutverdünnende Therapie empfehlen.

19. Mit welchen Nebenwirkungen ist bei einer Interferontherapie zu rechnen?

In der Myelomtherapie wird vorwiegend ein bestimmtes Interferon eingesetzt, nämlich das Alpha-Interferon. Es ist relativ nebenwirkungsarm. Viele Patienten haben überhaupt keine Beeinträchtigungen.
Bei einigen Patienten kommt es besonders zu Beginn der Interferontherapie zu grippeähnlichen Symptomen mit Fieber, Kopfschmerzen und Muskel-/Gliederschmerzen, die durch die abendliche Injektion von Interferon und die gleichzeitige Gabe von Paracetamol gemildert werden können. Selten sind Magen-Darm-Beschwerden und Hautveränderungen oder mäßiger Haarausfall. Die Beschwerden nehmen im Behandlungsverlauf ab.
Unangenehmer können bei einer Langzeittherapie die Appetitlosigkeit, der Libidoverlust und die glücklicherweise sehr selten auftretenden Depressionen, Konzentrationsstörungen und Nervenstörungen sowie Parkinsonähnliche Beschwerden und eine Gewichtsabnahme sein. Manchmal zwingen diese Komplikationen zum Absetzen des Interferons.

20. Welche Nebenwirkungen können Kortison (z. B. Dexamethoson) und die anderen in der Myelomtherapie benutzten Hormone haben? Wie lassen sich die Nebenwirkungen reduzieren?

Kortison hat zweifellos viele Nebenwirkungen. Die Vorteile dieses Nebennierenrindenhormons überwiegen jedoch die Nachteile bei weitem.
Kortisontabletten sollten nicht auf nüchternen Magen eingenommen werden, da es sonst zu Magenunwohlsein, Sodbrennen, ja sogar zu Magengeschwüren kommen kann. Wichtig ist, dass Sie Ihrem Arzt bei jedem Besuch berichten, ob in der Zwischenzeit Magenbeschwerden aufgetreten sind. Kortison schädigt die Magenschleimhaut. Besonders Raucher neigen zu Magengeschwüren, aber auch andere Patienten sind gefährdet. Sie müssen zur Geschwürsprophylaxe möglicherweise Säureblocker einnehmen.
Empfehlenswert ist die Einnahme der Kortisonpräparate in den frühen Morgenstunden. Die körpereigene Kortisonproduktion wird auf diese Weise am wenigsten blockiert. Der Tag-Schlaf-Rhythmus wird so kaum gestört. Auch ist der appetit- bzw. gewichtssteigernde Effekt von Kortison auf diese Weise geringer, als wenn die Einnahme über den ganzen Tag verteilt erfolgt.
Diabetiker müssen besonders aufpassen, damit der Zuckerhaushalt während der Kortisontherapie nicht entgleist. Sie müssen engmaschige Blutzuckerkontrollen durchführen lassen.
Hypertoniker müssen häufiger ihren Blutdruck kontrollieren lassen, damit es nicht zu einer Entgleisung kommt. Sie sollten weniger Kochsalz zu sich nehmen. Dies erreicht man unter anderem, indem man die Speisen weniger mit Salz als mit Kräutern würzt.
Eine Appetitsteigerung und eine Gewichtszunahme sind möglich. Bei Beginn mag dies erwünscht sein, auf die Dauer muss eine zu starke Gewichtszunahme wegen der zahlreichen Nachteile jedoch verhindert werden. Letztendlich erreicht man dies nur durch strikte Disziplin beim Essen. Sie sollten mit dem Ernährungsberater einen Ernährungsplan aufstellen und in einem Ernährungstagebuch täglich dokumentieren, was und welche Mengen Sie zu sich genommen haben.
Kortison hat Auswirkungen auf die Immunabwehr, besonders bei längerer Therapiedauer. Bei bakteriellen Infekten müssen frühzeitig Medikamente eingenommen und Vorsichtsmaßnahmen ergriffen werden.
Eine sehr unangenehme und unerwünschte Nebenwirkung ist die Schwächung des Stützgewebes. Die Muskelkraft nimmt ab, und im Knochen kommt es zu einer vorzeitigen Abnahme des Mineralsalzes und somit zu

einer Stabilitätseinschränkung. Es besteht ein erhöhtes Knochenbruchrisiko. Besonders im Hüftknochen droht ein lokalisierter Knochenabbau mit Neigung zu Spontanfrakturen (Osteonekrosen). Die Kniegelenke und der Oberarm sind seltener betroffen.
Augenärztliche Kontrollen mit einer Überprüfung von Linsen- und Augendruck sind bei einer längeren Kortisonbehandlung notwendig, um die beginnende Entwicklung eines grauen oder grünen Stars frühzeitig zu erkennen.
Gelegentlich kann Kortison Auswirkungen auf die Psyche haben. Diese können sowohl positiver als auch manchmal negativer Natur sein. Unruhe oder Schlafstörungen werden gelegentlich berichtet. In manchen Fällen muss Kortison wegen Depressionen abgesetzt werden.
Um die für Kortison typischen Nebenwirkungen abzuschwächen, erfolgt die Kortisonbehandlung als Intervalltherapie. An eine Therapiedauer von einigen Tagen schließt sich eine Pause von einigen Wochen an. Auf diese Weise ist Kortison wesentlich nebenwirkungsärmer als bei einer Langzeittherapie.

21. Ich habe gehört, dass es bei Myelompatienten häufig zu einer Knochenentkalkung (Osteoporose) kommt. Lässt sich hiergegen prophylaktisch etwas tun?

In der Tat ist dies eine sehr häufige Komplikation, die mit beträchtlichen Beschwerden, ja möglicherweise sogar mit Knochenbrüchen einhergehen und auch zu Therapieeinschränkungen führen kann.
Letztendlich ist die Ursache der häufigen Osteoporose nicht geklärt. Früher machte man vor allem die Kortisontherapie dafür verantwortlich, andere sahen in der häufigen Immobilität der Betroffenen eine wesentliche Ursache. Neuere Forschungsergebnisse weisen auf einen osteoporosefördernden Stoff hin, der in den Plasmozytomzellen gebildet und von diesen in die Blutbahn abgegeben wird. Wahrscheinlich sind alle Thesen mehr oder weniger richtig.
Sicher ist, dass es Möglichkeiten zur Verhinderung der gefürchteten Osteoporose gibt.
Alle Myelompatienten mit Knochenherden, aber auch alle ohne Knochenherde, bei denen die Knochendichte nachweisbar (z. B. durch ein Röntgenbild) vermindert ist, sollten prophylaktisch mit Bisphosphonaten behandelt

werden. Bei solitärem Befall oder bei ausschließlichem Weichteilbefall oder bei Frühstadien ist diese Prophylaxe allerdings nicht notwendig.
Bei Milchunverträglichkeit ist zusätzlich die tägliche Einnahme von Vitamin D und Kalzium notwendig (z. B. Vigantoletten® [1 Tablette = 500 I. E.] und 1 Tablette Kalzium-Brause [= 800 mg/tägl.]). Letztere Therapie bedarf ständiger ärztlicher Kontrollen.
Wichtig ist die reichliche Zufuhr von Obst und Frischgemüse. Wer keine Milch verträgt, sollte vermehrt Käse, Joghurt und andere kalziumreiche Nahrungsmittel zu sich nehmen. Ausführlicheres zur Ernährung finden Sie in dem Ratgeber »Delbrück: Ernährung für Krebserkrankte« (siehe Literaturauswahl).
Bewegen Sie sich ausreichend an der frischen Luft, denn körperliche Untätigkeit fördert die Osteoporose. Bewegung bzw. Belastungen der Muskulatur und des Skeletts wirken einer vorzeitigen Knochenentkalkung entgegen (siehe auch Kapitel 8). Die ultraviolette Strahlung regt die Produktion des körpereigenen Vitamin D an.

22. Obwohl ich vermehrt unter Infekten leide, will der Arzt die Chemotherapie durchführen.

Myelompatienten haben ein hohes Infektionsrisiko. Manchmal ist die Ursache der Infektanfälligkeit schwer festzustellen. Sie kann nämlich sowohl Folge der Erkrankung, als auch eine Folge der immunschädigenden Tumortherapie sein. Im letzteren Fall müsste man die Tumortherapie absetzen, im ersteren Fall müsste man mit einer Myelomtherapie beginnen.
Sind die funktionsfähigen Immunglobuline vermindert, so ist eine prophylaktische Immunglobulintherapie zu erwägen. Sie ist gut verträglich, jedoch kostenintensiv, weswegen sie nur besonders Infektgefährdeten vorbehalten sein sollte. Die Immunglobuline werden in regelmäßigen Abständen intramuskulär gespritzt.
Während der Chemotherapie ist das Infektionsrisiko erhöht. Es nimmt nach Abschluss dieser Behandlung jedoch rasch wieder ab, und zwar umso stärker, je besser der Patient auf die Chemotherapie angesprochen hat. Tritt ein Rezidiv auf, so nimmt die Infektionsanfälligkeit wieder zu.

23. Welche Impfungen sind notwendig?

Auf jeden Fall empfehlen sich regelmäßige Grippeschutzimpfungen.
Die Impfungen sollten zwischen September und Oktober erfolgen. Die Dosierung unterscheidet sich nicht von der bei Gesunden. Entscheidender ist die Wahl des richtigen Impfzeitpunkts.
Die Impfung sollte ein bis zwei Wochen vor oder mindestens 30 Tage nach der Chemotherapie durchgeführt werden. Ansonsten ist der Impferfolg wegen der verminderten Antikörperwirkung fraglich.
Auf jeden Fall ist eine zweite Impfung im Abstand von vier Wochen (Boosterung) notwendig.
Jährlich sollten Auffrischungsimpfungen erfolgen. Mit einem Abfall des Impftiters ist nach einem Jahr zu rechnen!

24. Woran erkennt man Pilzinfekte (Mykosen)?

Als Erreger kommen sehr verschiedene Pilze in Frage. Am häufigsten ist der Soorpilz (Candida albicans), der an der Mundschleimhaut und am Rachen weiße Beläge bildet. Wenn Pilze ins Blut übertreten, können sie die verschiedensten Krankheitssymptome hervorrufen. Pilze lassen sich bei der Gewebeuntersuchung und auch im Blut serologisch nachweisen.

25. Kann die Immunabwehr durch eine falsche Ernährung geschädigt werden?

Ja, dies ist durchaus möglich. Sowohl eine Unterernährung als auch eine Überernährung und eine einseitige Mangel- bzw. Fehlernährung können die Abwehrkräfte schädigen. Eine verminderte Aufnahme von Eiweiß (Protein) und essenziellen Aminosäuren oder Fetten (Lipide) schwächt das Immunsystem ebenso wie eine übersteigerte Eiweiß- oder Fettzufuhr.
Hochprozentige Alkoholika wirken immunschädigend, wohingegen ein gelegentliches Glas Wein oder Bier das Immunsystem eher anregt, sich also positiv auf die Körperabwehr auswirken kann. Eine vitaminarme Ernährung beeinträchtigt die Immunabwehr. Dies ist insbesondere bei Vitamin-C-Mangel der Fall, da dieses Vitamin für die Infektabwehr sehr wichtig ist.

Zu einer Beeinträchtigung des Immunsystems kommt es nach unzureichender Aufnahme von Spurenelementen und Mineralien, z. B. von Zink und Selen. Zink ist an vielen chemischen Vorgängen im Organismus beteiligt.

26. Kann die Immunabwehr durch eine spezielle Ernährung verbessert werden?

Dies ist nur begrenzt möglich! Eine Ernährung, die besonders immunabwehrsteigernd wirkt und die eine intakte Immunabwehr noch verbessert, gibt es – entgegen den Behauptungen mancher »Diätapostel« – nicht. Unzweifelhaft ist, dass eine intakte Immunabwehr durch eine »falsche Ernährung« geschädigt werden kann. Nur eine beeinträchtigte Immunabwehr kann durch eine gute Ernährung verbessert werden (»Immunonutrition«), eine intakte Immunabwehr kann jedoch durch die Ernährung nicht weiter verbessert werden!

Die Vollwertkost, die von einigen Diätaposteln wegen ihrer angeblich immunsteigernden Wirkung propagiert wird, ist nicht etwa eine abwehrsteigernde Kost, sondern »lediglich« eine gesunde Kost. Ihr Vorteil besteht darin, dass sie alle notwendigen Nährstoffe und Mineralien enthält und die Immunabwehr nicht schädigt.

27. Lässt sich die Immunabwehr mit einer mistelhaltigen Ernährung oder mit natürlichen Vitalstoffkomponenten und anderen biologischen Therapien verbessern?

Weder für mistelhaltige Tees noch für Vitalstoffkomplexe wie Gelee Royale, Blütenpollen, Ginseng und Getreidekeime gibt es wissenschaftlich nachprüfbare Hinweise, dass sie die Immunabwehr stärken oder das Tumorleiden beeinflussen können.

Immer dann, wenn die Pharmaindustrie und andere Anbieter auf dem Gesundheitsmarkt ihre Produkte mit dem Hinweis einer »biologischen Wirkung« zu vermarkten versuchen, sollten Sie skeptisch sein und kritisch die Wirksamkeit der angebotenen »biologischen Therapien« hinterfragen.

Der Begriff der »biologischen« Tumortherapie ist in aller Munde, obwohl niemand dieses Schlagwort so recht zu definieren weiß. Von den Vertretern der »unkonventionellen Therapieverfahren« wird der Begriff gerne wegen seiner suggestiven Wirkung verwendet. Eine biologische Medizin ist nicht so einfach, wie von den Verfechtern der »alternativen Medizin« häufig behauptet wird. Tumorzellen, in denen mehrere Gene verändert sind und deren Vermehrung deswegen unkontrolliert abläuft, lassen sich nicht durch »biologische« und homöopathische Präparate, Enzyme, Ozon oder andere alternative Präparate und erst recht nicht durch eine »biologische« Ernährung beeinflussen.

28. Ich fühle mich kraftlos, antriebslos und bin trotz ausreichendem Schlaf und fehlenden Belastungen manchmal bis zur Erschöpfung müde.

Als Fatigue werden in der Fachsprache die häufig im Krankheitsverlauf und später auftretende Müdigkeit und Erschöpfung bezeichnet.

Fatigue kann viele Ursachen haben. Einerseits kann es sich um eine direkte Begleiterscheinung der Tumorerkrankung handeln, andererseits können diese Beschwerden auch völlig unabhängig von dem Schweregrad der Erkrankung auftreten. Wann, wie lange und wie schlimm eine »Fatigue« auftritt, ist ganz abhängig vom einzelnen Menschen und den auslösenden Ursachen.

Ist eine Knochenmarkschädigung mit Mangel an roten Blutkörperchen (Anämie) die Ursache, so können Bluttransfusionen oder die Gabe von Erythropoetin zu einer Besserung führen. Hiernach bessert sich die Durchblutung des Gehirns; die Leistungsfähigkeit steigert sich. Schwäche, Schwindelgefühl und Kopfschmerzen verschwinden.

Tabelle 3.1: Mögliche Einflüsse auf Fatiguebeschwerden

- Blutarmut
- Eisenmangel
- Vitamin-, Mineralstoff- und/oder Nährstoffmangel
- Nebenwirkungen der Krebstherapie (z. B. Thalidomid und Bortezomib)
- Nebenwirkungen von Schmerzmitteln oder von Psychopharmaka
- eingeschränkte Leber- und/oder Nierenfunktion
- Sauerstoffmangel
- Isolation, Einsamkeit, Depressionen

Das »Müdigkeitssyndrom« kann auch eine Therapiefolge sein. Die Müdigkeit, die durch Thalidomid und Bortezomib hervorgerufen wird, kann manchmal sogar zum Absetzen dieser sehr wertvollen Substanz führen.
Manchmal liegt es an der Ernährung. Empfohlen werden viele kleine Mahlzeiten. Eine ausreichende Vitaminversorgung ist notwendig, wobei besonders Vitamin C und Vitamin B wichtig sind. Essen Sie nichts Schweres und nichts, was leicht füllt oder bläht!
Manchmal lassen sich die Beschwerden auf eine mangelnde Entgiftung von Abfallstoffen in den Nieren zurückführen. Sie sollten auf eine ausreichende Flüssigkeitszufuhr achten!
Rehabilitationsärzte messen dem aeroben Muskeltraining eine große Bedeutung bei. Sie empfehlen Ergometertraining oder, noch besser, Radfahren in freier Natur. Eine übertriebene Schonung fördert die Fatiguebeschwerden.
Ausführliche Informationen zu Fatigue und deren Behandlungsmöglichkeiten finden Sie im Internet unter http://www.deutsche-fatigue-gesellschaft.de.

Tabelle 3.2: Verhaltensweisen bei nicht medikamentös bedingter Fatiguesymptomatik

- Manchmal ist zu beobachten, dass das Tumorwachstum die offensichtliche Ursache der Beschwerdesymptomatik ist und es nach einer medikamentösen Tumorverkleinerung zu einer Verminderung der Beschwerden kommt.
- Gelegentlich beobachten wir, dass eine übertriebene Schonung die Fatigue eher fördert und körperliche sowie geistige Belastungen die »Lebensgeister« wieder wecken.
- Achten Sie auf genügend und erholsamen Schlaf, aber halten Sie den normalen Schlafrhythmus ein.
- Lassen Sie sich in der Einübung von Entspannungsübungen, z. B. autogenem Training, beraten und trainieren.
- Achten Sie auf eine gesunde und ausgewogene Ernährung mit eisenhaltigen und vitaminreichen Speisen. Fragen Sie den Ernährungsberater in der Klinik oder in der Praxis, zu welcher Ernährung er Ihnen rät.
- Planen Sie Ihren Tagesablauf, und teilen Sie ihre Kräfte ein. Verrichten Sie schwierige Aufgaben nur dann, wenn Sie sich stark genug fühlen.

4 Welche diagnostischen Maßnahmen sind in der Nachsorge notwendig?

Fragen zu Vor- und Nachsorgeuntersuchungen

Um Ihnen einen individuellen, auf Ihre Bedürfnisse zugeschnittenen Nachsorgeplan zu empfehlen, muss man Genaues über die Art Ihrer Erkrankung, deren immunologische und genetische Eigenheiten und die durchgeführten Therapien wissen. Je nach Schweregrad der Erkrankung und je nach durchgeführter Therapie sind nämlich unterschiedliche Nachsorgeuntersuchungen notwendig.
Sie sollten auf jeden Fall Ihren behandelnden Arzt fragen, wann und in welchen Abständen Sie welche Untersuchungen machen lassen sollten. Wichtig ist, dass Sie ständig in ärztlicher Betreuung bleiben.
Übrigens ist es ein Missverständnis zu glauben, dass durch sorgfältige Nachsorgeuntersuchungen ein Fortschreiten der Erkrankung hinausgeschoben werden kann. Im Gegenteil, Ziel der Nachsorgeuntersuchungen ist es, ein Fortschreiten der Erkrankung zum frühestmöglichen Zeitpunkt zu erkennen, damit eine Therapie noch gut anschlägt.

1. Weswegen sind Nachsorgeuntersuchungen überhaupt notwendig?

Viele Gründe sprechen für die Notwendigkeit von Nachsorgeuntersuchungen. Einige davon sind:

- Überwachung der Therapie; gegebenenfalls muss die eingeschlagene Therapie abgebrochen und/oder neu eingestellt werden.
- Erkennung und Behandlung von therapiebedingten Störungen. Auswirkungen auf das Blutbild, auf die Immunabwehr oder auf die Gerinnung können häufig nur durch Laboruntersuchungen festgestellt werden. Gleiches trifft zu auf die Früherkennung von Krankheitskomplikationen wie z. B. Nervenstörungen, Kalziumvergiftung, Nierenfunktionsstörungen, Blutbild- oder Gerinnungsstörungen.

- Bei richtiger Verhaltensweise und rechtzeitigen Vorsorgemaßnahmen können Zweiterkrankungen verhindert oder frühzeitiger behandelt werden.
- Sozialrechtliche Beratung und Einleitung von Hilfen, Beratung bei eventuellen beruflichen Problemen. Es gibt mehr Hilfen, als viele annehmen.
- Beratung bei eventuellen psychischen oder familiären Problemen, Beratung und Information von Angehörigen.
- Rezeptur der notwendigen Medikamente bzw. Verschreibungen für das Sanitätshaus, für die Krankengymnastik, für die Behörden, Krankenversicherungen, Arbeitgeber etc.

2. Wie groß ist die Wahrscheinlichkeit, dass es bei mir zu einem Krankheitsrückfall kommt?

Beim Myelom ist die Gefahr einer Wiedererkrankung relativ groß; ja manche Kliniker behaupten, dass es bei allen multiplen Myelompatienten irgendwann zu einem Rückfall komme und dass es von dieser Erkrankung keine Heilung gebe. Trotz sehr harter Therapie und trotz Verschwindens aller Krankheitszeichen könnten nicht alle Myelomzellen im Körper ausgerottet werden.

Wichtig ist, dass die im Blut verbliebenen Tumorzellen sich nicht plötzlich vermehren und Schaden anrichten. Diesen Zeitpunkt möglichst frühzeitig zu erkennen ist eine der Aufgaben in der Nachsorgediagnostik. Die Nachsorgeuntersuchungen dienen also eher zur Verlaufsbeurteilung.

Die meisten Myelompatienten können sehr gut und recht lange mit dem schwelenden Krebs leben.

3. Wie häufig sollten Nachsorgeuntersuchungen vorgenommen werden? Welche Untersuchungen sind notwendig?

Je nach Bösartigkeit des Tumorgewebes, je nach Beschwerdebild, aber auch je nach Therapiefolgestörungen und anderen Problemen sind unterschiedliche Untersuchungen notwendig. Dennoch gibt es für alle Myelompatienten ein Basisuntersuchungsprogramm. Hierzu gehören Arztbesuche und Kontrollen in mindestens dreimonatigen Abständen.

Das Basisprogramm beinhaltet ein ausführliches »Frageprogramm des Arztes«, die körperliche Untersuchung mit Inspektion und Abklopfen der Wirbelsäule und bestimmte Laboruntersuchungen (Urinuntersuchung, Blutbild, Bestimmung der Eiweißkörper, quantitative Bestimmung der Immunglobuline, Beta-2-Mikroglobulin, C-reaktives Protein und eventuell bestimmte Zytokine). Einmal jährlich sind Röntgenkontrollen und Knochenmarkuntersuchungen vorzunehmen. Letztere können entweder aus dem Brustbein oder dem Beckenknochen erfolgen.
Beim Bence-Jones-Myelom und bei einer Nierenbeteiligung ist die Nierenfunktion zu überprüfen. Im Blutserum werden die freien Leichtketten bestimmt; diese Methode ist der früher praktizierten Bestimmung im Urin deutlich überlegen. Speziell beim Bence-Jones-Myelom und den seltenen asekretorischen Myelomen ist ja kein intaktes monoklonales Protein im Serum und häufig auch nicht im Urin nachweisbar (fehlender M-Gradient). Die quantitative Bestimmung der freien Kappa- und Lambda-Leichtketten erfolgt bei ihnen im Blut mit dem Freelite®-Test.

4. Sollte ich die Nachsorgeuntersuchungen im Krankenhaus, bei meinem Hausarzt oder bei einem Fachmann (z. B. Arzt für Hämatologie-Onkologie) vornehmen lassen?

Leider gibt es gar nicht so viele Ärzte, die sich mit der Myelomproblematik auskennen und die die notwendigen Untersuchungsmethoden sowie Therapien beherrschen. Am ehesten sind dies die Fachärzte für Bluterkrankungen und bösartige Tumoren (Ärzte für Hämatologie-Onkologie). Inzwischen gibt es in Deutschland zahlreiche »Fachärzte für Hämatologie und internistische Onkologie«. Sie arbeiten eng mit den verschiedenen Fachdisziplinen zusammen und sind für die Entwicklung des gesamten Behandlungskonzeptes sowie die langfristige Begleitung von Tumorpatienten ausgebildet. Eine ausführliche Adressenliste solcher Spezialisten für Krebserkrankungen finden Sie im Internet unter http://www.forum-krebstherapie.de. Auch bei der »Kassenärztlichen Vereinigung« können Sie telefonisch nach der Adresse eines solchen Facharztes in Ihrer Region fragen.
Grundsätzlich können Sie natürlich jeden Arzt, auch Facharzt, Ihres Vertrauens aufsuchen! Dies gilt allerdings häufig nicht für die Behandlung bei Klinikärzten, da diese ja in erster Linie für die Krankenhausbehandlung zuständig sind und von den gesetzlichen Krankenkassen nicht für die am-

bulante Versorgung zugelassen sind. Privatpatienten haben in der Regel allerdings auch die Möglichkeit, diese Ärzte in den Akutkrankenhäusern oder Krebsnachsorgekliniken aufzusuchen.

5. Die Nachsorgeuntersuchungen sind immer sehr lästig und nehmen viel Zeit in Anspruch. Meist sehe ich den Arzt auch nur sehr kurze Zeit und vergesse dann in der Hektik, die mich zu Hause immer bedrängenden Fragen zu stellen bzw. auf Fragen des Arztes erschöpfend zu antworten.

Vielleicht helfen hier folgende Verhaltensvorschläge:

- Sie sollten sich für alle Fälle die Telefonnummer des behandelnden Arztes aufschreiben.
- Sie sollten sich grundsätzlich vor dem Arztbesuch erkundigen, wann er Sprechstunde hat und ob er nicht seine Tumorpatienten zu einem bestimmten Termin bestellt. Lassen Sie sich nach Möglichkeit einen festen Termin geben!
- Merken Sie sich Ihren nächsten Arzttermin! Halten Sie in Ihrem eigenen Interesse alle Nachsorgetermine gewissenhaft ein!
- Wenn sich Ihr Arzt nicht genügend Zeit für Sie nimmt, fragen Sie, ob ein ausführlicheres Gespräch möglich ist. Oft ist dies machbar, wenn der Termin zu einer anderen Uhrzeit; etwa am Ende der Praxiszeit, gewählt wird.
- Machen Sie sich ruhig Notizen vor dem Arztbesuch, damit Sie nichts vergessen! Oft fällt einem das Wichtigste ja erst dann ein, wenn man wieder zu Hause ist. Je präziser Sie dem Arzt Auskunft geben bzw. Ihre Beschwerden schildern können, desto mehr Zeit hat er für andere wesentliche Untersuchungen oder Gespräche mit Ihnen.
- Sagen Sie dem Arzt, ob Fieber, Nachtschweiß, eine Verstopfung, ob Gewichtsveränderungen, ein Leistungsabfall oder Schmerzen – auch rheumatischer Art – aufgetreten sind! Wenn Sie Schmerzen haben, so beschreiben Sie ihm die Lokalisation und die Art der Schmerzen (dumpf, scharf, kolikartig, ausstrahlend, bei Belastung oder in Ruhe, tagsüber oder besonders nachts)!
- Sagen Sie dem Arzt, ob Schmerzen oder Gefühlsstörungen an Armen oder Beinen aufgetreten sind.

- Führen Sie eine Liste aller Arzneimittel, die Sie derzeit einnehmen, und legen Sie diese Liste bei jedem Arztbesuch vor.
- Geben Sie auch rezeptfreie Medikamente, Vitamintabletten, Naturheilmittel und alternative Therapien an, denn sie können zu Risiken führen, insbesondere dann, wenn Sie gleichzeitig weitere Arzneimittel einnehmen.
- Haben sich unter der Therapie irgendwelche Beschwerden ergeben? Sind Gefühlsstörungen oder unklare Schmerzen aufgetreten? Ist es zu Auffälligkeiten an der Haut, zu Veränderungen des Stuhlgangs, zu Muskel- oder Gelenkschmerzen oder Einblutungen in die Haut gekommen?
- Wie ist Ihr Allgemeinbefinden? Hat sich dies seit dem letzten Arztbesuch geändert? Fühlen Sie sich müder, sind Sie antriebsloser als früher? Haben Sie eine stärkere Vergesslichkeit oder häufigere Konzentrationsstörungen festgestellt?
- Antworten Sie dem Arzt möglichst genau und ehrlich! Lügen können unter Umständen gefährlich sein!
- Verwendet der Arzt medizinische Fachausdrücke, die Sie nicht verstehen, so fragen Sie ihn ruhig nach deren Bedeutung! Auch dem Arzt ist sehr an Ihrem Verständnis und Ihrer Mitarbeit gelegen.
- Verlangen Sie vom Arzt nicht eine bestimmte Behandlungsmethode oder bestimmte Medikamente, aber sagen Sie ihm offen, wenn Sie schlechte Erfahrungen mit bestimmten Arzneimitteln oder Behandlungsmethoden gemacht haben!
- Wenn alle Untersuchungen abgeschlossen sind, lassen Sie sich das Wichtigste erklären! Dies betrifft auch die Verordnung.
- Achten Sie mit darauf, dass Medikamente und Hilfsmittel nicht auf ein und dasselbe Rezept geschrieben werden.

6. Ich erhielt von meinem Arzt einen Tumornachsorgepass ausgehändigt. Welchem Zweck dient dieser Pass?

In diesem Pass sind wesentliche Daten Ihrer Erkrankung, festgehalten. Ein Vorteil ist, dass gleichzeitig mitbehandelnde Ärzte sich sehr schnell über schon erfolgte Untersuchungen informieren können und dass hierdurch unnötige Mehrfachuntersuchungen unterbleiben.
Im Allgemeinen stellt der Krankenhausarzt den Pass aus. Falls dies noch nicht geschehen ist, so bitten Sie Ihren Arzt darum, der die Nachsorge

durchführt. Er kann ihn gegebenenfalls bei seiner kassenärztlichen Vereinigung anfordern.
Die meisten Ärzte für Hämatologie und Onkologie verfügen über solche Pässe. Für Sie ist dieser Pass eine Art Fahrplan, der Sie an die Einhaltung der Nachsorgeuntersuchungstermine erinnern soll. Sie sollten die in ihm festgelegten Termine sehr genau einhalten!

7. Was versteht man unter Tumormarkern, und welche Tumormarker sollte ich in der Nachsorge kontrollieren lassen?

Unter Tumormarkern versteht man Substanzen, die von Krebszellen in die Blutbahn abgegeben und dort laborchemisch nachgewiesen werden können.
In der Plasmozytomnachsorge sind die wichtigsten Marker die Immunglobuline und das Beta-2-Mikroglobulin. Sie werden allerdings nicht nur von den Tumorzellen, sondern auch von den gesunden Lymphozyten gebildet. Sie gelten daher als sehr unspezifisch. Ihre quantitative Bestimmung ist dennoch sehr wichtig, da sie einen wichtigen Hinweis für die Verlaufsbeurteilung geben können.
Die bei anderen Tumoren benutzten Markerbestimmungen, wie z. B. von CEA oder CA 19–9, sind bei der Plasmozytomerkrankung relativ wertlos! Eine relativ verlässliche Aussage erlauben hingegen die Beta-2-Mikroglobuline, die ebenso wie das C-reaktive Protein (CRP) häufig in der Nachsorge zur Überwachung bestimmt werden.
Eine Vermehrung der Plasmazellen führt zu einem Anstieg der Beta-2-Mikroglobuline im Blut. Der Beta-2-Mikroglobulinspiegel im Serum steht im Zusammenhang mit der Tumormasse. Spricht die Therapie an, so erniedrigt sich der Beta-2-Mikroglobulinspiegel im Blut. Leider ist das Beta-2-Mikroglobulin jedoch auch sehr unspezifisch, d. h., es kann auch aus anderen Gründen vermehrt sein. Nicht alle Plasmozytomzellen produzieren diesen Marker.
Bei Leichtkettenmyelomen (Bence-Jones-Plasmozytom) ist die eventuelle Bestimmung von Leichtketten im Blut (Freelite®- Test) zum Nachweis eines eventuellen Ansprechens der Therapie sinnvoll.
Da monoklonale freie Leichtketten auch von manchen Myelomen mit intaktem Immunglobulin zusätzlich produziert werden, empfiehlt sich bei ihnen auch eine Bestimmung der freien Leichtketten im Rahmen der

Therapiekontrolle. Es gibt Fälle, bei denen es im Verlauf der Therapie zu einem Verschwinden des monoklonalen Immunglobulins, nicht jedoch der Leichtketten kommt.
Seit Mai 2005 gibt es neben der Klassifikation von Salmon und Durie eine neue Klassifikation der Myelom- bzw. Plasmozytomerkrankung, die ausschließlich auf dem Boden der Bestimmung des Beta-2-Mikroglobulinspiegels über die die notwendige Behandlung entscheidet. Beide Klassifikationen befinden sich im Kapitel 1 auf den Seiten 15 bis 29.
Kommt es während einer zytostatischen Therapie oder während einer Strahlentherapie zu einer Erniedrigung der Paraproteine (Immunglobuline) oder des Beta-2-Mikroglobulins, so kann man von einem Ansprechen des Tumors auf diese Therapie ausgehen. Die Therapie sollte dann fortgeführt werden! Reagieren die Immunglobuline und das Beta-2-Mikroglobulin oder die Leichtketten hingegen nicht, ja steigen sie unter der Chemotherapie sogar an, so erübrigt sich eine Weiterführung dieser Therapie. Es müssen dann andere Substanzen eingesetzt werden.

8. Die Knochenmarkuntersuchung ist eine zeitaufwendige und auch belastende Prozedur. Reichen engmaschige Blutkontrollen nicht aus?

Nein, auf keinen Fall! Zum einen dient die Knochenmarkuntersuchung nicht nur zur Feststellung (bzw. zum Ausschluss) eines Krankheitsfortschreitens, sondern auch zur Beurteilung von Therapienebenwirkungen. Je fortgeschrittener die Krankheit, desto mehr Plasmazellen findet man im Knochenmark. Hat das Knochenmark sehr unter der Chemotherapie oder der Strahlentherapie gelitten, so findet man nur wenige Zellen. In diesem Fall muss man möglichst bald Vorsichtsmaßnahmen ergreifen.

9. Wie geht die Punktion aus dem Brustbein (Sternalpunktion) vor sich?

Während der Patient flach auf dem Bett oder der Liege liegt, markiert der Arzt eine Stelle am Brustbein, an der er die Knochenhaut mit einer Spritze unempfindlich macht. Der Patient verspürt tatsächlich kaum etwas, wenn der Arzt mit der Sternalpunktionspritze in das Brustbein hineinsticht. Un-

angenehm können lediglich die kurz dauernden Schmerzen sein, wenn er ca. 1 bis 2 ml Knochenmarkflüssigkeit mit der Spritze aus dem Brustbein ansaugt.
Diese Flüssigkeit streicht der Arzt auf einem Objektträger aus, färbt sie und untersucht sie unter dem Mikroskop. Nach spätestens ein bis zwei Tagen weiß er das Ergebnis und kann beurteilen, ob das Knochenmark viele oder wenige Zellen enthält und wie viele davon Plasmozytomzellen sind und wie ausgereift diese Zellen sind.
Der Patient kann in wenigen Minuten nach Hause gehen. Schmerzen oder andere Nebenwirkungen verbleiben nicht!

10. Wie wird die Knochenmarkuntersuchung durchgeführt?

Während der Patient auf dem Bauch liegt, markiert der Arzt eine Stelle am hinteren Beckenknochen, die er mit einer Spritze unempfindlich macht. Bis die Schmerzspritze wirkt, vergehen allerdings ca. zwei bis vier Minuten.
Durch eine kleine Schnittöffnung in der Haut führt der Arzt eine lange Nadel ein (Yamshidi-Nadel), mit der er die Knochenhaut durchbohrt und einen ca. 2 bis 3 cm langen Gewebezylinder unter kreisenden Bewegungen aus dem Beckenknochen entnimmt. Dieser Biopsiezylinder muss in ein pathologisches Institut geschickt werden, wo er entkalkt und danach auf den Gehalt an Zellen, Gewebe und anderen Bestandteilen untersucht wird.
Die Untersuchung kann ambulant durchgeführt werden, der Patient kann nach ca. einer halben Stunde nach Hause gehen. Manchmal verspürt er noch Tage danach ziehende Schmerzen im Bein.
Die Knochenmarkuntersuchung ist zwar aufwendiger, aber in den Händen geübter Ärzte schmerzloser und vor allem aussagekräftiger als die Knochenmarkpunktion aus dem Brustbein. Mit einem Ergebnis der Untersuchung kann frühestens nach 10 bis 14 Tagen gerechnet werden.

11. Bei mir soll eine zytogenetische Untersuchung durchgeführt werden.

Heute wissen wir, dass die lichtmikroskopischen Untersuchungen des peripheren Blutes und des Knochenmarks nur unzureichende Informationen

liefern. Die mikroskopische Untersuchung der Blutzellen reicht manchmal nicht aus! Genauer zur Prognosebeurteilung sind zytogenetische Untersuchungen.
Die Charakterisierung genetischer Veränderungen bei multiplen Myelomen wurde durch die Einführung molekularzytogenetischer Techniken wie der Fluoreszenz-in-situ-Hybridisierung (FISH und M-FISH) und der verschiedenen genomischen Hybridisierungen (CGH) deutlich verbessert. Durch Interphase-FISH lassen sich bei bis zu 90 % der multiplen Myelome Chromosomenveränderungen nachweisen. Sie haben eine unterschiedliche prognostische Bedeutung. Klonale Aberrationen werden häufiger in einem fortgeschrittenem und ungünstigen Stadium gefunden.
Störungen auf dem Chromsom 13 (Deletionen) weisen auf eine schlechtere Ansprechbarkeit von Therapien hin. Diese Subtypen benötigen aggressivere Therapien; ähnlich Patienten mit einer fehlerhaften Verbindung von Chromosomenteilen (z. B. Translokation t(4;14).
Die Genexpressions-Analyse gestattet somit gewisse Aussagen nicht nur zur Prognose, sondern gibt auch Zusatzinformationen zur Frage, welche Therapie notwendig ist.

12. Bei mir sollen häufig Ultraschalluntersuchungen (Sonographien) durchgeführt werden. Wie ist die Aussagekraft derartiger Untersuchungen im Vergleich zu anderen diagnostischen Verfahren?

Bei der Sonographie wird mit Hilfe energiereicher Schallwellen die unterschiedliche Schallreflexion von Organgeweben für die Diagnosestellung ausgenutzt. Jedes Organ hat nämlich ein anderes Schallreflexmuster.
Es handelt sich um eine schmerzlose und komplikationslose Untersuchungsmethode, die außerordentlich aussagekräftig ist, bei der keine Strahlenbelastung besteht und die beliebig oft wiederholt werden kann. Mit ihr können die Leber, die Niere, die Harnleiter und die Lymphknoten gut beurteilt werden. Bei gefüllter Blase gestattet diese Untersuchung auch gewisse Aussagen über die Prostatagröße.
Das konventionelle Röntgen oder die Computertomographie werden bei Verdacht auf Befall von Wirbelkörpern eingesetzt, da der Knochen durch die Ultraschalluntersuchung nicht beurteilt werden kann.
Das NMR (auch Nuclear Magnetic Resonance, MRT oder Kernspintomographie genannt) benutzt man gerne, wenn der Verdacht auf eine Reizung

der Nerven durch Plasmozytomherde besteht oder wenn man Gewebeauffälligkeiten mithilfe von Sonographie oder Computertomographie nicht klar einzuordnen vermag. Zum Nachweis eines diffusen Knochenbefalls, besonders im Bereich der Lendenwirbelsäule, ist das NMR wesentlich aussagekräftiger als die konventionelle Röntgenaufnahme.

13. Welche Vorsorgeuntersuchungen empfehlen Sie?

Es ist sehr richtig, dass Sie auch in der »Nachsorge« an die Notwendigkeit von Vorsorgeuntersuchungen denken. Wenn man einmal an einem Krebs erkrankt ist, so bedeutet dies ja in keiner Weise, dass man deswegen gegen ein Krebsleiden an anderer Stelle gefeit ist. Warum es gerade bei Plasmozytompatienten so häufig zu einem Zweitkrebs, besonders zu Leukämien, kommt, weiß niemand so recht und ist derzeitig Gegenstand vieler Diskussionen.

Ab dem 55. Lebensjahr empfiehlt sich eine Darmspiegelung alle zehn Jahre. Frauen im Alter von 50 bis 70 Jahren sollten jährlich eine Mammographie vornehmen lassen und an die gynäkologische Vorsorgeuntersuchung bzw. Männer an die Prostatavorsorgeuntersuchung denken. Ab dem Alter von 35 Jahren hat man alle zwei Jahre Anspruch auf eine kostenlose Hautkrebsfrüherkennungsuntersuchung.

Sie sollten den Hausarzt bei folgenden Auffälligkeiten oder Beschwerden unverzüglich aufsuchen:

- Hautveränderungen an der äußeren Scheide,
- länger bestehender Juckreiz,
- nässende oder blutende Hautveränderungen,
- bräunlicher oder blutiger Ausfluss aus der inneren Scheide,
- unregelmäßige Blutungen bei regelmäßiger Periode – insbesondere nach Stuhlgang oder Verkehr,
- jede Blutung, die auftritt, nachdem die Periode bereits über ein Jahr ausgeblieben ist,
- Fremdkörpergefühl im Unterleib,
- länger bestehende Beschwerden beim Wasserlassen oder beim Stuhlgang,
- auffallende Unregelmäßigkeiten beim Stuhlgang,
- unklare Gewichtsabnahme,
- unklare Umfangszunahme des Leibes,

- Blutbeimischungen im Urin oder Stuhlgang,
- unklarer Husten oder Heiserkeit, die länger als vier Wochen anhalten,
- Lymphknotenvergrößerung.

14. Im Wartezimmer hörte ich von einer anderen Patientin, bei der die Knochenmetastasen erst dank einer Szintigraphie festgestellt worden seien. Die Röntgenuntersuchungen seien unauffällig gewesen. Warum werden bei mir keine Szintigraphien durchgeführt? Welche Vor- und Nachteile haben die Computertomographie (CT) und die Kernspintomographie (NMR)?

Die Skelettszintigraphie ist bei vielen Tumoren empfindlicher als die Röntgenaufnahme, nicht jedoch beim Myelom. Hier ist die Szintigraphie nahezu wertlos. Die Röntgenuntersuchung ist aussagekräftiger; am besten kann man jedoch mit der Kernspintomographie (Ganzkörper-MRT) abklären, ob ein Myelombefall der Wirbelsäule vorliegt und ob eine Therapie angeschlagen hat oder nicht. Sie geht mit keiner Strahlenbelastung einher, ist jedoch relativ teuer.
Einen lokalisierten Knochenzerfall mit eventueller Weichteilbeteiligung sieht man auch sehr gut mit der Computertomographie, die gleichzeitig eine gute Beurteilung der Wirbelsäule gestattet. Nachteilig ist allerdings die Strahlenbelastung.
Mit einer hohen Strahlenbelastung geht auch die Positronenemissionstomographie einher (PET), mit der sich sehr gut eine Stoffwechselaktivität des Myelombefalls nachweisen lässt.

15. Im Warteraum habe ich einen gesund wirkenden Patienten kennengelernt, der wegen der Myelomerkrankung seit neun Jahren in der Nachsorge ist, wohingegen ein anderer Myelompatient schon ein Jahr nach der Diagnose verstarb. Gibt es Kriterien, die etwas über die Bösartigkeit der Erkrankung aussagen?

Derartige Kriterien (Prognosefaktoren) gibt es, obwohl sie nur eine ungefähre Aussage darüber erlauben, wie der weitere Verlauf sein wird.

Zu den Prognosefaktoren zählen die Stadieneinteilung, bestimmte Blutwerte wie Beta-2-Mikroglobulin, C-reaktives Protein, Albumin und zytogenetische Veränderungen, die Gestalt und die Reife der Plasmazellen, der Plasmozytomtyp, die Vermehrungsgeschwindigkeit der Plasmozytomzellen, die Empfindlichkeit auf Chemo- und Strahlentherapie und die Anzahl der Plasmazellen.
Gutartige, d. h. langsam verlaufende, Formen werden »schwelende« Myelome (SMM) genannt, hingegen schnell wachsende, prognostisch ungünstigere und daher auch therapiebedürftige Formen nennt man »progressive« multiple Myelome (PMM).

5 Wie macht sich ein Fortschreiten der Erkrankung bemerkbar?

Fragen zu Symptomen eines Krankheitsrückfalls

1. Bei der diesmaligen Blutuntersuchung wurde eine Erhöhung der Immunglobuline festgestellt und bei der Röntgenuntersuchung ein Verdacht auf eine Wiedererkrankung in der Lendenwirbelsäule geäußert. Ich kann dies nicht so recht glauben, da ich mich völlig gesund, ohne Schmerzen und voll leistungsfähig fühle.

Es ist trotz Ihres Wohlbefindens leider möglich, dass der Arzt Recht hat. Entgegen früheren Vorstellungen weiß man heute, dass es auch noch nach einer langen tumorfreien Zeit zu einem Krankheitsrückfall (Rezidiv) kommen kann. Leider entsteht selbst bei den »erfolgreich« behandelten Patienten früher oder später ein Rezidiv. Dies ist einer der Gründe dafür, weshalb man heute lebenslang Nachsorgeuntersuchungen fordert. Auch weiß man, dass ein Krankheitsrückfall völlig symptomlos sein kann. Lange vor Eintritt von Beschwerden kann es zu Blutveränderungen und zu röntgenologischen Auffälligkeiten kommen.

2. Welche Beschwerden lassen auf ein Fortschreiten der Erkrankung schließen?

Diese Frage lässt sich nicht in Kürze beantworten, zumal die meisten Beschwerden unspezifisch sind. Unspezifisch deswegen, weil sie sowohl tumorbedingt als auch therapiebedingt, ja sogar völlig unabhängig vom Tumorleiden und von der Tumortherapie auftreten können. Es gibt keine Beschwerden, die typisch für eine Wiedererkrankung bzw. für ein Fortschreiten der Plasmozytomerkrankung sind!
Rückenschmerzen, Gefühlsstörungen und Missempfindungen, »Ameisenlaufen« an Armen oder Beinen, eine verstärkte Müdigkeit und Infektanfälligkeit oder eine besondere Neigung zu Blutungen und Blutergüssen sind ein Warnsignal und sollten Anlass zu einem Arztbesuch sein. Sie können, aber müssen nicht Zeichen einer fortschreitenden Erkrankung sein.

Manche Patienten leiden unter subfebrilen Temperaturen und Nachtschweiß. Antriebslosigkeit, Müdigkeit, Appetitmangel, ja gelegentlich sogar Übelkeit, Erbrechen oder Verstopfung werden von den Patienten als Beschwerden aufgeführt. Diese Beschwerden können unerwünschte Nebenwirkungen der Therapie sein, aber auch auf eine Tumoraktivität hinweisen. Zu Gewichtsverlust als Folge der Tumorerkrankung kommt es häufig erst bei ausgedehntem Tumorbefall. Insgesamt gilt, dass Röntgen- und Blutuntersuchungen wesentlich genauere und verlässliche Krankheitsindikatoren sind als die Beschwerdesymptomatik.

3. Ich habe ständig Schmerzen an der Wirbelsäule. Kann dies auf eine Wiedererkrankung hinweisen?

Rückenschmerzen sind sehr uncharakteristische Beschwerden; meist sind sie Folge einer muskulären Verspannung und deuten nicht unbedingt auf eine Knochenschädigung hin. Sie müssen in keiner Weise ein Hinweis auf eine mögliche Wiedererkrankung sein.
Mit zunehmendem Alter sind allerdings Verschleißerscheinungen an der Wirbelsäule sehr häufig; auch neigen Myelompatienten wegen der oft durchgeführten Kortisontherapie mehr als andere Menschen zu einer vorzeitigen Knochenentkalkung und zu hierdurch bedingten Schmerzen. Damit Ihr Arzt die Ursachen für die Schmerzen besser eingrenzen kann, sagen Sie ihm:

- wann die Schmerzen auftreten (z. B. bei Belastung oder auch in Ruhe, stärker bei Kälte oder bei Wärme),
- wie die Schmerzen sind (bohrend, tief, kolikartig, krampfartig),
- wie lange die Schmerzen andauern,
- ob die Schmerzen auch nachts andauern,
- wo die Schmerzen lokalisiert sind.

4. In welchen Körperregionen siedeln sich die Tochtergeschwülste (Metastasen) bevorzugt an? Welche Organe sind besonders gefährdet?

Das Plasmozytom breitet sich bevorzugt auf dem Blutwege (hämatogen) aus. Der Knochen ist mit 95 % besonders häufig betroffen. Am häufigsten sind der Schädelknochen und die Wirbelsäule und dann die Rippen befallen. Sehr selten werden auch die Lymphknoten befallen (Abbildung 5.1 und Abbildung 5.2).

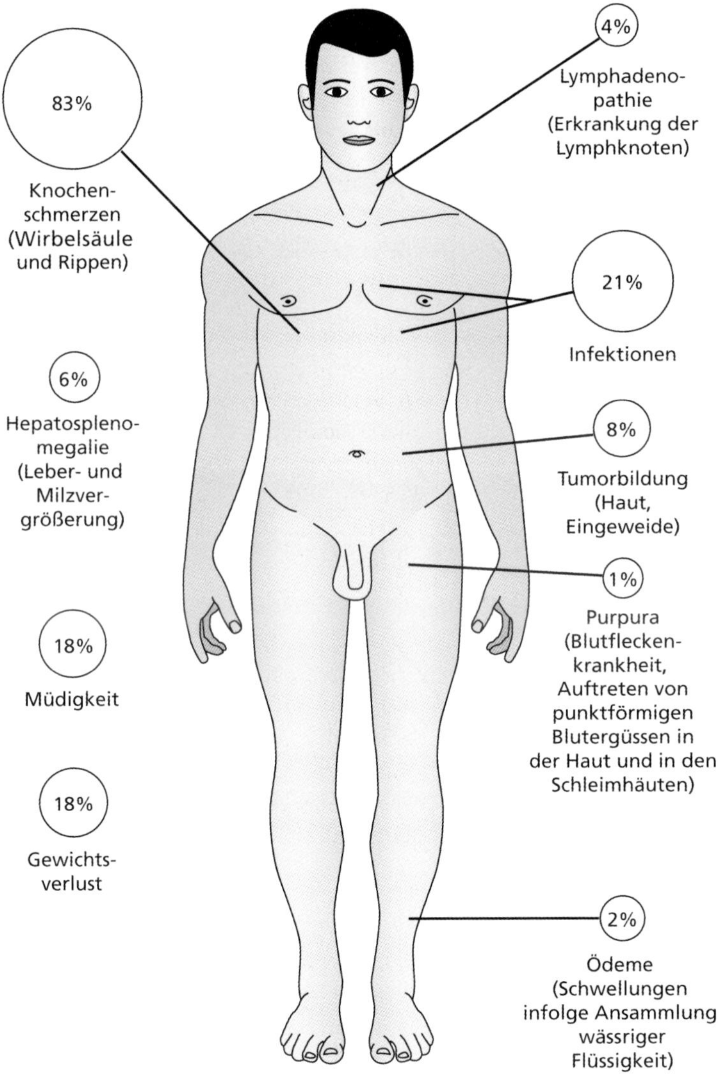

Abbildung 5.1: Klinische Befunde bei Patienten mit multiplem Myelom

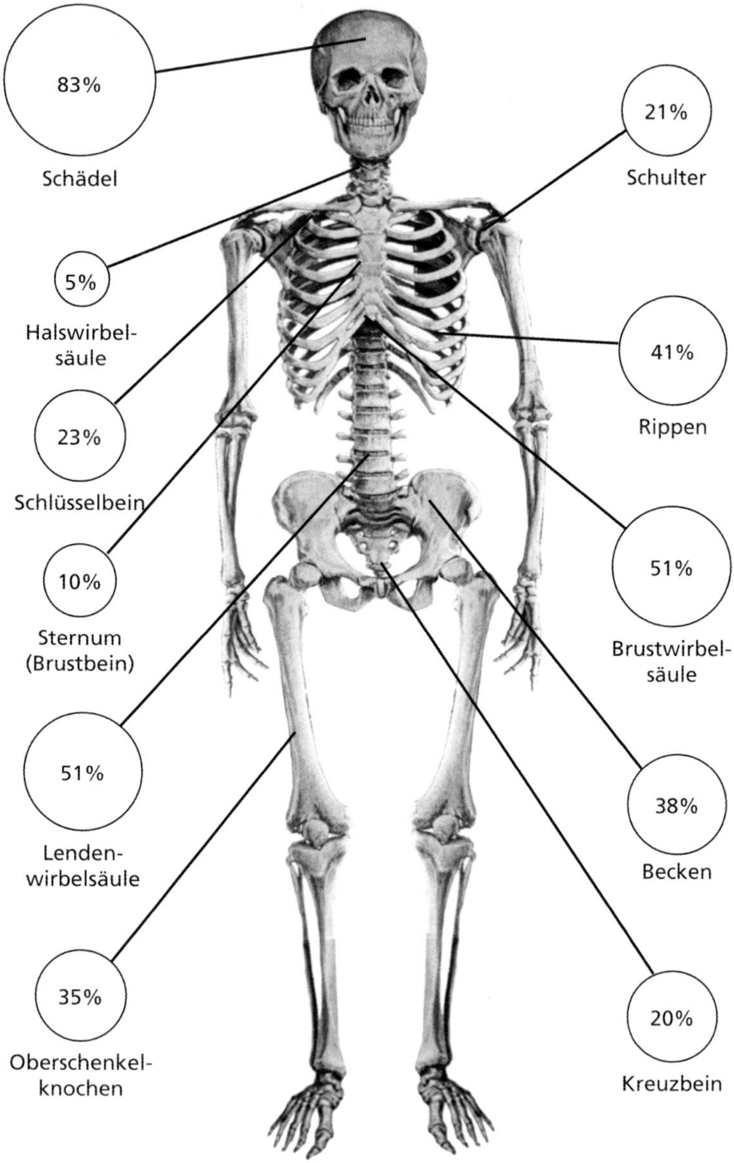

Abbildung 5.2: Lokalisation der Knochenherde beim multiplen Myelom

Dies ist der Grund dafür, dass während der Nachsorge nicht nur Blut- und Ultraschalluntersuchungen, sondern regelmäßig auch Knochenmarkuntersuchungen vorgenommen werden und unter Umständen auch das Skelett geröntgt werden muss.

5. Wie merke ich, ob der Knochen befallen ist?

Häufig bemerken Sie dies selber überhaupt nicht oder erst dann, wenn die Krankheit schon sehr fortgeschritten ist bzw. wenn – im schlimmsten Fall – der Knochen gebrochen ist.
Der Knochenabbau betrifft vor allem die Knochen der Wirbelsäule. Er macht sich durch »Kreuzschmerzen« bemerkbar. Ein Befall in der besonders belasteten Lendenwirbelsäule kündigt sich meist frühzeitiger durch Knochenschmerzen an als ein Befall der Brustwirbelsäule oder der Rippen. Myelomherde in nicht belasteten Skelettanteilen gehen selten bzw. erst spät mit Schmerzen einher. Manchmal kündigt sich ein Skelettbefall durch diffuse Schmerzen schon in Ruhe wie bei einer Grippe an.

6. Welche Beschwerden weisen auf eine Absiedlung im Schädelknochen hin?

So gut wie immer gehen diese Absiedlungen ohne Symptome und Schmerzen einher. Kopfschmerzen und erst recht ein Schädelbruch sind extrem selten. Die Herde werden in der Regel nur zufällig beim Routineröntgen festgestellt (Abbildungen 5.3, 5.4 und 5.5). Unter den vielen tausend Myelompatienten, die ich in meiner klinischen und ambulanten Nachsorge betreute, hatten mehr als die Hälfte der Patienten einen röntgenologisch nachweisbaren Befall des Schädeldachs. Häufig sah das Röntgenbild schreckenerregend (Abbildung 5.3) aus, ohne dass der Patient irgendwelche Symptome angegeben hätte. Ich kann mich an keinen Patienten erinnern, bei dem es aufgrund des Schädelbefalls zu Komplikationen gekommen wäre.

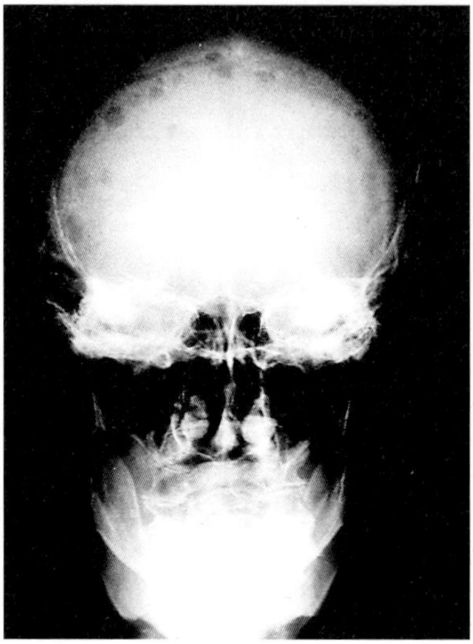

Abbildung 5.3: Röntgenaufnahme eines myelombefallenen Schädels. Charakteristisch für das multiple Myelom ist, dass das Knochenmark befallen ist, was man auf dem Röntgenbild in Form von Flecken erkennen kann.

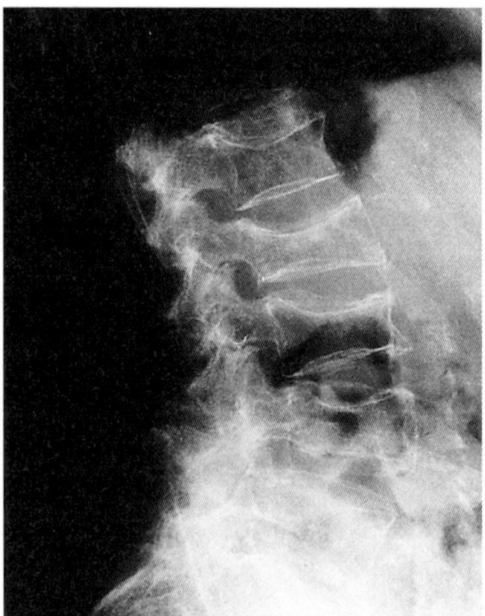

Abbildung 5.4: Röntgenaufnahme einer Lendenwirbelsäule, bei der die einzelnen myelombefallenen Wirbelkörper zusammengebrochen sind.

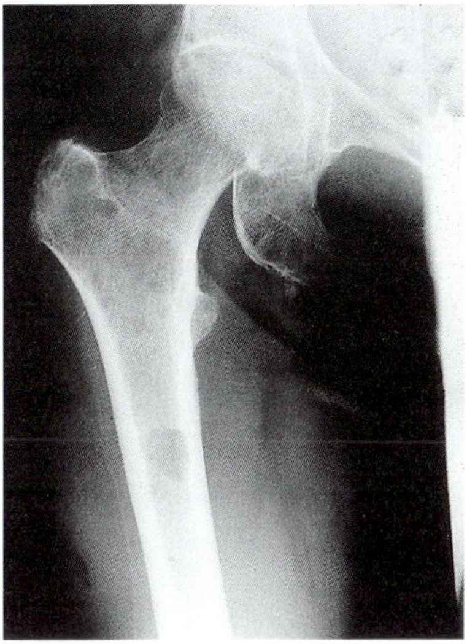

Abbildung 5.5: Röntgenbild eines bruchgefährdeten myelombefallenen Schenkelhalses

7. Wie äußert sich eine Anämie?

Durch den Knochenmarkbefall kommt es zu einer verminderten Bildung der Blutzellen, so auch der roten Blutzellen (Erythrozyten). Die Folge hiervon ist eine verschlechterte Versorgung des Organismus mit Sauerstoff (Anämie).

Körperliche Anstrengungen wie Treppensteigen oder längeres Gehen und die Verrichtung alltäglicher Dinge sind bei einer Anämie nur noch eingeschränkt möglich. Weitere Anzeichen einer Anämie können ein stetes Kältegefühl sein, Kurzatmigkeit bis hin zur Atemnot, Schwäche und Schmerzen in der Brust, Herzschmerzen und Herzjagen, Konzentrationsschwächen und eine allgemeine depressive Stimmungslage.

8. Der Arzt ist sehr beunruhigt, weil er in meinem Blut eine Erhöhung des Kalziumspiegels festgestellt hat (Hyperkalzämie).

Die Zunahme des Kalziums im Blut ist ein Zeichen für einen verstärkten Knochenabbau und Ausdruck eines rapiden Fortschreitens der Erkrankung. Auslösend ist die gesteigerte Aktivität der Knochenfresszellen (Osteoklasten). Es kann hierdurch zu erheblichen Nierenstörungen und anderen Komplikationen kommen. Häufig geht die Kalziumvermehrung im Blut mit typischen Beschwerdesymptomen einher. Hierzu gehören ein verstärktes Durstgefühl, vermehrtes Wasserlassen, Übelkeit bis hin zu Erbrechen und intellektuelle Einbußen.
Früher gehörte die Kalziumüberschwemmung zu den am meisten gefürchteten Komplikationen im Verlauf der Plasmozytomerkrankung. Sie endete meist tödlich. Heute kann diese Komplikation dank neu entwickelter Medikamente (Bisphosphonate) relativ rasch und anhaltend beherrscht werden. Dazu sollte wegen der besseren Wirksamkeit allerdings eine Infusion gegeben werden, die für eine prompte und langanhaltende Wirkung besser geeignet ist als Tabletten.

9. Welche Symptome sind warnende Hinweise für einen drohenden Querschnitt?

Wenn sich eine Schwäche beider Beine zusammen mit Gefühlsstörungen oder Taubheitsgefühl einstellt, so können dies Warnhinweise sein. Auch sind eine plötzliche Ermüdung von Blasenmuskel (Urininkontinenz) oder Darm (Verstopfung) warnende Symptome. Durch die Untersuchung der Reflexe und eventuell durch eine Computertomographie oder durch ein NMR gewinnt der Arzt bald Klarheit über die Ursache der Beschwerden.

10. Welche Symptome weisen auf eine Hyperviskosität hin?

Das Hyperviskositätssyndrom ist eine bei Myelompatienten gefürchtete Komplikation. Zu einer Hyperviskosität kommt es dann, wenn massiv Paraproteine gebildet werden, die das Blut dickflüssig (viskös) machen. Eine Hyperviskosität ist relativ selten. Kopfschmerzen, Sehstörungen, Kurzatmigkeit und Müdigkeit gelten als Warnhinweise. Manchmal kommt es zu Schleimhautblutungen.

6 Wie kann ich das Fortschreiten der Erkrankung bzw. eine Wiedererkrankung verhindern? Welche Möglichkeiten gibt es zur Stärkung der Immunabwehr?

Fragen zur Prophylaxe und zur aktiven Stärkung der Immunabwehr

1. Wie kommt es, dass manche Patienten schon nach kurzer Zeit einen Rückfall erleiden, andere hingegen viele Jahre, ja Jahrzehnte beschwerdefrei bleiben? Hängt das mit der Therapie zusammen oder mit der Sorgfalt der Nachsorgeuntersuchungen?

Je sorgfältiger die Nachsorgeuntersuchungen durchgeführt werden, desto eher wird natürlich ein Fortschreiten der Erkrankung festgestellt.
Die Art und die Dauer der Therapien haben einen erheblichen Einfluss darauf, ob und wann es zu einem Fortschreiten der Erkrankung kommt. Bedeutsam sind unterschiedliche Einflüsse der Krankheit, so unter anderem die individuellen Prognosefaktoren.

Tabelle 6.1: Prognosefaktoren, die auf einen eher günstigeren Verlauf der Myelomerkrankung hinweisen

Test	Günstigerer Verlauf
Beta-2-Mikroglobulin	< 3 Mikrogramm/ml
Albuminspiegel im Blutserum	> 3,5 g/dl
Plasmazell-Labelling-Index	< 1 %
C-reaktives Protein	< 6 Mikrogramm/ml
Lactatdehydrogenase (LDH)	Alter < 60:100–190 U/L Alter > 60:110–210 U/L
Chromosomenanalyse	keine Deletion des Chromosoms 13
Typ des Myeloms	keine Leichtketten im Urin
Klassifizierung	Stadium I

2. Welche Medikamente empfehlen Sie, um das Risiko einer Wiedererkrankung zu vermindern bzw. das Fortschreiten der Erkrankung zu verhindern?

Diese Frage lässt sich nicht pauschal beantworten. Hierfür bedarf es differenzierter Kenntnisse Ihrer Erkrankung, der Prognosefaktoren, Ihres Krankheitsverlaufs und der Tumorstoffwechselvorgänge. Je nach Krankheitsgeschichte, je nach Alter, je nach Krankheitsausdehnung und je nach Ihrer körperlichen und seelischen Verfassung muss ein individueller Behandlungs- bzw. Vorsorgeplan festgelegt werden.

Nicht verschwiegen werden sollte auch, dass es unter den Fachleuten zu dieser Frage kontroverse Auffassungen gibt, die sich nicht zuletzt dank der rasanten Fortschritte in der Therapieforschung ständig ändern. So gibt es einige Experten, die gute Gründe für eine therapeutische Zurückhaltung jeder Art vorbringen, andere Spezialisten verweisen hingegen auf die längeren krankheitsfreien Zeiten z. B. nach Reinduktionstherapien und Erhaltungstherapien mit speziellen Substanzen wie Thalidomid, Bortezomib oder Lenalidomid.

3. Lässt sich das Risiko einer Wiedererkrankung durch eine Stärkung der Immunabwehr günstig beeinflussen?

Die körpereigene Abwehr ist ein sehr komplexes Geschehen, das sich aus zahlreichen einzelnen immunologischen Abläufen und Einflussfaktoren zusammensetzt. Was für einzelne Abläufe in der Immunabwehr positiv ist, kann sich auf andere Abläufe blockierend auswirken. Welche Schritte in der »Immunkaskade« schließlich für die Auslösung und Manifestation der Krebserkrankung verantwortlich sind, ist noch weitgehend ungeklärt. Klar ist nur, dass durch unspezifisch wirkende Immunstimulanzien, wie z. B. Mistelextrakte, Enzym- und Thymuspräparate, Schlangengifte oder Diäten, nicht pauschal auf alle Schritte in der Rezidivabwehr positive Auswirkungen erwartet werden können.

Anders ist dies nach Gabe spezifisch in die Immunabwehr eingreifender Substanzen. So haben die Interferone, Interleukine, Zytokine und monoklonalen Antikörper spezifische Wirkungen in der Immunkaskade. Alpha-Interferon wird daher auch von einigen Klinikern in der Erhaltungs- bzw. Konsolidierungstherapie eingesetzt.

Positiv kann sich auch die Gabe von Immunglobulinen auswirken, die in prophylaktischer Absicht bei besonders infektgefährdeten Patienten gegeben werden. Sie werden als Ersatz für die natürlichen Immunglobuline verabreicht, die beim multiplen Myelom quantitativ und qualitativ gestört sind. Die Wirksamkeit einer Prophylaxe mit Immunglobulinen bei abwehrgeschwächten Myelompatienten ist erwiesen!
Obwohl derzeit viele Hoffnungen auf die Immuntherapie gerichtet sind und in keinem anderen Bereich so intensiv geforscht wird, sind noch viele grundlegende Aspekte in der Immunabwehr unbekannt. Die Notwendigkeit einer adjuvanten Immuntherapie wird in der Schulmedizin zurzeit noch sehr kontrovers diskutiert. Sie sollte nur besonderen Patienten unter Studienbedingungen vorbehalten bleiben.

4. Wirkt sich Stress negativ auf das Wiedererkrankungsrisiko aus?

Umfangreiche Studien und Hypothesen, die allerdings häufig nicht unwidersprochen geblieben sind, liegen zu diesem Thema vor. Man unterscheidet Eustress und Disstress. Unter Eustress versteht man hohe körperliche und geistige Anforderungen, die jedoch eher zum Wohlbefinden beitragen. Eustress macht Spaß und wirkt sich persönlich stabilisierend aus. Ich glaube kaum, dass Eustress sich negativ auf das Krankheits- bzw. Wiedererkrankungsrisiko auswirken könnte.
Anders möglicherweise bei Disstress. Hierunter versteht man zu hohe körperliche und geistige Anforderungen, die mit Unbehagen, mit Aggressionen, ständiger Anspannung und Unterdrückung sowie Angst einhergehen. Disstress verursacht Strapazen, bewirkt psychische Labilität und verschlechtert möglicherweise sogar die Immunabwehr.
Wenn überhaupt, dann könnte sich eine ungenügende Stressverarbeitung ungünstig auswirken. Versuchen Sie, hier an sich zu arbeiten! Psychologen, beispielsweise in den Nachsorgekliniken, können Ihnen dabei behilflich sein und nützliche Tipps geben.

5. Lässt sich das Wiedererkrankungsrisiko durch eine Psychotherapie beeinflussen?

Nein. Durch eine Psychotherapie lassen sich lediglich die seelischen Folgen der Krebserkrankung behandeln. Auswirkungen einer Psychotherapie auf das Krebswachstum konnten bislang wissenschaftlich nicht bestätigt werden, eher hingegen auf das Wohlbefinden. Wer behauptet, eine Krebserkrankung durch Psychotherapie heilen zu können, wird von der Schulmedizin nicht anerkannt und gilt als Außenseiter.

6. Lässt sich das Wiedererkrankungsrisiko durch Bisphosphonate beeinflussen?

Die Einführung einer Bisphosphonatprophylaxe zählt zu den größten Fortschritten in der Myelomtherapie!
Bisphosphonate gibt man, weil durch sie das Knochenentkalkungsrisiko reduziert und die Frakturgefährdung herabgesetzt wird. Sie sind ein Bestandteil der Begleittherapie, weil sie den durch Myelomzellen stimulierten Knochenabbau wirksam hinauszögern können. Außerdem behindern sie die Ausschüttung eines Zytokins, das eine zusätzliche Wachstumsstimulation auf die Myelomzellen ausübt und gleichzeitig den Knochenabbau fördert. Einige Therapiestudien weisen auf einen lebensverlängernden Effekt durch die Behandlung mit Bisphosphonaten hin.

7. Wie kann ich die Abwehrkräfte durch mein Verhalten steigern?

Auf die Notwendigkeit einer ausgeglichenen Ernährung und körperlicher Bewegung wird an anderer Stelle ausführlich eingegangen. Sie haben zweifellos einen positiven Einfluss auf die Immunabwehr.
Wichtig ist ausreichender Schlaf, wobei maßgebend hierfür das subjektive Gefühl des Ausgeschlafenseins ist.
Sicherlich gibt es auch Einflüsse von Geist und Seele auf die körperlichen Abwehrkräfte. Deprimierte Menschen neigen eher zu Krankheiten als optimistische Menschen. Ohne Zweifel kann das Immunsystem durch Gedanken und Gefühle sowohl positiv als auch negativ beeinflusst werden.

Grundsätzlich trägt alles, was der Erkrankte als positiv empfindet, zur Kräftigung des Abwehrsystems bei. Das kann bedeuten, mit Verzweiflung und Angst, mit Kränkung und Feindseligkeit oder mit Verleugnung und Wut zukünftig anders umgehen zu lernen als bisher.
Versuchen Sie, Ordnung in Ihre Gedanken zu bringen! Selbstdisziplin auch in äußeren Dingen ist von großer Bedeutung.
Wirken Sie positiv auf sich ein – von außen wie von innen. Äußerlichkeiten wirken nicht nur auf Außenstehende, sondern haben auch auf den eigenen Organismus einen guten Einfluss.
Entspannungsübungen wie Muskelrelaxation oder autogenes Training können ebenfalls eine gute Sache sein, weil Erkrankte dadurch gegen Ängste und Stress unempfindlicher werden können.
Spaziergänge sowie eine sportliche Betätigung, die ohne Leistungsstress durchgeführt wird, harmonisieren das Immunsystem.

8. Gibt es Selbstheilungskräfte?

Nicht nur die psychische Situation, sondern auch die Krankheit soll durch die Selbstheilungskräfte beeinflusst werden können. Zwar entziehen sich derartige Einflüsse der Psyche auf den Körper unserer naturwissenschaftlich geprägten schulmedizinischen Vorstellung; einzelne Kasuistiken und vor allem fernöstliche Lehren bestätigen jedoch die Möglichkeit einer Selbstheilung.
Eindeutige wissenschaftliche Studien, die den Kriterien einer wissenschaftlichen Untersuchung standhalten, gibt es hierzu nicht. Mit Sicherheit kann man allerdings davon ausgehen, dass sich Ihr persönliches Wohlergehen und Ihre Lebensqualität durch eine aktive Einstellung zu Ihrer Erkrankung beeinflussen lassen.
Klassische Selbstheilungsmethoden, wie z. B. das autogene Training, die Simonton-Methode oder auch die Meditation, können Sie in vielen Tumornachsorgekliniken, ja sogar in manchen Volkshochschulen, erlernen.
Die Aktivierung von »Selbstheilungskräften« verlangt allerdings mehr. Sie setzt zumindest eine Akzeptanz der Erkrankung und der Konsequenzen voraus. »Selbstheilungskräfte« kann nur derjenige entwickeln, der seine Krankheit nicht bekämpft, sondern sie annimmt (nicht etwa hinnimmt). Schon allein die Vorstellung, trotz der Krankheit, trotz der Behinderung gesund sein zu können, kann positive Auswirkungen haben.

Um Selbstheilungskräfte zu aktivieren, darf man kein Passivverhalten zeigen. Nur wer aktiv daran arbeitet, gesund zu werden, zu bleiben und zu leben, kann Selbstheilungskräfte entwickeln.
Ein wichtiger Bestandteil der Selbstheilung ist das »Positivdenken«.

9. Können Sie mir Beispiele für »positives Denken« geben?

Viele Sachverhalte lassen sich negativ, aber auch positiv darstellen. Wählen Sie die positive Darstellung!
Wenn Sie es z. B. als furchtbar empfinden, mindestens einmal alle sechs Monate eine Nachsorgeuntersuchung über sich ergehen lassen zu müssen, so ist dies eine negative Darstellung. Wenn Sie allerdings denken, dass die heutigen Untersuchungsmethoden und Nachsorgetherapien wesentlich mehr Sicherheit geben als früher und Sie sich deswegen nach einer Nachuntersuchung beruhigter fühlen können, so ist dies positives Denken.
Wenn Sie immer daran denken, Krebs zu haben, so ist das negativ. Wenn Sie aber daran denken, dass die Myelomerkrankung – verglichen mit anderen Krebsarten – ein relativ gutartiger Krebs ist, dann sind Sie positiv eingestellt.

10. Ich bin starker Raucher. Wirkt sich dies ungünstig auf meine Erkrankung aus?

Möglicherweise ja, obwohl Beweise für Zusammenhänge von Erkrankungsrisiko und Rauchen bei Myelompatienten nicht existieren. Sicher ist, dass durch Zigarettenrauchen die Immunabwehr erheblich beeinträchtigt und die Infektionsgefährdung größer wird und dass die Risiken einer vorzeitigen Knochenentkalkung (Osteoporose) und von Herz-Kreislauf-Erkrankungen zunehmen. Auch die Lungenfunktion kann sich verschlechtern. Wegen der schlechteren Durchblutung des Körpers kann die Wirksamkeit der Chemotherapie negativ beeinflusst werden.
Wenn Sie ab und zu eine Zigarette oder eine Zigarre rauchen, so ist dagegen sicherlich nichts einzuwenden. Erfahrungsgemäß bleibt es jedoch nicht dabei, weswegen ich grundsätzlich zum völligen Verzicht auf das Rauchen raten möchte.

In vielen Volkshochschulen oder Krankenkassen und auch Tumornachsorgekliniken werden Raucherentwöhnungskurse angeboten.
Eine Kombination der Nikotinsubstitution mit einer Verhaltenstherapie verspricht heute die größten Erfolgsraten bei der Raucherentwöhnung.
Die Deutsche Krebshilfe bietet in Zusammenarbeit mit dem Deutschen Krebsforschungszentrum eine »Raucher-Hotline« mit der Möglichkeit einer telefonischen Beratung an (Telefon: 0 62 21/42 42 24; montags bis freitags von 14.00–17.00 Uhr; Internet: http://www.tabakkontrolle.de).

11. Gibt es besondere Diäten, die das Risiko eines Krankheitsrückfalls (Rezidivs) vermindern?

Nein, die gibt es nicht. Eine Diät kann weder die Entstehung noch den Verlauf des multiplen Myeloms beeinflussen.
Sie sollten in erster Linie darauf achten, sich möglichst nährstoff- und eiweißreich zu ernähren. Nährstoffreich ist nicht identisch mit kalorienreich. Aus mehrerlei Gründen sollten Sie sich vor Übergewicht hüten bzw. bei Übergewicht versuchen abzunehmen. Übergewicht schränkt die Mobilität ein, und Immobilität ist einer der Risikofaktoren für eine vorzeitige Knochenentkalkung.
Die Ernährung sollte besonders kalzium- und vitaminreich sein. Die tägliche Kalziumzufuhr bei Senioren soll entsprechend den Empfehlungen der Deutschen Gesellschaft für Ernährung 800 mg und nach den Empfehlungen des National Institute of Health in den USA sogar 1200 mg betragen (siehe auch Ratgeber: »Delbrück: Ernährung für Krebserkrankte«, siehe Literaturauswahl).
Myelompatienten benötigen wegen des erhöhten Kalziumverlusts eher mehr Kalzium als gesunde Menschen der gleichen Altersstufe. Bei einer Kalziumüberschwemmung des Blutes müssen die Patienten sich allerdings kalziumarm ernähren.
Kalzium befindet sich besonders in Käse und anderen Milchprodukten.
Außerdem sollte die Ernährung reich an frischem Obst, Gemüse und Salaten sein, da der Vitamin-C-Bedarf von Myelompatienten besonders hoch ist. Diese Empfehlung erfolgt nicht etwa wegen der antioxidativen und krebshemmenden Wirkung von Vitamin C, sondern vielmehr wegen der positiven immunabwehrstärkenden Einflüsse. Bei Myelompatienten ist die Immunabwehr häufig beeinträchtigt.

12. Alkoholkonsum soll das Krebsrisiko erhöhen. Heißt das, dass ich überhaupt keinen Alkohol mehr trinken darf?

Negative Einflüsse sind – wenn überhaupt – nur bei exzessivem und regelmäßigem Alkoholkonsum wahrscheinlich. Geringe Alkoholmengen sind mit Sicherheit nicht krebsfördernd, ja sie können sogar durchaus positive Auswirkungen auf die Gesundheit haben. Mit Sicherheit wirkt sich eine Flasche Bier oder ein gelegentliches Glas Wein nicht negativ auf den Krankheitsverlauf aus.

Mäßiger Alkoholgenuss verbessert die Immunabwehr, viel Alkohol und besonders hochkonzentrierter Alkohol schädigt die Körperabwehr. Hochkonzentrierte Alkoholika sind auch schädlich für die Leberfunktion und erhöhen das Risiko von Strahlen- und Chemotherapie-Nebenwirkungen.

13. Ich habe gehört, dass ein Selenmangel für die zunehmende Krebsgefährdung verantwortlich zu machen sei. Angeblich soll Selen ein Krebsschutzfaktor sein.

Die Bedeutung von Selen in der Humanmedizin ist nach wie vor ungeklärt. Viele Wissenschaftler betonen, dass außer in extremen Fällen keine eindeutigen selenabhängigen Mangelerscheinungen bei Menschen bekannt sind. Andere meinen, dass sich hinter einem labilen Allgemeinzustand und geschwächten Abwehrkräften häufig ein Selenmangel verberge. Alle Wissenschaftler sind sich allerdings dahingehend einig, dass Selen immer nur eine ergänzende Krebstherapie sein kann. Die Einnahme von Selen ersetzt niemals die Chemotherapie oder die Strahlentherapie!

Wenn überhaupt, so sollte Selen nur bei nachgewiesenem Selenmangel gegeben werden. Sicher ist, dass es bei einer Selen-Überdosierung zu unangenehmen Nebenwirkungen kommen kann.

Selen findet sich vermehrt in einigen Lebensmitteln (z. B. Sesam, Fisch, Fleisch, Leber, Eiern, Getreide, Hülsenfrüchten und Nüssen). Sollte Selen ergänzend in Tablettenform zugeführt werden, so darf die Tagesdosis von 200 bis 300 Mikrogramm nicht überschritten werden. Die Selentabletten sollten nicht gleichzeitig mit Vitamin C eingenommen werden.

14. Was halten Sie von einer Prophylaxe mit Mistelpräparaten?

Die Misteltherapie (z. B. Helixor®, Plenosol®) gehört zu den populärsten Alternativmethoden in der Krebstherapie. Sie nimmt in der alternativen Tumortherapie insofern eine gewisse Sonderstellung ein, als ihre Wirksamkeit weltanschaulich, d. h. anthroposophisch, begründet wird.
Die Verwendung der Mistel geht auf Rudolf Steiner um 1920 zurück. Es lag damals ein Zusammenhang mit einer geistigen Neuorientierung vor. Steiner sah die Ursachen der Krebsentstehung in einer »Revolution physischer Kräfte« und einem »Mangel an Ätherkräften«.
Die sogenannte Schulmedizin steht der Misteltherapie nach wie vor skeptisch, wenn nicht gar ablehnend gegenüber.
Die bisher vorgelegten Therapiestudien über eine Wirksamkeit der Mistelpräparate halten nämlich den strengen Anforderungen der Arzneimittelprüfungen nicht stand.
Die Befürworter einer Misteltherapie gehen hingegen davon aus, dass die Misteltherapie in jedem Stadium der Krebserkrankung hilfreich ist. Sie weisen vor allem auf eine Besserung des Allgemeinzustandes und der Lebensqualität hin. Außerdem verweisen sie auf neuere Untersuchungsbefunde, die einen zellhemmenden Effekt der in der Mistel befindlichen Lektine in Zellkulturen nachgewiesen haben. Inzwischen liegen Erfahrungen bei Tausenden von Krebspatienten vor. Trotz dieser umfangreichen Erfahrungen gibt es allerdings bis heute noch keine Studie, die eindeutige Erfolge zu verzeichnen hätte und damit zu einer wissenschaftlichen Anerkennung hätte führen können. Dennoch erstatten die Kassen häufig die Kosten für eine Misteltherapie, zumal diese – verglichen mit den anderen alternativen Therapien – relativ preisgünstig und nebenwirkungsarm ist.
Ich persönlich rate meinen Myelompatienten von einer Misteltherapie deswegen ab, weil nicht gesichert ist, ob durch die Mistel nicht eventuell die falschen Zellen, ja möglicherweise sogar die Myelomzellen in ihrem Wachstum angeregt werden.

15. Sind von einer Phytotherapie Auswirkungen auf den Krankheitsverlauf zu erwarten?

Nach dem heutigen Erkenntnisstand können pflanzliche Heilmittel keine Heilung der Myelomerkrankung bewirken. Einige dieser pflanzlichen Mittel können allerdings ganz wesentlich Beschwerden lindern und das Wohlbefinden verbessern helfen.

- Baldrianextrakte wirken beruhigend und schlaffördernd.
- Kampfer regt das Atem- und Kreislaufzentrum an.
- Eukalyptusöl erleichtert das Abhusten, löst den Schleim und ist keimtötend.
- Fichtennadelöl soll durchblutungsfördernd, krampflösend, auswurffördernd (expektorierend) wirken.
- Hopfen-Extrakt ist nervenberuhigend.
- Menthol beruhigt die Schleimhäute der Atemwege.
- Methylsalicylat ist schmerzstillend und entzündungshemmend.
- Pfefferminzöl regt die Verdauung an, wirkt krampflösend, wirkt Blähungen entgegen und kühlt äußerlich.
- Thymianöl ist keimtötend, krampflösend und wirkt belebend.
- Thymol als Bestandteil des Thymianöls tötet Bakterien und Pilze ab.
- Wacholderbeeröl ist stoffwechselanregend, harn- und schweißtreibend und wirkt darüber hinaus antirheumatisch.

16. Gibt es Spontanheilungen?

Unter Spontanheilung versteht man, dass ein Krebspatient ohne jegliche Therapie geheilt wurde und bei ihm – unter Anwendung aller in der Schulmedizin üblichen diagnostischen Möglichkeiten – keinerlei Tumoraktivität mehr feststellbar ist.
Eine endgültige »Spontanheilung« ist bei Plasmozytomerkrankten in der wissenschaftlichen Literatur bislang noch nicht beschrieben worden.
Grundsätzlich ist die Wahrscheinlichkeit wesentlich größer, dass das Plasmozytom auf eine moderne schulmedizinische Therapie anspricht, als dass es ohne Therapie kleiner wird oder sogar völlig verschwindet.

7 Welche Behandlungsmöglichkeiten bestehen bei Fortschreiten oder Wiederauftreten der Erkrankung? Was tun bei Schmerzen?

Fragen zu den verschiedenen Behandlungsmöglichkeiten und zur Schmerztherapie

1. Welche Behandlungsmöglichkeiten gibt es bei Fortschreiten der Erkrankung?

Das lässt sich pauschal nicht beantworten, da die Behandlung je nach Lokalisation, Ausdehnung des Tumors, genetischen Besonderheiten und Vorbehandlungen mit möglichen Nebenwirkungen sowie Beschwerden und Allgemeinzustand des Betroffenen völlig unterschiedlich sein kann.
In den meisten Fällen wird man eine Chemotherapie durchführen. In einigen Situationen und bei bestimmten Lokalisationen kommt eine neurochirurgische Tumorentfernung oder eine Vertebro- bzw. Kyphoplastik (auch Vertebro- oder Kyphoplastie genannt), bei anderen eine Strahlentherapie in Frage, bei wieder anderen braucht nur die medikamentöse Therapie gewechselt zu werden. Eile ist nur dann geboten, wenn der Tumor Beschwerden bereitet.
Gerade in der Myelomtherapie herrscht eine große Forschungsaktivität. In den letzten Jahren konnte das medikamentöse Therapiearsenal durch so wirksame Medikamente wie Thalidomid (Thalidomide Celgene), Bortezomib (VELCADE®) und Lenalidomid (REVLIMID®) wesentlich erweitert werden. Die »Pipeline« der forschenden Pharmaindustrie ist voll mit anderen verheißungsvollen Substanzen, die allerdings zur Zeit nur in Therapiestudien eingesetzt werden dürfen. Sie sollten überlegen, an solchen Therapiestudien teilzunehmen, um von diesen Therapieerfolgen zu profitieren (siehe auch Kapitel 2).
Manchmal kann man ganz auf eine Behandlung verzichten, nämlich dann, wenn die Erkrankung keine Beschwerden bereitet und wenn die Nachteile einer Behandlung die Vorteile überwiegen.
Wenn Sie Schwierigkeiten haben, eine Entscheidung für oder gegen eine Behandlung zu treffen, so erbitten Sie Bedenkzeit. Ohne Ihr informiertes Einverständnis darf keine Therapie durchgeführt werden.
Ein guter Hämato-Onkologe würde es Ihnen übrigens nicht übelnehmen, wenn Sie eine zweite Meinung bei einem Spezialisten einholen. Die Kos-

ten hierfür werden allerdings nicht in jedem Fall von den Krankenkassen übernommen. Deshalb sollten Sie unbedingt vorher bei Ihrer Kasse nachfragen, unter welchen Voraussetzungen eine Kostenübernahme möglich ist.

2. Warum wird beim multiplen Myelom so selten operiert?

Meist liegt eine ausgedehnte Erkrankung mit vielen Herden vor (daher ja auch der Ausdruck »multiples Myelom«), so dass nur noch eine systemische Therapie wie die Chemotherapie in Frage kommt. Der Operateur müsste jeden einzelnen Krankheitsherd herausnehmen. Hinzu kommt, dass man mit der Chemotherapie die Myelomherde beinahe genauso wirksam behandeln kann wie mit der Operation oder der Strahlentherapie.
Dennoch kann in besonderen Fällen auch ein operativer Eingriff notwendig werden bzw. sinnvoll erscheinen. Dies ist beispielsweise bei einer drohenden Rückenmarkquetschung oder einer Nervenreizung notwendig. Der operative Eingriff ist dann möglicherweise lebensrettend (dorsale oder ventrale Spondylodese). Eine Operation kann auch zur Stabilisierung einer bruchgefährdeten Wirbelsäule oder eines anderen Knochens notwendig werden.
Das Ziel der operativen Eingriffe ist zum einen die möglichst radikale Entfernung der Myelomherde und zum anderen die Stabilisierung der verbliebenen Knochenstrukturen.

3. Bei mir wirken die bislang so erfolgreichen Medikamente nicht mehr.

Bei allen Patienten kommt es nach einer mehr oder minder langen Zeit zu einem Wirkungsverlust, ja möglicherweise sogar zu einer Wirkungslosigkeit der verabreichten Medikamente. Glücklicherweise gibt es jedoch für die Myelomerkrankung inzwischen mehrere austauschbare Medikamente mit einem unterschiedlichen Wirkmechanismus, die alternativ eingesetzt werden können. Auch besteht häufig die Chance eines erneuten Ansprechens auf das gleiche Medikament, wenn dieses in höherer Dosierung oder in einer anderen Darreichungsform verabreicht wird.

4. Muss ich bei einer Chemotherapie wieder ins Krankenhaus?

Nein, das ist bei den meisten Myelomtherapien nicht notwendig. Ein Großteil der beim Myelom wirksamen Chemotherapien kann heute ambulant beim Facharzt für Hämatologie-Onkologie verabreicht werden.

5. Gibt es Fortschritte in der Schmerzbehandlung des Myeloms?

Schmerzen lassen sich heute grundsätzlich besser behandeln als früher. Dies liegt unter anderem daran, dass wir die Ursachen des Schmerzes besser kennen und daher spezifischer behandeln können. Im Vordergrund sollte immer der Versuch einer ursächlichen Schmerzbekämpfung stehen. Hauptsymptom des übersteigerten Knochenabbaus sind Knochenschmerzen. Ist dies die Ursache der Schmerzen, so kann durch die Gabe bestimmter Medikamente – der Bisphosphonate – eine prompte und anhaltende Schmerzfreiheit erzielt werden. Die Bisphosphonate müssen gespritzt bzw. als Kurzinfusion verabreicht werden. Für viele Patienten kann damit eine deutliche Reduktion der Knochenschmerzen erreicht werden. Besonders die langwirkenden Bisphosphonate (eine Infusion pro Monat) helfen, Schmerzen zu vermindern und damit stärker wirkende Schmerzmittel zu vermeiden oder den Schmerzmittelkonsum zu reduzieren.
Bei einem Rückenmarkbefall oder bei einer Reizung der Nervenwurzeln lassen sich durch eine Strahlentherapie die hierdurch bedingten Schmerzen beseitigen oder zumindest lindern, ja es lassen sich sogar Lähmungen beseitigen bzw. verhindern.
Nicht selten treten Schmerzen als Folge einer Schonhaltung bzw. Fehlbelastung der Wirbelsäule auf. Eine Vertebro- oder Kyphoplastik kann eine gewisse Stabilisierung, Schmerzlinderung und Bewegungsfreiheit bewirken. Durch eine qualifizierte Krankengymnastik und auch durch die Anpassung orthopädischer Hilfsmittel kann eine Schmerzbeseitigung erreicht werden. Wenn Ängste mit an der Schmerzursache beteiligt sind, so können mentale Behandlungen, wie z. B. das autogene Training, die progressive Muskelrelaxation, Visualisierungsübungen, Selbsthypnose oder Psychotherapie, lindernd wirken. Angstlösende Psychopharmaka (Anxiolytika) können eingesetzt werden.
Bei den Schmerzmitteln kennen wir völlig unterschiedlich wirkende Substanzen, die je nach Ursache und Lokalisation der Schmerzen verwendet werden sollten.

6. Ich habe zwar Schmerzen, möchte jedoch ungern zu Schmerzmitteln greifen. Wer weiß, ob ich nicht später einmal notwendiger Schmerzmittel brauche, die dann nach langdauernder Anwendung und vorzeitigem Gebrauch nicht mehr wirken könnten.

Ihre Vorstellungen und Ängste vor einer eventuellen Gewöhnung waren noch vor einigen Jahren richtig; sie gelten heute jedoch als überholt.

Neben Physiotherapie, Entspannungsübungen und psychischen Beeinflussungsmöglichkeiten verfügen wir heute über eine Reihe völlig unterschiedlich wirkender schmerzstillender Medikamente, die wesentlich nebenwirkungsärmer sind als früher. Auch die Gefahr einer Schmerzmittelgewöhnung bei Krebspatienten wird heute wesentlich geringer eingeschätzt als früher.

Heute weiß man, je früher mit der Behandlung von Tumorschmerzen begonnen wird, desto niedrigere Schmerzmitteldosierungen sind notwendig. Seien Sie also kein »Held«! Tumorschmerzen machen Sie nicht härter, sondern zermürben Sie auf die Dauer. Es macht nicht nur keinen Sinn, die Schmerzen aushalten zu wollen, sondern es erhöht auch das Risiko, dass Sie schließlich stärkere Schmerzmittel brauchen werden.

Die Entscheidung, welches Schmerzmittel das für Sie beste ist, sollten Sie nur dem erfahrenen Arzt überlassen. Ansonsten kann es passieren, dass

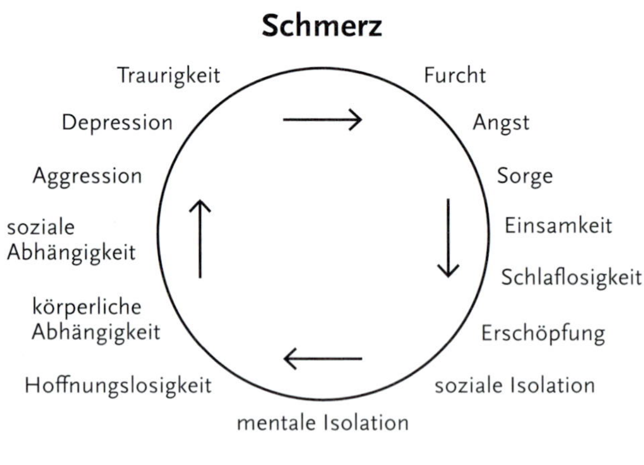

Abbildung 7.1: Nicht tumorbedingte Einflussfaktoren der Schmerzschwelle

mit »Kanonen auf Spatzen geschossen wird« oder dass Sie auch weiterhin Schmerzen haben. Gerade die bei einem Myelombefall auftretenden Schmerzen können auf einige Schmerzmittelkombinationen besser, auf andere schlechter ansprechen.

7. Was kann ich selbst zur Schmerzlinderung beitragen?

Ärger, Frustrationen und Stress schlagen nicht nur auf den Magen, sondern erhöhen auch die Schmerzanfälligkeit. Daher sollten generell ausgeprägte Stresssituationen und längere Phasen starker seelischer Beanspruchung gemieden werden. Während einer erhöhten Belastungsphase sollten Erholungspausen eingelegt werden.
Die Schmerzempfindung und -verarbeitung werden durch Ängste, Depressionen, Isolierung und Verkrampfung negativ beeinflusst (Abbildung 7.1). Gehen Sie aktiv hiergegen an! Das Führen eines Schmerztagebuchs (Abbildung 7.2) hilft, Schmerzveränderungen im Tagesverlauf bewusster zu erfassen, schmerzrelevante Einflussfaktoren zu erkennen und eventuell zu vermindern (Tabelle 7.1).

Tabelle 7.1: Faktoren, die die Schmerzschwelle beeinflussen

Erniedrigte Schmerzschwelle	Erhöhte Schmerzschwelle
• Unbehagen • Schlaflosigkeit • Müdigkeit • Ängstlichkeit • Furcht • Wut • Trauer • Depression • Langeweile • Introversion • Geistige Isolation • Soziales Abseits	• Linderung der Beschwerden • Schlaf • Ruhe • Sympathie • Verständnis • Anteilnahme • Zerstreuung • Verringerung der Angst • Verbesserung der Stimmung • Analgetika • Angstlösende Mittel • Antidepressiva

Durch Entspannungstechniken, durch positives Denken und Optimismus können Sie diese Einflussfaktoren zumindest mildern.

Schmerztagebuch

Name: ______________________ Datum: ____________________

Uhrzeit	Schmerzstärke	Zusatz-Medikation/ Behandlung	Bemerkungen/ Beobachtungen/Schlaf
6^{00}			
7^{00}	0		Gut geschlafen
8^{00}	6		Beim Aufstehen plötzlich Schmerzen
9^{00}			
10^{00}	0		In Ruhe
11^{00}			
12^{00}	2	1 Kps. Combaren	Nach Spaziergang
13^{00}			
14^{00}			
15^{00}	0		Mittagsschlaf
16^{00}			
17^{00}	2	1 Kps. Combaren	Beim Gehen dumpfe Schmerzen im Rücken
18^{00}			
19^{00}			
20^{00}			
21^{00}			
22^{00}			
23^{00}	0	1 Kps. Combaren	Zu Bett gegangen
24^{00}			
1^{00}			
2^{00}			
3^{00}			
4^{00}			
5^{00}			

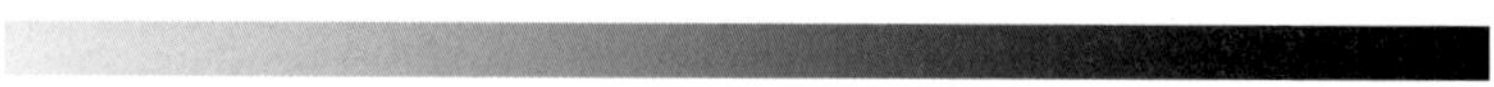

0 1 2 3 4 5 6 7 8 9 10

Abbildung 7.2: Schmerztagebuch mit Schmerzintensitätsskala von 0–10; 0 = keine Schmerzen; 10 = stärkste vorstellbare Schmerzen

8. Es dauert immer einige Zeit, bis die Schmerzmedikamente wirken. Was kann ich bis dahin zur Linderung der Schmerzen tun?

Der Wirkungseintritt der verschiedenen Schmerzmedikamente ist unterschiedlich lang. Es gibt einige Schmerzmittel, die schon kurz nach Einnahme des Schmerzmittels wirken, andere hingegen erst nach einer halben Stunde. Bei spät wirkenden Schmerzmitteln (Retardschmerzmittel) sollte man zur Überbrückung Schmerzmittel einnehmen, deren Wirkung relativ rasch eintritt (z. B. Sevredol®, TEMGESIC® oder Actiq®).
Gelegentlich helfen Ablenkungsstrategien, so z. B. Musik hören, fernsehen, Bilder betrachten und beschreiben, ein Buch lesen, ein Puzzlespiel machen, mit einer anderen Person sprechen. Manchen Patienten verschafft eine Hautmassage Erleichterung.
Versuchen Sie es mit einer Entspannungstechnik, z. B. mit der Muskelrelaxation, dem autogenen Training, dem bewussten Atmen oder einer der Visualisierungstechniken. Tipps hierfür, ebenso wie speziellere Empfehlungen für die Schmerzbehandlung, erhalten Sie in den Tumornachsorgekliniken. Ratschläge finden Sie auch in dem Ratgeber »Delbrück: Krebsschmerz« (siehe Literaturauswahl).
Sollten häufiger derartige Schmerzepisoden auftreten, muss möglicherweise die Medikation geändert werden und »präventiv« entweder eine andere Dosierung oder gar ein anderes Medikament gewählt werden.

9. Was bedeutet BTM? Kann ich nach Einnahme von Schmerzmitteln süchtig werden?

BTM ist die Abkürzung für Betäubungsmittel. Die Verschreibung und Lagerung dieser Betäubungsmittel wird durch ein besonderes Gesetz, das BTMG, geregelt. Diejenigen Medikamente, die bei längerer Anwendung die Gefahr eines Missbrauchs und einer Sucht beinhalten, fallen unter das Betäubungsmittelgesetz.
Diese Präparate können nur unter besonderen Sicherheitsmaßnahmen vom Arzt verschrieben werden. Wegen der besonders bei zentralen Schmerzmitteln bestehenden Suchtgefahr fallen einige dieser Präparate unter das Betäubungsmittelgesetz. In der Praxis kommt es bei Tumorpatienten jedoch

selbst nach Einnahme dieser »Betäubungsmittel« so gut wie nicht zu Suchtproblemen, wenn folgende Bedingungen eingehalten werden:

- Die Medikamente werden nur wegen ihrer schmerzstillenden Wirkung eingenommen.
- Die Medikamente werden in regelmäßigen Zeitabständen verabreicht.
- Die Medikamente werden nur in Form von Tabletten, Schmerzpflastern, Lösungen oder Zäpfchen und nicht in Form von Spritzen verabreicht.
- Die notwendige Schmerzmitteldosierung wird individuell bestimmt, die Dosisanpassung erfolgt kontrolliert und in kleinen Schritten.

Die zumeist unberechtigte Angst vor einer Sucht ist mit einer der Gründe, dass viele Patienten keine ausreichende Schmerzmedikation erhalten und so in ihrer Lebensqualität eingeschränkt werden.

10. Ich soll möglichst regelmäßig morphinhaltige Schmerzmittel einnehmen. Innerlich wehre ich mich sehr gegen diese »Suchtmittel«, die man doch eigentlich erst ganz zum Schluss einsetzen sollte, wenn die Schmerzen unerträglich werden und andere Schmerzmittel nicht mehr wirken.

Sie haben unrecht. Es gibt Morphintabletten mit einer Langzeitwirkung, die wegen ihrer guten Wirkung bei geringen Nebenwirkungen schon sehr frühzeitig eingesetzt werden sollten. Obwohl grundsätzlich eine Sucht möglich ist – diese Tabletten fallen daher auch unter das Betäubungsmittelgesetz –, ist mir bislang bei keinem Krebspatienten eine Suchtentwicklung bekannt geworden. Voraussetzung ist, dass Morphium in Form von Tabletten oder Schmerzpflastern und in regelmäßigen Abständen eingenommen bzw. angewendet wird. Die Einnahme »nach Bedarf« ist mit einem höheren Suchtpotenzial und auch mit einem höheren Schmerzmittelbedarf verbunden, da die Schmerzschwelle sinkt.

11. Welche Nebenwirkungen haben morphinhaltige Schmerzmedikamente?

Die wesentlichste Nebenwirkung ist die Verstopfung, weswegen Sie gleichzeitig mit den Morphintabletten stuhlgangfördernde Mittel einnehmen

sollten (z. B. Milchzucker bzw. Laktulose). Auf eine reichliche Flüssigkeitszufuhr ist zu achten. Lebensmittel, die eine Verstopfung begünstigen, sollten durch ballaststoffreiche Speisen ersetzt werden.
Unberechtigt ist die Angst vor einer Beeinträchtigung des Atemzentrums. Im Gegenteil, bei Atemnot gehört die Gabe von Morphiumpräparaten zu den wirkungsvollsten Maßnahmen, um die Luftnot zu lindern.
Gelegentlich kommt es – insbesondere in den ersten Tagen – zu Abgeschlagenheit und Müdigkeit. Dies legt sich häufig. Einige Patienten können die Morphintabletten wegen Gallenbeschwerden nicht vertragen. Gelegentlich müssen die Medikamente wegen Übelkeit abgesetzt werden.
Während der Einstellungsphase sollte das Führen von Fahrzeugen unterbleiben, da in den ersten beiden Wochen und nach jeder Dosiserhöhung mit einer Einschränkung der Aufmerksamkeit zu rechnen ist. Bei gut eingestellten Patienten, die nicht unter Sehstörungen, Müdigkeit, Übelkeit, Erbrechen sowie Schwindel leiden, steht dem Autofahren nichts entgegen. Opioide und Alkohol verstärken sich gegenseitig in ihren Wirkungen und Nebenwirkungen. Grundsätzlich empfiehlt es sich, einen sogenannten Opioid-Ausweis mit sich zu führen. In ihm sind die Schmerzmedikamente, deren Dosierung und die Einnahmedaten vermerkt. Die Vorlage des Ausweises stellt sicher, dass die Schmerztherapie auch in fremden Krankenhäusern, z. B. nach einem Unfall oder einer Akuterkrankung im Urlaub, fortgeführt werden kann, d. h., dass der Patient weiterhin schmerzmedikamentös versorgt wird. Am besten ist es, den Ausweis in der Brieftasche mit sich zu führen.

12. Bei mir ist es zu einer Tumorabsiedlung im Knochen gekommen. Ich habe sehr starke Schmerzen. Ich habe Angst davor, dass ich mich an die schmerzstillenden Medikamente gewöhnen könnte.

Knochenschmerzen sprechen im Allgemeinen auf die einfachen Schmerzmittel der Stufe I sehr gut an. Hierzu gehören solch bekannte und relativ nebenwirkungsarme Schmerzmittel wie Aspirin®, ben-u-ron® oder Rheumaschmerzmittel. Eine Gewöhnung bzw. Sucht hiernach ist extrem selten. Erst bei Unwirksamkeit dieser Medikamentenklasse dürfen Schmerzmittel der Stufe II und danach der Stufe III gegeben werden. Zu der Stufe III zählen Opioide und Morphinabkömmlinge.

Es sollte auch an einen Therapieversuch mit Bisphosphonaten gedacht werden. Sie hemmen die »Knochenfresszellen« (Osteoklasten) und bewirken eine nebenwirkungsärmere und länger andauernde Schmerzfreiheit als die klassischen Schmerzmittel.
Bei Schmerzen wegen eines Myelombefalls einzelner Wirbelkörper sollte auch an die Möglichkeit einer Kypho- bzw. Vertebroplastik gedacht werden.

13. Bei den geringsten Belastungen habe ich heftige Schmerzen an den Wirbelkörpern. Mir wurde zu einer Vertebro- oder Kyphoplastik geraten.

Wirbelfrakturen können durch eine Osteoporose und/oder einen Myelombefall verursacht sein. Häufig sind es die Mikrobewegungen der zusammengefallenen Wirbelkörper, die auf die Nerven drücken und heftige Schmerzen verursachen.
Ist dies die Ursache der Schmerzen, so sollte man an die Möglichkeit einer Vertebro- oder Kyphoplastik (auch Vetrebro- oder Kyphoplastie genannt) denken. Viele hiermit behandelte Patienten berichten von einer sehr raschen und langfristigen Schmerzlinderung.
Es handelt sich bei beiden Verfahren um relativ kleine chirurgische Eingriffe. Bei der Vertebroplastik wird Knochenzement in den eingebrochenen Wirbelkörper injiziert. Bei der Ballon-Kyphoplastik versucht man die ursprüngliche Wirbelform mithilfe eines orthopädischen Ballons wiederherzustellen, bevor der Knochenzement appliziert wird. Es wird ein dickflüssigerer Zement verwendet, wodurch das bei einer Vertebroplastik häufige Auslaufen der Zementflüssigkeit reduziert wird. Wegen des größeren Embolierisikos bei einer Vertebroplastik bevorzugt man heute allgemein die Versteifung von innen mittels Vertebro- und Kyphoplastie.
Beide Verfahren können mit erheblichen Nebenwirkungen einhergehen, wenn nicht bestimmte Vorsichtsmaßnahmen beachtet werden. Sie können auch nicht an allen Wirbelkörpern vorgenommen werden. Voraussetzungen sind u. a. eine normale Blutgerinnung, eine ausreichend Anzahl weißer Blutkörperchen, keine Kompression der Nerven im Wirbelkanal und keine Infektionsprobleme.

14. Durch das Einsinken eines Wirbelkörpers (Sinterung) ist es zu einer schmerzhaften Deformierung der Wirbelsäule gekommen. Leider ist wegen der ungünstigen Lokalisation keine Vertebro- oder Kyphoplastik möglich.

Solche Sinterungen sind bei Myelompatienten häufig, wobei ursächlich hierfür häufig gar nicht das Myelom, sondern eine Osteoporose verantwortlich ist.
Das Tragen eines Korsetts kann die Stabilität und die Belastbarkeit erhöhen sowie Schmerzen beseitigen. Solche Korsetts müssen allerdings individuell angepasst und ständig auf ihre Wirksamkeit hin geprüft werden. Gehen die Schmerzen nicht zurück und nimmt die Belastbarkeit nicht deutlich zu, so muss das Korsett überprüft werden. Meist ist eine Phase der Gewöhnung notwendig.

15. Kann eine Akupunktur gegen die Schmerzen helfen?

Die schmerzstillende Wirkung einer Akupunktur beruht auf der Freisetzung von Endorphinen auf drei Wirkebenen, nämlich dem Rückenmark, dem Mittelhirn und dem Hypothalamus.
Nach dem Leitmotiv der klassischen Akupunktur »Akupunktur heilt, was gestört ist – Akupunktur heilt nicht, was zerstört ist« lässt sich die Wirkungslosigkeit der Akupunktur bei myelombedingten Schmerzen erklären.

16. Ein Bekannter erzählte mir, dass ihm nach jahrelanger Schmerzmitteleinnahme erst der Chiropraktiker geholfen habe. Was halten Sie von dieser manuellen Therapie?

Ein Myelompatient sollte sich auf keinen Fall in die Behandlung eines Chiropraktikers begeben. Die Konsequenzen einer chiropraktischen Behandlung könnten katastrophal sein; sie kann einen Bruch der Wirbelsäule zur Folge haben!

17. Meiner Frau helfen Fangopackungen immer sehr gut gegen ihre Rückenschmerzen. Bestehen irgendwelche Einwände dagegen, dass ich diese ungefährliche Behandlung auch einmal versuche?

In der Tat kann eine lokalisierte Wärmebehandlung zu einer prompten Schmerzlinderung führen. Es kommt hierdurch nämlich zu einer Entspannung der bei Knochenbefall häufig verspannten Muskulatur. Die Wärmebehandlung kann mit Peloiden (z. B. Fango), mit Elektrotherapie (z. B. Kurzwelle) oder mit Ultraschall erfolgen.
Entscheidend ist, dass die Wärmepackungen auf die Muskulatur und nicht auf den Knochen gelegt werden. Bei schmerzhaften Knochenabsiedlungen sind dort angewandte Fangopackungen in der Regel wirkungslos. Darüber hinaus können sie möglicherweise zu einer beschleunigten Tumorzellverschleppung und einer Krankheitsausbreitung führen, weswegen ich Myelompatienten nur sehr zurückhaltend zu Fangopackungen rate. Besser sind Massagen und Krankengymnastik, die allerdings auch nur vorsichtig und nach Rücksprache des Physiotherapeuten mit dem Arzt erfolgen dürfen! Patienten mit Herz-Kreislauf-Beschwerden sollten mit Fangopackungen und Bädern grundsätzlich zurückhaltend sein. Eine Elektrotherapie darf bei Schrittmacherträgern nicht durchgeführt werden.

18. Ein Bekannter mit multiplem Myelom hat mir erzählt, dass bei ihm eine Behandlung nicht notwendig sei. Wie ist das möglich?

Manche Myelome wachsen tatsächlich so langsam, dass die Nachteile einer Behandlung gegenüber den Vorteilen überwiegen würden. Besonders langsam dehnen sich diejenigen Myelome aus, deren Zellen eine gute Ausreifung (Grading) aufweist, die nicht mit Beschwerden einhergehen und die sich im Ausbreitungsstadium I (Tabelle 1.4, S. 28) befinden. Bei ihnen begnügt man sich häufig mit einer ausschließlichen Überwachung, um erst bei Fortschreiten der Erkrankung bzw. bei Beschwerden therapeutisch einzugreifen. Voraussetzung ist allerdings, dass das Verhalten dieser Myelome regelmäßig und engmaschig mit Labor- und Knochenmarkuntersuchungen sowie mit Röntgen überwacht wird, um gegebenenfalls rechtzeitig eine Behandlung einleiten zu können.

Die Entscheidung, ob bzw. ab wann eine Therapie durchgeführt werden muss, kann nur ein erfahrener Hämato-Onkologe treffen. Welche Behandlung für Sie die beste ist, kann häufig erst aufgrund vieler Detailinformationen entschieden werden.

19. Bei mir wurde eine Metastase in der Wirbelsäule festgestellt und erfolgreich bestrahlt. Ich bin seitdem völlig beschwerdefrei. Dennoch sagt der Arzt, dass eine Zusatzbehandlung mit einer Chemotherapie notwendig sei.

Nur in seltenen Fällen reicht eine alleinige Strahlentherapie oder eine alleinige Operation aus. Aus Erfahrung weiß man, dass sich auch in anderen Körperregionen Myelomabsiedlungen befinden, die jederzeit größer werden und Beschwerden bereiten können. Man führt daher eine prophylaktische Bisphosphonattherapie und meist auch eine Chemotherapie durch (Erhaltungstherapie). Hiermit hofft man, auch die verstreut liegenden Zellnester zu erreichen und ein weiteres Fortschreiten der Knochenentkalkung bzw. ein Fortschreiten der Krankheit zu verhindern.
Der große Vorteil einer Chemotherapie ist, dass sie auch das Wachstum der in anderen Körperregionen lokalisierten Tumorzellen zu bremsen vermag.

20. Bei der Röntgenuntersuchung stellte sich heraus, dass mein Schienbein sehr frakturgefährdet ist.

Eine lokalisierte Strahlentherapie wird in den meisten Fällen das Tumorwachstum stoppen können; allerdings setzt die Stabilisierung erst nach Monaten ein. Zwischenzeitlich können die Herde durch eine vorübergehende Entlastung, beispielsweise durch Gehstützen oder Schienen, vor einem Bruch bewahrt werden. Bei drohenden oder bereits eingetretenen Knochenbrüchen hat sich eine spezielle Operationstechnik bewährt, bei der die Knochendefekte durch einen selbsthärtenden Kunststoff (PMMA) aufgefüllt werden. Zusätzlich wird die Schienung des Knochens durch verschraubte Metallplatten oder Knochennägel vorgenommen. Sind Gelenke zerstört oder gelenknahe Knochenabschnitte betroffen, kann der ganze befallene Knochenabschnitt auch operativ entfernt und durch ein spezielles künstliches Gelenk ersetzt werden.

21. Bei mir soll eine Osteosynthese des gebrochenen Oberschenkelknochens durchgeführt werden.

Unter einer Osteosynthese versteht man die Verbindung zweier gebrochener Knochenteile. Sie wird meist mit Metall vorgenommen. Je nach Lokalisation des Bruchs bevorzugen die Operateure eine Verschraubung, eine Marknagelung, eine Verplattung oder eine Zuggurtung (siehe Abbildungen 7.3, 7.4 und 7.5).
Die Vorteile gegenüber einer klassischen Heilung unter Gips bestehen in der Möglichkeit, die Bruchstücke optimal anzupassen. Auch kommt es nicht zu einer längeren Immobilität; die funktionelle Übungsbehandlung kann sehr früh beginnen.
Nachteilig sind das operative Risiko, die Schwierigkeiten einer späteren Bestrahlung, einer CT-Kontrolle (Computertomographie) und die Unmöglichkeit einer Elektrotherapie.

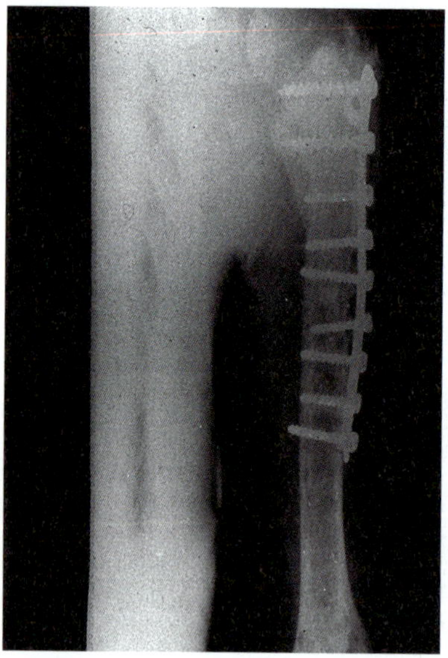

Abbildung 7.3: Operative Vereinigung (Schraubenosteosynthese) eines gebrochenen und myelombefallenen Oberarms

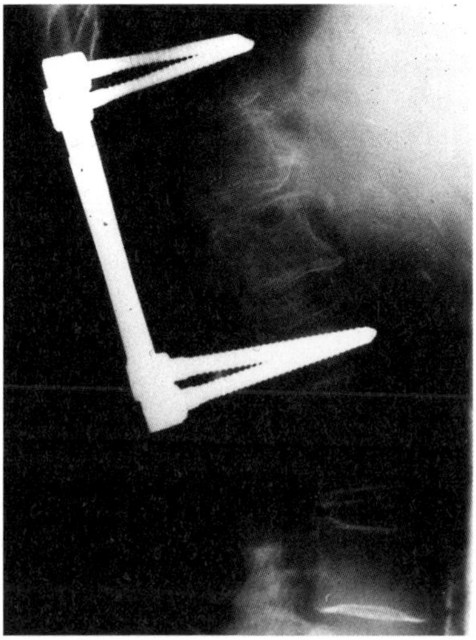

Abbildung 7.4: Operative Fixation einer gebrochenen und myelombefallenen Wirbelsäule (Fixateur interne)

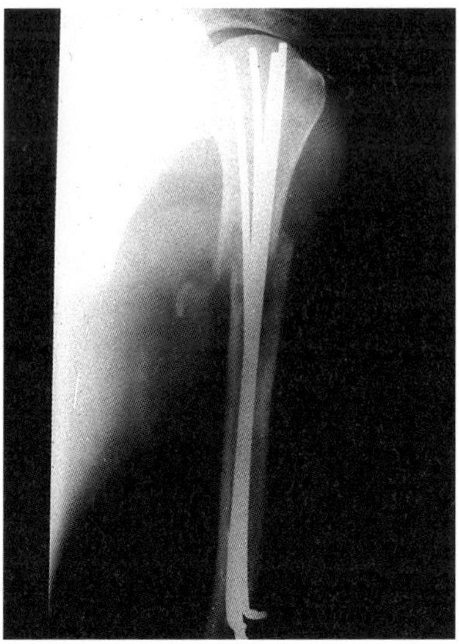

Abbildung 7.5: Operative Stabilisierung eines gebrochenen und myelombefallenen Arms (Endernagelung)

22. Bei mir ist es zu einem Rezidiv gekommen. Der Tumor sitzt direkt vor der Wirbelsäule und drückt auf die Nerven. Ich habe sehr starke Schmerzen, die teilweise in die Beine ausstrahlen. Nun ist es auch zu einer Blasen-Mastdarm-Störung gekommen.

Bei diesen Beschwerden ist eine unverzügliche gezielte Bestrahlung notwendig. Durch die alleinige Gabe von Schmerzmitteln würde der Schmerz zwar gelindert, der Tumor jedoch weiter wachsen und die Beschwerden mit der Zeit wieder stärker werden.

23. Der Arzt wagt bei mir trotz des Fortschreitens der Erkrankung wegen der Blutarmut keine Chemotherapie durchzuführen.

Viele Plasmozytompatienten entwickeln im Verlauf der Erkrankung eine Blutarmut, deretwegen möglicherweise auch Transfusionen benötigt werden. Ist die Blutarmut therapiebedingt, so darf keine zellhemmende Therapie durchgeführt werden. Ansonsten kann, ja muss sogar eine zellhemmende Therapie angewendet werden.
Eine Alternative zu den Bluttransfusionen ist übrigens die Therapie mit Erythropoetin.

24. Welche medizinischen Risiken bestehen bei einer Bluttransfusion?

Aufgrund unberechtigter Ängste und Missverständnisse lehnen immer mehr Patienten Bluttransfusionen ab. Tatsächlich ist die Komplikationsrate heute infolge vieler Kontrollen sehr gering. Dennoch bestehen einige Risiken, auf die der Patient auch dann hingewiesen werden muss, wenn sie sehr gering sind. Hierzu gehören:

- immunologische Risiken,
- Kreislaufüberlastung (Volumenüberlastung mit der Gefahr einer Herzschwäche),
- Eisenüberladung,
- Infektionsrisiko (z. B. Hepatitis und HIV).

25. Was kann man zur Besserung der Immunabwehr tun?

Das multiple Myelom geht häufig mit einem Antikörpermangel einher, was zu einer erhöhten Infektgefährdung führt. Insbesondere die oberen Luftwege, aber auch die Harnwege sind gefährdet. Die Infektionen nehmen mit der Zeit an Häufigkeit und Heftigkeit zu.
Wichtig sind folgende Verhaltensregeln:

- Infekte müssen sofort antibiotisch behandelt werden.
- Infektgefährdete sollten prophylaktisch Immunglobuline erhalten.
- Tätigkeiten, die mit einer erhöhten Infektgefahr einhergehen, sind zu meiden.
- Im Herbst sollten sich alle Myelompatienten prophylaktisch gegen Grippe impfen lassen.
- Frisches Gemüse, Obst und Vitamin-C-Tabletten in Grippezeiten bieten einen gewissen Schutz.

Eine milde Hydrotherapie, z. B. in Form von Waschungen, Abreibungen, Trockenbürstungen, ansteigenden Teilbädern, Kaltwasserbehandlung nach Kneipp, Wickel, feuchte Wärme geringen Umfangs wie warmer Heusack und kleine Peloidpackungen, wirkt sich nicht nur positiv auf das Nervensystem aus, verbessert nicht nur die periphere Durchblutung und entgiftet den Körper, sondern stärkt auch die Immunabwehr. Darüber hinaus können die Hydro- und Balneotherapie auch Atemstörungen und Schmerzen günstig beeinflussen.
Körperliche Aktivität fördert den Muskelaufbau und kann wirkungsvoll einer weiteren Schwächung vorbeugen. Regelmäßige Gymnastik am Morgen oder Spaziergänge sind förderlich. Sie sollten Auskühlung vermeiden und ausreichend schlafen.

26. Bekannte empfehlen mir eine Frischzellenbehandlung gegen meine Schwäche.

Schwäche und Müdigkeit treten bei Myelompatienten häufig auf. Meist sind sie durch eine Erniedrigung des roten Blutfarbstoffs bedingt (Anämie). Bevor Sie zu alternativen Heilmethoden wie Frischzellentherapien greifen, sollten Sie die klassischen Möglichkeiten der Bluttransfusion oder der Erythropoetintherapie, aber auch der Chemo-, Strahlen- und Hormontherapie nutzen. Die Anhebung des roten Blutfarbstoffs im Blut (Hämoglobin) um 1 oder 2 g% kann die Leistungsfähigkeit und Energie wesentlich verbessern.

27. Ich las kürzlich in einer Illustrierten von einem sensationellen neuen Krebsmittel, das bei einer schon »Totgesagten« zu einer erstaunlichen Besserung führte. Was halten Sie davon? Wo kann ich dieses Mittel erhalten?

Aufgrund langjähriger Erfahrungen habe ich gelernt, gegenüber derartigen sensationell aufgemachten Illustriertenberichten zurückhaltend zu sein. Solche Berichte erscheinen in mehr oder weniger regelmäßigen Abständen, sie verwirren die Betroffenen, erwecken falsche Hoffnungen und führen nicht selten dazu, dass andere lebenswichtige Therapien verzögert werden.

Sie sollten grundsätzlich Ihren Arzt nach seiner Meinung fragen oder sich mit dem Krebsinformationsdienst für Laien (KID) in Verbindung setzen (Adresse siehe Kapitel »Adressen«).

Dieser Krebsinformationsdienst für Laien ist kostenlos. Er wird vom Deutschen Krebsforschungszentrum Heidelberg unterhalten und beschäftigt hauptamtlich mehrere Mitarbeiter, die ausschließlich den Rat und Hilfe suchenden Krebspatienten Auskunft geben sollen. Er ist täglich von 8 bis 20 Uhr unter der Telefonnummer 08 00/4 20 30 40 zu erreichen.

28. Ich habe neulich von einem neuen Wundermittel gegen Krebs gehört. Das Medikament soll völlig unschädlich sein. Wie denken Sie darüber?

Besonders bei Krebserkrankungen floriert ein Markt mit einem riesigen Angebot angeblicher Wundermittel. Diese helfen mit Sicherheit den Verkäufern. Ihre Wirkung auf die Krankheit ist jedoch zumeist sehr umstritten. Ein sicheres Kennzeichen unseriöser Angebote ist die Behauptung, »das Mittel zu haben, das allein den Krebs besiegen soll«. Ein solches Mittel gibt es nicht und wird es wahrscheinlich auch in absehbarer Zeit nicht geben.

Häufig heißt es auch, dass diese Mittel keinerlei schädliche Nebenwirkungen haben. Tatsächlich sind wirksame Krebsmedikamente ohne jegliche Nebenwirkungen bislang nur ein Traum. Bei propagierten Heilmitteln, die »zumindest nicht schaden können«, sollten Sie auf Ihren Geldbeutel achten. Geschäftemacher gehen davon aus, dass Ihnen für Ihre Gesundheit nichts zu teuer ist.

29. Meine Krankenkasse weigert sich, die Kosten für eine als alternativ geltende Tumortherapie zu übernehmen. Kann sie das?

Die Krankenkassen brauchen nicht für Kosten aufzukommen, die durch die Anwendung wissenschaftlich nicht allgemein anerkannter Untersuchungs- und Behandlungsmethoden sowie Arzneimittel entstehen. Andererseits können von der Kasse auch die Kosten von Behandlungsmethoden besonderer Therapieeinrichtungen dann erstattet werden, wenn keine anerkannten schulmedizinischen Behandlungsmethoden existieren oder diese im Einzelfall schon ausgeschöpft, ungeeignet oder unzumutbar sind.

Entscheidend ist, dass Sie vor einer Behandlung einen entsprechenden Antrag auf Übernahme der Kosten stellen. Eine schriftliche Bescheinigung des behandelnden Arztes ist zu empfehlen. Grundsätzlich sollten Sie bei Problemen mit Kassen oder Behörden immer persönlich (zumindest am Telefon) mit dem für Sie zuständigen Sachbearbeiter sprechen. Die meisten Mitarbeiter der Kranken- und Rentenversicherungen sind ernsthaft bemüht, Ihnen zu helfen. Lässt sich herbei das Problem nicht aus dem Weg schaffen, so tragen Sie Ihr Anliegen auf jeden Fall in einem schriftlichen Antrag vor. Bei einer Ablehnung können Sie dann innerhalb der angegebenen Frist in einem formlosen Brief Widerspruch einlegen und das Hinzuziehen eines Gutachters beantragen.

Selbstverständlich sollten Sie auch mit dem Arzt Ihres Vertrauens über die Problematik sprechen und seinen Rat einholen.

30. Auch wenn die Wirksamkeit vieler in der Laienpresse und von Naturheilkundigen empfohlenen Krebsmittel nicht bewiesen ist, so ist doch auch nicht deren Schädlichkeit belegt. Vielleicht ist eines dieser angepriesenen Mittel doch nützlich und heilsam. Außer Kosten und Enttäuschung kann mir doch nichts passieren, wenn ich diese angebotenen Alternativen nutze, zumal mein Tumorleiden mit schulmedizinischen Therapien nicht mehr zu stoppen ist.

Der Erfolg der von Ihnen propagierten »Schrotschusstherapie« ist aus mehreren Gründen fragwürdig.
Die scheinbar harmlosen »Biomittel« können nämlich auch für böse Überraschungen gut sein. So weiß man, dass ein und dasselbe Präparat bei einer bestimmten Dosis das Tumorwachstum hemmen, bei einer anderen Dosis das Tumorwachstum hingegen beschleunigen kann. Eine klare Dosis-Wirkungskurve gibt es nur bei sehr wenigen dieser Medikamente. Neben der fraglichen Wirksamkeit dieser Präparate sind also auch die Nebenwirkungen unklar. Auch bestehen indirekt Nachteile durch den Verzicht auf eine möglicherweise doch wirksame Behandlung. Sie sollten sich bei Ihrem betreuenden Arzt über die eventuellen Nebenwirkungen informieren.

31. Ich habe erhebliche Probleme mit dem mich behandelnden Arzt. Mit dem Verhalten meiner Krankenkasse bin ich auch nicht einverstanden. Wo bekomme ich juristischen Rat?

Bei sozialrechtlichen Fragen können sich Patienten und Ärzte aus ganz Deutschland unter der kostenlosen Telefonnummer 08 00/0 73 24 83 (Montag bis Freitag 9 bis 17 Uhr) an das Medizinrechts-Beratungsnetz wenden: Dort bekommen sie einen Beratungsschein ausgefertigt und einen Vertrauensanwalt in ihrer Nähe genannt. Dieser Anwalt prüft in einem kostenlosen Orientierungsgespräch unter anderem, ob der Fall eine rechtliche Dimension hat, wie nach erster Einschätzung die Erfolgsaussichten stehen und welche weiteren Beratungs- und Hilfsangebote zur Verfügung stehen. Der Service wird kontinuierlich von einer wissenschaftlichen Studie in Zusammenarbeit mit der Universität Kiel begleitet (http://www.medizinrechtsberatungsnetz.de).

Der Verband privater Krankenkassen (PKV) hat eine Schlichtungsstelle eingerichtet, die bei Streitfällen zwischen Versicherten und Krankenversicherung schlichten soll. Alle privat Versicherten können sich bei Konflikten oder Unstimmigkeiten mit ihren Gesellschaften kostenlos von dieser neutralen Schlichtungsstelle beraten lassen, sofern sie noch kein Gericht eingeschaltet haben Weitere Informationen finden Sie im Internet unter http://www.pkv-ombudsmann.de.

32. Ich hätte gerne eine Abschrift meines Arztbriefs. Kann ich Einsicht in meine Krankenunterlagen bekommen?

Wenn Sie als Patient (hingegen nicht als Angehöriger) den behandelnden Arzt danach fragen, bekommen Sie den Brief in der Regel auch ausgehändigt.

Wenn der Arzt das nicht möchte, so muss das in keiner Weise bedeuten, dass er etwas vertuschen oder Sie nicht informieren möchte, sondern meist will er die Betroffenen vor der Wahrheit schützen. Das Nächstliegende für Sie bzw. die Angehörigen ist in diesem Fall, den Arzt um ein Gespräch zu bitten.

Aus rechtlicher Sicht haben Sie einen gesetzlichen Anspruch auf Aushändigung des Arztbriefes. Es sollte jedoch immer der letzte Schritt bleiben, auf dem Rechtsanspruch zu bestehen.

Wenn Patienten befürchten, bei einem Gespräch mit dem Arzt nicht zum Ziel zu kommen, kann ein Vermittler bzw. Fürsprecher hinzugezogen werden. In den größeren Krankenhäusern gibt es einen solchen offiziellen Patientenvertreter. Dieser hat es erfahrungsgemäß leichter, zwischen Ihnen und dem Arzt zu vermitteln.

33. Wie kann ich den behandelnden Ärzten im Falle meiner Bewusstlosigkeit bzw. Unfähigkeit, über längere Zeit meinen Willen zu äußern, begreiflich machen, dass lebensverlängernde Therapien unterbleiben sollen?

Seit in der modernen Medizin vieles »machbar« geworden ist, sind die Ärzte, Patienten und Pflegenden immer häufiger gefordert, existenzielle Entscheidungen an der Grenze des Lebens zu treffen.

»Patientenverfügungen«, vom Patienten vorher abgefasst, können den Ärzten und dem Pflegeteam sehr dabei helfen, etwas über den Willen des Patienten zu erfahren.

Die deutsche Bundesärztekammer und die deutsche Rechtsprechung erklären hierzu: »Patientenverfügungen sind verbindlich, sofern sie sich auf die konkrete Behandlungssituation beziehen und keine Umstände erkennbar sind, dass der Patient sie jetzt nicht mehr gelten lassen würde«. Die Patientenverfügung ist nur insofern verbindlich, als nicht rechtlich Verbotenes bestimmt wird (zum Beispiel die Tötung auf Verlangen oder aktive Sterbehilfe).

Sinnvoll ist, die Patientenverfügung mit einer Vorsorgevollmacht zu koppeln, d. h., eine Person zu benennen, die im Sinne des Patienten entscheidet, wenn dieser selbst hierzu nicht mehr in der Lage ist.

Ein ärztliches Beratungsgespräch vor der Erstellung der Patientenverfügung ist empfehlenswert, wobei die Patientenverfügung mit Blick auf konkrete Situationen und Maßnahmen formuliert werden sollte. Auf keinen Fall darf die schriftlich abgefasste Patientenverfügung das Gespräch mit dem Arzt ersetzen, sondern vielmehr sollte sie das Gespräch immer ergänzen.

Die Patientenverfügung muss zum Zweck des Nachweises schriftlich erstellt, mit Datum versehen und vom Verfügenden unterschrieben werden. Die Unterschrift sollte regelmäßig erneuert werden, um zu dokumentieren, dass die Verfügung weiterhin dem aktuellen Willen entspricht. In der Patientenverfügung sollte zudem eine Vertrauensperson benannt werden, mit der die Patientenverfügung und der darin erklärte Wille besprochen wurde.

Gute, leicht verständliche Erklärungen der verschiedenen Vollmachten finden Sie im Internet (http://www.vorsorgeregister.de). Bei Fragen zur Patientenverfügung und Vorsorgevollmacht helfen Ihnen die Kirchen, die Verbraucherzentralen und die großen Hilfsorganisationen gerne weiter.

8 Welche Möglichkeiten gibt es zur Stärkung des Knochenbaus und des Bewegungsapparates?

Fragen zur Osteoporoseprophylaxe, zur Sturzprophylaxe, zu Knochenmetastasen, zur Krankengymnastik, zu Massagen und anderen physiotherapeutischen Behandlungsmöglichkeiten

1. Bei mir wurden die Myelombeschwerden jahrelang als Osteoporoseschmerzen fehlgedeutet. Gibt es typische Zeichen für eine Osteoporose (Knochenentkalkung)?

Eine solche Fehldiagnose ist relativ häufig, da sich die röntgenologischen Kriterien sehr ähneln. Genauer ist die Kernspinuntersuchung, die eine exaktere Differenzierung zwischen einer Osteoporose und einem Myelombefall erlaubt. Durch feingewebliche Untersuchungen des Knochenmarks lässt sich ein Verdacht allerdings am besten bestätigen bzw. ausschließen.

2. Welche diätetischen Vorsichtsmaßnahmen müssen zur Osteoporoseprophylaxe beachtet werden?

- Kaffee und Tee fördern generell die Ausscheidung von Flüssigkeit und Kalzium über die Niere, weswegen Osteoporosegefährdete täglich nicht mehr als fünf bis acht Tassen Kaffee oder Tee trinken sollten.
- Alkohol reduziert den Knochenaufbau und beeinflusst den Kalziumstoffwechsel negativ, weshalb Osteoporosegefährdete Alkohol nur in Maßen trinken sollten.
- Die Ernährung sollte abwechslungsreich sein und viel Kalzium und Vitamin D, also viel Gemüse und Milchprodukte, enthalten.
- Die übermäßige Aufnahme von phosphatreichen Produkten ist zu vermeiden.

3. Was kann man zur Vermeidung von Knochenbrüchen tun?

Das durchschnittliche Sturzrisiko für Personen im Alter von über 65 Jahren liegt zwischen 30 % und 40 %. Es erhöht sich bei persönlichen Sturz-

risiken. Zu den Risiken gehört die Einnahme von Medikamenten gegen Depressionen oder von Schlaf- und Beruhigungsmitteln.
Bei Myelompatienten ist das Risiko besonders hoch, dass Stürze mit einem Knochenbruch einhergehen. Besprechen Sie mit Ihrem Hausarzt, ob die von Ihnen eingenommenen Medikamente das Sturzrisiko erhöhen. Schlafmittel und andere Medikamente, die die Reaktionsfähigkeit und die Gangsicherheit herabsetzen, sollten vermieden werden.
Zu unterscheiden sind medikamentöse und nicht medikamentöse Vorsichtsmaßnahmen. Die wichtigste medikamentöse Prävention ist die Behandlung der Grunderkrankung. Hierzu gehören die Tumortherapien, Bisphosphonatinfusionen und gegebenenfalls eine lokale Strahlentherapie.
Wenn die Knochenstruktur schon so ausgedünnt ist, dass ein hohes Risiko für einen Bruch besteht, müssen operative und/oder stützende Verfahren (z. B. Orthesen) in Betracht gezogen werden. Ansprechpartner hierfür sind der Facharzt für Orthopädie bzw. der Orthopädietechniker.
Zu den nicht medikamentösen Maßnahmen zählen:

- Reduzieren Sie Gefahrenquellen in der Wohnung, die einen Sturz auslösen könnten (z. B. rutschende Teppiche, glatte und nasse Fliesen im Badezimmer und unter der Dusche). Sorgen Sie für rutschfeste Matten im Bad.
- Verwenden Sie Gehhilfen wie Stock oder Krücke zur Entlastung bzw. zur Sicherung des Gleichgewichts.
- Nehmen Sie an einer Gangschulung und Rückenschule teil. Sie hat eine Kräftigung der Rücken- und Schultergürtelmuskulatur und eine Verbesserung des Körpergefühls zum Ziel.
- Führen Sie Bewegungsübungen durch, die Kraft- und Gleichgewichtstraining enthalten. Beim Gleichgewichtstraining werden sicheres Stehen und Gehen, das Drehen des Körpers und das Halten des Gleichgewichts in »wackeligen« Situationen trainiert. Durch Übungen im Alltag mit einfachen Hilfsmitteln wie z. B. mit Kleingeräten wie Handgewichten und Gewichtsmanschetten kann man Kraft und Balance mit Erfolg verbessern.
- Erlernen Sie rückenschonende Verhaltensweisen beim Sitzen, Stehen, Bücken, Heben, Tragen und Liegen, die in Beruf, Freizeit und Sport notwendig sind.
- Massagen und Krankengymnastik mit gezielter Belastung gefährdeter Wirbelsäulen- und Knochenabschnitte können auch die Koordination Ihrer Bewegungen und die Sicherheit beeinflussen.

- Stolperfallen in der Wohnung sollte man entfernen lassen.
- Befestigen Sie Handläufe an den Treppen und Haltegriffe im Bad. Ziehen Sie rutschfeste Schuhe mit festem Halt für den Fuß an.
- Verbessern Sie die Beleuchtung in der Wohnung.
- Lassen Sie die eigene Sehleistung überprüfen, und sorgen Sie gegebenenfalls für einen Ausgleich bei beeinträchtigter Sehleistung.
- Tragen Sie Hüftprotektoren zur Vermeidung eines Oberschenkelhalsbruchs im Fall eines Sturzes. Hierbei handelt es sich um Schalen oder Polster, die meistens in eine Hüftschutzhose eingenäht sind.

4. Was passiert in der Rückenschule?

Ziele der Rückenschule sind:

- Information,
- Schulung der aufrechten Haltung,
- Erlernen der Alltagsbewegungen: Sitzen, Stehen, Bücken, Heben, Tragen und Liegen,
- Verbesserung der Mobilität und Kräftigung der Muskulatur,
- Möglichkeiten, sich zu entspannen,
- Bereitschaft zur täglichen Rückendisziplin,
- Erarbeitung eines Heimprogramms,
- Sitzmöbel- und Arbeitsplatzberatung.

5. Angeblich soll meine Wirbelsäule besonders gefährdet sein. Was kann ich selber prophylaktisch (vorbeugend) tun?

- Meiden Sie einseitige Belastungen und Überbelastungen! Falls Sie eine einseitige Tätigkeit ausüben (z. B. bei Sitzberufen), stehen Sie zwischendurch auf, recken Sie sich, und gehen Sie ein paar Schritte.
- Heben und tragen Sie nicht mehr als 6 bis 9 kg.
- Vermeiden Sie alle abrupten Belastungen und Dreh- sowie Scherbewegungen.
- Sie sollten ein Bücktraining mitmachen (z. B. in einer Tumornachsorgeklinik).

Ich halte viel von körperlicher Bewegung, ja halte sogar bestimmte sportliche Tätigkeiten für einen wesentlichen Bestandteil der Knochenbruchprophylaxe bei Myelompatienten.
Nicht nur, weil hierdurch die Muskulatur gestärkt, die Koordination und Gangsicherheit gebessert und eine vorzeitige Knochenentkalkung verhindert wird, sondern auch, weil körperliche Aktivität positive Auswirkungen auf die Funktionsfähigkeit anderer Organe hat. Sport wirkt entspannend, baut Stress ab, stärkt die Herz-Kreislauf-Funktionen und regt die Immunabwehr an.
Es mag zwar paradox erscheinen, aber bei Immobilität ist das Knochenbruchrisiko größer als bei regelmäßiger körperlicher Aktivität.

6. Welche Vorteile hat das tägliche körperliche Training?

Neben der Instabilität des Knochens führt eine Gangunsicherheit im fortgeschrittenen Alter zu vermehrten Stürzen und Knochenbrüchen. Gleichgewichtsstörungen, eine geringere Muskelkraft in den unteren Extremitäten, eine schlechte Koordination und Flexibilität, eine Schonhaltung mit einseitigen Belastungen sowie eine geringe Menge an Weichteilgewebe im Bereich der Hüfte sind Risikofaktoren, die durch körperliches Training reduziert werden können.
Regelmäßiges körperliches Training führt auch zu einer gesteigerten Herz-Kreislauf-Funktion, zu einer verbesserten Koordination und Flexibilität sowie zu einem verbesserten Gleichgewicht. Die Muskelkraft wird erhöht und die Ausdauer verbessert. Die prophylaktische Wirkung von körperlicher Aktivität auf osteoporosebedingte Frakturen wird also nicht nur durch eine Erhöhung der Knochenmasse und durch eine Reduktion des alters- und krankheitsbedingten Knochenmasseverlusts erreicht, sondern ist zusätzlich auch Folge anderer im höheren Alter auftretender Faktoren, die eine allgemeine Fitness ausmachen (Tabelle 8.1).
Nachweisbar positive Erfahrungen für Osteoporosegefährdete gibt es mit Ausdauertraining, intensivem Gehtraining und Tanzen/Aerobic. Schwimmen ist ein sehr gutes Training für den Muskelaufbau und darüber hinaus ideal zum Entspannen und für eine Leistungssteigerung.

Tabelle 8.1: Wesentliche Ziele der Bewegungstherapie in der Behandlung der Osteoporose

- Förderung der Flexibilität und Dehnungsfähigkeit
- Verbesserung der Alltagsmotorik
- Reduktion des Sturzrisikos mit der Gefahr weiterer Frakturen
- Kräftigung insbesondere der statischen Haltemuskulatur (Aufrichtung des Rumpfes, Verminderung einer kyphotischen Fehlhaltung)
- Entlastung der durch Wirbelfrakturen fehlgestellten und irritierten kleinen Wirbelgelenke
- Langfristige Schmerzreduktion

Die ideale Trainingsform für den Knochen ist das Krafttraining bzw. das Training unter Gewichtsbelastung, also wenn der Körper gegen die Schwerkraft und gegen Widerstände arbeitet. (Dies ist beispielsweise der Fall bei Expander- oder Impandertraining, beim Gewichtheben, bei Klimmzügen, Liegestützen, beim Hangeln, Abstemmen etc.) Für den Myelompatienten sind diese Aktionen jedoch denkbar ungeeignet, ja sie sind wegen der erhöhten Knochenbruchgefahr nicht erlaubt!
Sportarten mit erhöhtem Sturz- und Stauchungsrisiko, z. B. Reiten und Turnen, sollten ebenfalls nicht praktiziert werden. Welche sportlichen Aktivitäten für Patienten mit Befall der Wirbelsäule gut und welche schlecht sind, wird ausführlich im Kapitel 13 beschrieben.
Bevor Sie an sportlichen Aktivitäten teilnehmen, fragen Sie grundsätzlich Ihren Arzt. Er kann für Sie auch »Rehabilitationssport und Funktionstraining« verordnen. Diese sinnvollen Präventionsmaßnahmen werden von den Krankenkassen und/oder Rentenversicherungen stark bezuschusst.

7. Wie kann ich den Rücken entlasten?

- »Falsches Sitzen« bedeutet Schwerstarbeit für den gesamten Rücken. Durch stundenlange gleichförmige Haltung und mangelnde Bewegung werden Wirbelsäule, Bandscheiben und Rückenmuskulatur übermäßig stark belastet.
- »Falsches Heben« führt zu einer unnötig starken Druckbelastung von Wirbelsäule und Bandscheiben. Man sollte vermeiden, sich zum Heben von Lasten mit dem gesamten Oberkörper nach vorne zu beugen.

- »Falsches Tragen« führt zu einer einseitigen Belastung des Rückens und der gesamten beteiligten Muskulatur. »Richtiges Tragen« bedeutet in erster Linie, Lasten gleichmäßig zu verteilen. Wählen Sie zum Beispiel beim Einkaufen lieber zwei kleinere Taschen als eine größere, und füllen Sie beide gleich schwer. Kaufen Sie einen Koffer mit Rollen! Sollten Sie den Koffer tragen müssen, wechseln Sie regelmäßig die Seiten.
- »Falsches Stehen« und enge oder schlecht gedämpfte Schuhe lösen häufig Beschwerden im Rückenbereich aus. »Richtiges Stehen« heißt, möglichst oft die Stellung zu wechseln und bei der Auswahl der Schuhe auf gute Dämpfung und eine dem Fuß angepasste Form zu achten.
- Lockerungs-, Anpassungs- und Entspannungsgymnastik sind ebenso wie Atemgymnastik und Rückenschule positiv. Wichtig ist, die Nackenmuskeln zu lockern, die Schultergelenke beweglich zu halten und die Bauch- und Gesäßmuskulatur zu kräftigen.
- Einen Einstieg in die Gymnastik bekommen Sie am besten in einer Rehabilitationsklinik. Später sollten Sie die Gymnastik allein oder in einer Gruppe weiter praktizieren.

Die Krankenkassen, Volkshochschulen und Selbsthilfegruppen bieten Gymnastikgruppen an. Fragen Sie Ihren Arzt, ob Sie an derartigen Gruppen teilnehmen sollten.

8. Ich habe bei der geringsten Belastung starke Schmerzen. Ein Wirbelkörper sei bruchgefährdet, sagt der Röntgenologe. Es könne zu einer Querschnittslähmung kommen, meint er. Was halten Sie von einer Vertebroplastie oder Kyphoplastie?

Unter »Vertebroplastie« (auch Vertebroplastik genannt) versteht man das Einspritzen eines dünnflüssigen Kunststoffmaterials bzw. Knochenzements in einen eingebrochenen Wirbelkörper mit hohem Druck. Er kann so nicht weiter einbrechen.
Im Gegensatz zur »Vertebroplastie« wird bei der »Kyphoplastie« (auch Kyphoplastik genannt) in dem eingebrochenen Wirbelkörper ein definierter Hohlraum mit einem Ballonkatheter geschaffen. In den Hohlraum wird Biozement eingebracht, wodurch es zu einer Wiederaufrichtung des eingesunkenen Wirbelkörpers und zu einer Stabilisierung kommt. Ein weiteres Zusammensacken wird so verhindert und die schmerzhaften Mikrobewe-

gungen bei jeder Belastung des Wirbelkörpers hören auf. Eine Immobilisierung und das Tragen eines Korsetts werden so verhindert.
Nicht in allen Fällen sind diese Therapien möglich. Komplikationen, einschließlich einer Rückenmarkschädigung, Embolien und Frakturen sind möglich (http://www.kyphoplastie.de).

9. Wird durch Stützmaßnahmen wie Leibbinde, Stützmieder, Rückenstützbandage, Stabilisations-/Fixationsorthese, Stützkorsett etc. die Stabilität erhöht und das Knochenbruchrisiko vermindert?

Diese mechanischen Hilfen sollen die Wirbelsäule abstützen und die Skelettmuskulatur entlasten. Sie sollen gefährliche Belastungen verhindern und Schmerzen reduzieren.
Es gibt sehr unterschiedliche Korsetts und Orthesen zur Stabilisierung, Entlastung oder Korrektur der Lenden-, Brustwirbel- oder Halswirbelsäule. Sie erfüllen nur dann ihren Zweck, wenn sie individuell von speziell ausgebildeten Fachkräften (Orthopädietechniker) angepasst werden. Sonst sind sie wirkungslos, können zum Muskelabbau führen und die Schmerzen und das Frakturrisiko verstärken. Zurückhaltung ist bei immobilisierenden Maßnahmen geboten. Sie können den Knochenmasseverlust, die Osteoporose und ihre Folgeerscheinungen verstärken. Die Versorgung mit einer Orthese, einem Mieder oder Korsett erfordert Spezialkenntnisse, über die kaum ein Allgemeinarzt verfügt. Die Verschreibung, die Anpassung sowie die Kontrollen sollten von einem in der physikalischen Rehabilitation erfahrenen Arzt erfolgen, der eng mit einem Orthopädietechniker zusammenarbeitet. In der Regel müssen Orthesen maßangefertigt werden. Regelmäßige Kontrolle durch Arzt, Orthopädietechniker und Krankengymnasten sind notwendig. Wichtig ist die frühzeitige und umfassende Information der Patienten, um sie zu einer konsequenten Mitarbeit zu motivieren.
Zu den Orthesen, die zur zeitweiligen Ruhigstellung von Körperteilen eingesetzt werden, zählen u. a. Halskrausen. Nach erfolgter Strahlentherapie auf einen gebrochenen Wirbelkörper geht man in der Regel davon aus, dass die »Halskrawatte« mindestens drei Monate getragen werden muss, bevor eine Stabilisierung gewährleistet ist.

10. Ich brauche einen Rollstuhl und andere Hilfsmittel. Wer kann mich beraten, und wer bezahlt die Kosten?

Hilfsmittel, wie z. B. Rollstühle oder Pflegebetten, werden auch verliehen. Erkundigen Sie sich bei Ihrem Sozialamt, Ihrer Sozialstation, Ihrer Pflegekasse/Krankenkasse oder beim Krankenhaus-Sozialdienst.

9 Wie verhalte ich mich in meiner Umgebung?

Fragen zu Familie, Umfeld und Selbsthilfegruppen

Sie sollten offen über Ihre Erkrankung und Ihre Probleme sprechen und sie nicht verheimlichen. An einem Myelom erkrankt zu sein ist weder ein Makel noch ansteckend. Auch ist es erfahrungsgemäß so, dass verdrängte Ängste und unausgesprochene Probleme wesentlich leichter zu beherrschen sind, wenn man diese offen anspricht.
Machen Sie andererseits Ihre Krankheit nicht zum Dauergesprächsthema! Denken Sie immer daran, dass auch »gesunde« Menschen Probleme haben.
Mehr als in der Vergangenheit werden Sie auf die Rücksichtnahme und möglicherweise auch auf die Hilfe Ihrer Familie angewiesen sein. Lassen Sie sich helfen! Erwarten Sie jedoch nicht, dass die anderen Ihnen alles abnehmen und Ihnen Ihre Wünsche von den Lippen ablesen werden! Sie müssen selbst aktiv werden. Sie sollten sich nicht zu sehr in Abhängigkeit begeben.
Auch wenn es Ihnen schwerfällt, so flüchten Sie sich nicht in die Isolation, sondern suchen Sie vielmehr den Kontakt zu Ihren Familienangehörigen und Bekannten. Zwingen Sie sich zur Anteilnahme, auch wenn dies nur für einige Minuten ist und es Sie sehr anstrengt. Lassen Sie sich nicht aufs Abstellgleis schieben, weder im privaten noch im beruflichen Bereich!
Versuchen Sie, sich auf die Gegenwart und die Zukunft zu konzentrieren!
Vielen Eltern fällt es schwer, mit ihren Kindern offen über die Diagnose, die Therapie und die Prognose zu sprechen, u. a. weil sie ihre Kinder »schonen« wollen. Man weiß allerdings heute, dass die Belastung der Kinder vor allem dann steigt, wenn sie über das, was in der Familie passiert ist, nicht richtig informiert werden. Auch kleinere Kinder sind sehr hellhörig und bekommen deutlich mehr mit, als viele Erwachsene meinen. Informationen, Hilfsangebote sowie Beratung findet man im Internet unter http://www.hilfe-fuer-kinder-krebskranker-eltern.de sowie in der kostenlosen Broschüre: »Mit Kindern über Krebs sprechen«, die vom Verein »Hilfe für Kinder krebskranker Eltern e. V.« (Adresse siehe Kapitel »Adressen«) kostenlos zur Verfügung gestellt wird.

1. Wie verhalte ich mich in der Öffentlichkeit? Was würden wohl meine Bekannten sagen, wenn Sie hören, dass ich Krebs habe?

Ob Sie ihnen mitteilen, dass Sie Krebs haben, müssen Sie individuell von Person zu Person entscheiden. Kaum jemand in Ihrer Umgebung sieht Ihnen an, dass Sie eine Krebserkrankung haben. Hinzu kommt die erfreuliche Tatsache, dass die Myelomerkrankung heute zunehmend als behandelbare Krankheit und nicht etwa als Todesurteil oder als zu meidender Makel angesehen wird.

Bei einigen »Gesunden« findet leider eine Überreaktion statt. Diese reicht von einer Isolierung bis zu überschießenden Mitleidsbezeugungen und aufgedrängter Fürsorge. Beide Verhaltensweisen sind falsch! Lassen Sie sich nicht davon anstecken, sondern gehen Sie Ihren Weg!

Wenn Sie mit Ihrem Partner oder Ihren Freunden über die Probleme sprechen können, lassen sich viele Belastungen leichter ertragen.

2. Sie sagen immer wieder: Nicht aufgeben, nicht den Mut verlieren, gegen die Krankheit ankämpfen, die Probleme beherrschen und sich nicht beherrschen lassen! Kann ich dies allein überhaupt schaffen?

Für einen Alleinstehenden ist dies besonders schwer; die Gefahr der Resignation und Isolation ist besonders groß. Dieser Gefahr müssen Sie aus dem Wege gehen. Sie müssen die schützende Gemeinschaft der Familie, des Freundeskreises suchen, damit diese Sie u. a. vor dem Grübeln bewahrt. In einigen Regionen haben sich Plasmozytomerkrankte zu Selbsthilfegruppen zusammengeschlossen, um sich gegenseitig zu helfen.

3. Man hört heute so viel von den Selbsthilfegruppen, in denen die Betroffenen sich gegenseitig Tipps geben und helfen sollen. Gibt es Derartiges auch für Plasmozytomerkrankte? Können Sie mir Adressen nennen?

Die Selbsthilfe geht davon aus, dass Gemeinsamkeit stärker macht. Durch diese Gemeinsamkeit soll das Selbstwertgefühl der Patienten gestärkt werden; die Patienten sollen sich selbst, ihrer Erkrankung und der Umwelt gegenüber eine aktive Haltung einnehmen.

Die Mitglieder einer Selbsthilfegruppe kennen die mit der Krebserkrankung bzw. der Therapie einhergehenden Probleme aus eigenem Erleben. Es gelingt ihnen daher häufig besser, Mitbetroffenen bei körperlichen, seelischen und sozialen Problemen beizustehen. Die krankheitsbedingte Isolation kann so leichter überwunden und mit wiedergewonnenem Selbstwertgefühl der Weg in ein normales Leben gebahnt werden.

Es gibt zunehmend auch Selbsthilfegruppen von Betroffenen mit einem multiplen Myelom. Sie verfügen häufig über ein großes sozialrechtliches und auch medizinisches Wissen. Die meisten Gruppen lassen sich bei fachmedizinischen Fragen von Onkologen beraten, bevor sie selber Stellung beziehen. Neben Einzelgesprächen und telefonischer Beratung finden regelmäßige Gruppentreffen statt. Zu hören und zu erfahren, wie andere mit den Folgen der Krebserkrankung bzw. den Therapiefolgen zurechtkommen, kann sehr hilfreich sein. »Miteinander trägt man besser und leichter« ist der Leitspruch vieler Selbsthilfegruppen.

Die Gestaltung dieser Treffen reicht vom Erfahrungsaustausch hinsichtlich Behandlungsart, Folgen und persönlicher Verarbeitung über Freizeitgestaltung, z. B. gemeinsame Besuche kultureller Veranstaltungen, bis hin zu medizinischen oder allgemeinbildenden Vorträgen. Es versteht sich von selbst, dass ein reger Erfahrungsaustausch über sozialrechtliche Probleme, Hilfsmittel, Kuren, Prophylaxe etc. stattfindet. Gelegentlich werden gemeinsam Kongresse und Seminare organisiert, in denen die Myelomproblematik im Vordergrund steht.

Adressen einer in Ihrer Region gelegenen Selbsthilfegruppe können Sie über die Deutsche Leukämie- & Lymphom-Hilfe (Adresse siehe Kapitel »Adressen«) erfahren bzw. auf der Website der Arbeitsgemeinschaft Plasmozytom/Multiples Myelom (APMM, http://www.myelom.org), über den Krebsinformationsdienst (KID, Adresse siehe Kapitel »Adressen«) oder auch im Internet bei Betanet unter http://www.betanet.de.

4. Mit wem kann ich über meine Probleme reden? Der Arzt hat immer so wenig Zeit.

Auch wenn sich die Ärzte der Notwendigkeit eines ausführlichen Gesprächs mit Tumorpatienten bewusst sind, so haben sie doch häufig nicht ausreichend Zeit hierfür.

Sie sollten und können mit jedem über Ihre Probleme reden, der Ihnen ernsthaft zuhört und auf Sie eingeht. Das können Familienmitglieder, Verwandte, Freunde, Nachbarn, Ihr Pfarrer etc. sein; grundsätzlich jeder, zu dem Sie Vertrauen haben!

Während in früheren Zeiten die Begleitung schwerkranker Menschen durch einen Seelsorger eine Selbstverständlichkeit war, nutzen heute wesentlich weniger Patienten dieses Angebot. Dabei ist es für uns Ärzte immer wieder erstaunlich, welche Wandlung viele Patienten durch die einfühlsamen Gespräche und den Trost eines Seelsorgers durchmachen und wie viel leichter es uns Ärzten fällt, mit dem Patienten über sein drohendes Schicksal und sogar über den möglichen Tod zu reden. Offensichtlich vermag der Seelsorger auf der Grenze zwischen Leben und Tod Brücken zu bauen, die durch medizinische Maßnahmen nicht zu errichten sind.

5. Das Schlimmste für mich sind die »Wartezimmergespräche«. Hier kursieren manchmal »Schauergeschichten«, die sich an Schrecklichkeit zu überbieten suchen.

Sie werden nicht nur dort die unterschiedlichsten Erfahrungen machen und die verschiedensten Ratschläge erhalten. Einige von ihnen mögen sinnvoll sein, andere sind unsinnig und gefährlich. Viele beruhen auf persönlichen Erfahrungen oder Erlebnissen aus dem Bekanntenkreis. Sie sollten auf keinen Fall in solchen Gesprächen die Hauptquelle Ihrer Informationen sehen und im Zweifelsfall immer das Gespräch mit dem Arzt Ihres Vertrauens suchen.

10 Welche Nachsorgebetreuungen gibt es?

Fragen zur Rehabilitation

1. Mein Arzt hat mir empfohlen, möglichst bald im Anschluss an den Klinikaufenthalt in eine Tumornachsorgeklinik zu gehen. Eigentlich würde ich viel lieber nach Hause fahren, wo ich mich sehr gut erholen kann und wo ich auch gut versorgt bin.

Wenn Sie ausschließlich erholungsbedürftig sind, so sollten Sie wirklich nicht in eine Nachsorge- bzw. Rehabilitationsklinik fahren, sondern ein Sanatorium oder eine Kurklinik aufsuchen, selbstständig Urlaub machen oder gar zu Hause bleiben.

Mit Erholung allein ist es meiner Erfahrung nach nur bei wenigen Krebspatienten getan; viele Patienten haben Probleme, sei es durch die Erkrankung selber oder durch die Chemotherapie. Viele Patienten haben Schmerzen unterschiedlichster Ursache, die dank der ganzheitlichen Therapiemöglichkeiten in einer Rehabilitationsklinik gut angegangen werden können. Gerade Myelompatienten brauchen eine intensive und individuelle medizinische, krankengymnastische und onkologische Betreuung und eventuell auch eine soziale oder berufliche Beratung.

Haushaltshilfen können Patienten für die Dauer einer Rehabilitationsmaßnahme erhalten, wenn eine andere im Haushalt lebende Person den Haushalt nicht weiterführen kann und im Haushalt ein Kind lebt, das das 12. Lebensjahr noch nicht vollendet hat. Unter denselben Voraussetzungen können Kosten für die anderweitige Unterbringung von Kindern während einer Rehabilitationsmaßnahme übernommen werden. Anstatt Haushaltshilfen können Kinderbetreuungskosten übernommen werden, und zwar je Kind bis zu € 130,– pro Monat (€ 4,33 pro Tag der Reha-Maßnahme). Dies gilt auch für Kinder über das 12. Lebensjahr hinaus.

2. Was geschieht in der Rehaklinik während der Anschlussheilbehandlung? Worin unterscheiden sich ambulante, teilstationäre und stationäre Rehabilitation?

Je nach Kostenträger erfolgt die Anreise privat, mit öffentlichen Verkehrsmitteln oder dem Taxi. Viele Rehabilitationskliniken haben einen eigenen Fahrdienst eingerichtet, mit dem sie den Patienten auf eigene Kosten von zu Hause oder aus dem Krankenhaus abholen.

Die Rehabilitation kann theoretisch stationär/teilstationär oder ambulant durchgeführt werden. *Ambulante Rehaeinrichtungen*, in denen am gleichen Ort und in kompetenter Form medizinische, physiotherapeutische, psychische, ernährungstherapeutische, prothetische, soziale, berufliche und andere wichtige Rehaangebote vorgehalten werden, gibt es leider noch viel zu wenige (Stand 2011). Um sicher zu sein, dass ambulante Rehabilitationszentren auch die notwendige Qualifikation hierfür haben, muss von ihnen ein spezieller Qualifikationsnachweis erbracht werden, bevor sie von den Kostenträgern die Erlaubnis zur Durchführung ambulanter Rehabilitationsmaßnahmen erhalten. Bei fehlender Anerkennung kann es passieren, dass die entstehenden Kosten von der Krankenkasse bzw. der Rentenversicherung nicht erstattet werden. Eine vorrangig auf orthopädische Behinderungen ausgerichtete ambulante Physiotherapie ist für Myelompatienten ungeeignet. Hier wird häufig nur Krafttraining und körperliche Fitness angeboten. Gerade bei Myelompatienten ist jedoch häufig eine ganzheitliche Rehabilitation unter Berücksichtigung der Krankheit, der Therapiefolgestörungen und auch der psychosozialen Situation notwendig.

Einen gewissen rehabilitativen Wert haben die »Sport-nach-Krebs«-Gruppen, die es zumindest in den größeren Städten gibt. Sie stärken die körperliche Leistungsfähigkeit und können auch positive psychosoziale Auswirkungen haben, ersetzen jedoch niemals eine ganzheitliche Rehabilitation.

Während eines *stationären Aufenthalts* in einer spezialisierten Rehaklinik werden zweifellos die besten und umfassendsten Rehabilitationsmöglichkeiten geboten. Hier gibt es speziell geschultes Personal, das mit den Problemen von Krebspatienten vertraut ist. Hier können die Betroffenen ihre Erfahrungen untereinander austauschen, und die Patienten werden rund um die Uhr betreut. Der stationäre Aufenthalt kann drei Wochen, aber – falls medizinisch erforderlich – auch vier Wochen und länger dauern.

Bei der *teilstationären Rehabilitation* suchen die Patienten das Rehazentrum nur während der Therapiezeiten auf, also von morgens bis nachmittags.

Die Abende sowie die Wochenenden verbringen sie in der gewohnten häuslichen Umgebung. Für Patienten, die in der Nähe einer derartigen Rehaklinik wohnen und die sich körperlich relativ fit fühlen, ist dies sicherlich ein sehr attraktives Angebot, das jedoch leider nur in wenigen Regionen möglich ist. Erkundigen Sie sich bei der Krankenkasse, bei der Rentenversicherung oder der Arbeitsgemeinschaft für Krebsbekämpfung (Adressen im Kapitel »Adressen«), ob eine teilstationäre Rehabilitation in Ihrer Nähe möglich ist.

Natürlich müssen die Patienten parallel zur Rehabilitation onkologisch betreut werden. Es kommen daher nur Rehabilitationsinstitutionen in Frage, in denen die Ärzte eine entsprechende hämatologisch-onkologische Fachausbildung haben und Erfahrungen mit Myelomtherapien vorweisen können. Spezielle Kenntnisse in der Schmerztherapie sind unabdingbar, über die aber nicht alle Rehabilitationskliniken verfügen.

Beim Aufnahmegespräch und bei der ersten ärztlichen Untersuchung wird der Behandlungsplan festgelegt. Je nach individueller Erfordernis gibt es Physiotherapien, allgemeine und spezielle Beratungen, Krankengymnastik – einzeln oder in der Gruppe –, Massagen, Ergometertraining und ein isokinetisches Übungsprogramm, Elektrotherapien, Ergotherapien, autogenes Training, Einzel- und Gruppengespräche in der psychologischen Abteilung, Anleitungen zur allgemeinen Gesundheitsbildung und spezielle Verhaltensmaßregeln für Krebspatienten. In den spezialisierten Kliniken können onkologische Therapien und eventuell auch neue notwendige Tumortherapien parallel zur Rehabilitation durchgeführt werden. In einigen onkologischen Rehakliniken gibt es besondere Erfahrungen in der Schmerztherapie.

So manche Patienten benötigen seelische Hilfen; viele wissen nicht, wie es beruflich und finanziell weitergehen wird. Sie brauchen Rat. In den entsprechenden Rehakliniken wird in Gruppen- und Einzelberatungen auf die Probleme Krebserkrankter eingegangen.

Große Unsicherheit besteht häufig auch bei den Angehörigen. An den Gruppenberatungen sollten daher auch Angehörige teilnehmen können. Überhaupt ist es sehr wichtig, dass sie in die Rehabilitation miteinbezogen werden.

Die Betroffenen müssen den Rehaaufenthalt übrigens nicht sofort im Anschluss an die Entlassung antreten, sondern können durchaus vorher noch für einige Tage – bis zu maximal zwei Wochen – nach Hause fahren, um dringende Angelegenheiten zu erledigen. Die stationäre Anschlussheilbehandlung sollte in der Regel spätestens zwei Wochen nach der Entlassung beginnen. Ausnahmen sind nur möglich, wenn medizinische Gründe vorliegen, so ist z. B. nach einer Strahlentherapie eine Frist von vier Wochen zulässig.

3. Ich möchte einmal nichts mehr von Ärzten und Krankheiten und erst recht nichts von Krebs hören! In diesen Tumornachsorgekliniken treffe ich doch nur Krebspatienten, deren Hauptgesprächsthema der Krebs sein wird.

Natürlich lässt es sich nicht vermeiden, dass Sie auch mit anderen Krebspatienten zusammenkommen und über die Erkrankung und die damit verbundenen Probleme sprechen. Dieser Gedanken- und Erfahrungsaustausch ist im Übrigen eines der Ziele onkologischer Rehabilitationsmaßnahmen. Nicht nur, dass Gleichbetroffene Ihnen viel glaubwürdiger und besser Erfahrungen vermitteln können, sondern darüber hinaus sollen Sie auch Ihre Erkrankung akzeptieren und darüber auch sprechen lernen.
Übrigens gibt es viele Tumornachsorgekliniken, in denen nicht nur Krebskranke, sondern auch Patienten mit gutartigen Erkrankungen und Behinderungen (Mischkliniken) betreut werden. Wichtig ist jedoch, dass in solchen Mischkliniken der personelle, apparative und konzeptionelle Schwerpunkt eindeutig auf der Krebsrehabilitation – und nicht etwa auf anderen Krankheiten – liegt. Ansonsten ist von solchen Mischkliniken abzuraten.

4. Wie lange dauert eine stationäre Rehabilitationsmaßnahme?

Sie dauert mindestens drei Wochen. Sie kann jedoch aus medizinischen Gründen um ein bis drei, ja in Sonderfällen sogar um mehrere Wochen verlängert werden. Die Möglichkeit einer Verlängerung wird besonders gerne von Patienten in der Anschlussheilbehandlung (AHB) genutzt.

5. Werden in den Krebsnachsorge- und Rehabilitationskliniken nur Krebspatienten betreut? Wird »nur« der Krebs behandelt?

Es ist in keiner Weise so, dass die Behandlungskonzepte von Tumornachsorgekliniken ausschließlich krebsorientiert sind. Zwar können in den meisten Kliniken alle Chemo-, Hormon- und Immuntherapien durchgeführt werden, jedoch hat ein Großteil der angebotenen »Maßnahmen« die allgemeine körperliche und seelische Kräftigung zum Ziel. Dazu gehören Sport, Musik, Wandern, kulturelle Angebote und geselliges Beisammensein genauso wie Krankengymnastik, Massagen, Bäder, kunsttherapeutisches Malen und Plastizieren.
Erkennbar ist die Vielfalt der Rehabilitationsangebote an der personellen Zusammensetzung des Rehateams (Abbildung 10.1).

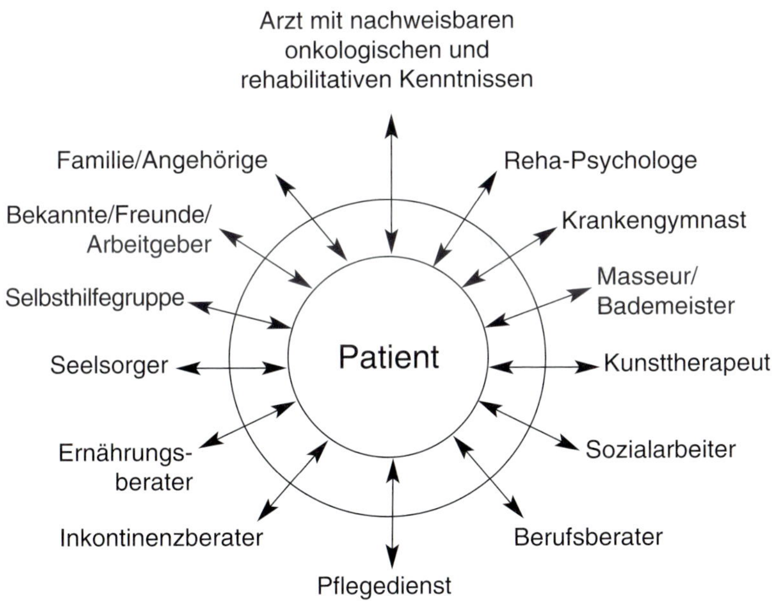

Abbildung 10.1: Das Rehateam

6. Wer kommt als Kostenträger der für eine Rehabilitation notwendigen Maßnahmen in Frage?

Leistungsträger der Rehabilitation sind die Deutsche Rentenversicherung (ehemals BfA, LVA, die Seekasse und die Bundesknappschaft, die seit dem 1. Oktober 2005 gemeinsam unter dem Namen »Deutsche Rentenversicherung« auftreten), die gesetzlichen Krankenkassen und die Beamtenbeihilfe-Kasse. Privatkrankenkassen tun sich manchmal schwer, die Kosten zu übernehmen.

Falls sich keine dieser genannten Institutionen finanziell für zuständig erklärt, kommt als Auffangträger auch das Sozialamt in Frage. Eine Besonderheit für Krebskranke ist, dass die Rentenversicherungsträger sich ebenfalls an den Unkosten der Rehabilitation jener Patienten beteiligen, die nicht mehr im Erwerbsleben stehen. Obwohl dies gesetzlich eine »Kann-Bestimmung« ist, finanzieren die Rentenversicherungen derzeitig die überwiegende Anzahl der Rehabilitationsmaßnahmen für krebskranke Rentner.

Welche Kosten für welche medizinischen und unterstützenden Leistungen übernommen werden, sollte mit der Krankenversicherung geklärt werden. Die Krankenkassen sind ebenfalls Ansprechpartner, wenn es um die gesetzliche Pflegeversicherung geht. Auch Fragen zur medizinischen Rehabilitation werden durch die Krankenversicherungen beantwortet.

Mit der Gesundheitsreform sind viele Rehabilitationsleistungen eindeutiger als bisher den Krankenversicherungen zugeordnet worden. Die gesetzliche Rentenversicherung bleibt aber in Rehabilitationsfragen Ansprechpartner, wenn es um die Rückkehr ins Arbeitsleben geht. Eine kostenlose Beratung ist möglich unter der Telefonnummer 08 00/10 00 48 00 (Montag bis Donnerstag 7.30–19.30 Uhr, Freitag 7.30–15.30 Uhr) oder im Internet unter http://www.deutsche-rentenversicherung.de.

7. Welche Kosten entstehen für den Patienten?

Ähnlich wie bei einem Akutkrankenhausaufenthalt sind Zuzahlungen zu leisten, deren Höhe von Jahr zu Jahr variiert. Theoretisch ist eine Eigenleistung von € 10,– pro Tag zu entrichten. Es gibt jedoch zahlreiche Härtefälle (Sozialklausel), für die eine Befreiung oder Verminderung der Zuzahlungen erreicht werden kann.

Die Zuzahlung zur Anschlussrehabilitation (AHB) beträgt bundesweit € 10,– je Kalendertag und ist längstens 14 Tage zu leisten. Ist nicht die Rentenversicherung, sondern die Krankenkasse der Kostenträger, sind es nicht 14, sondern 28 Tage, für die jeweils € 10,– zu zahlen sind. Werden die Rehamaßnahmen ambulant durchgeführt, so sind sie entweder zuzahlungsfrei (wenn sie zulasten der Rentenversicherung gehen), oder es müssen auch € 10,– bezahlt werden (wenn die Krankenkasse der Kostenträger ist). Eine innerhalb des Kalenderjahres an einen Träger der gesetzlichen Krankenversicherung geleistete Zuzahlung wird bei der Rentenversicherung angerechnet. Bei späteren stationären Rehamaßnahmen sind € 10,– für längstens 42 Tage innerhalb eines Kalenderjahres zu zahlen.
Meist haben die Patienten die Zuzahlungen schon während des vorangegangenen Krankenhausaufenthalts bezahlt und sind somit davon befreit. Häufig haben die Patienten auch schon mehr als die zumutbaren 1 % des Nettoeinkommens entrichtet.
Ist die Rentenversicherung der Kostenträger, so ist eine vollständige Befreiung dann möglich, wenn Sie während der Rehamaßnahme ausschließlich Übergangsgeld beziehen, wenn Sie Sozialhilfe oder Leistungen zur Grundsicherung erhalten oder wenn Ihre monatlichen Nettoeinnahmen den Betrag von € 980,– nicht überschreiten. Ist die Krankenkasse der Kostenträger, so gelten andere Belastungsgrenzen, die sich ebenso wie andere Kosten beinahe jährlich ändern und die Sie bei Ihrer Krankenkasse erfragen sollten. Die Krebsarbeitsgemeinschaft in Bochum empfiehlt, grundsätzlich mit der Krebsnachsorgemaßnahme auch die mögliche Befreiung bei der Krankenkasse zu beantragen.
Zumindest teilweise befreit von der Zuzahlung sind diejenigen Patienten, die pflegebedürftig sind, und diejenigen, die Leistungen nach dem Bundessozialhilfegesetz oder Leistungen zur Grundsicherung erhalten.
Für die teilstationäre und ambulante Rehabilitation gelten – im Gegensatz zu früher – die gleichen Regelungen.
Die wirtschaftliche Versorgung des Versicherten und seiner Familie während der Rehabilitationsmaßnahme kann durch die Gewährung von Übergangsgeld (bei Leistungen durch die Krankenkasse) erfolgen. Einen Anspruch haben diejenigen, für die durch die Maßnahmen ein finanzieller Ausfall entsteht. Arbeitnehmer erhalten von ihrem Arbeitgeber für die Dauer der Nachbehandlung mindestens sechs Wochen lang Lohnfortzahlung.

8. Welches sind die Voraussetzungen für die Bewilligung eines stationären Heilverfahrens (identisch mit stationärer Rehabilitation)?

Voraussetzungen hierfür sind das Vorliegen einer Karzinomerkrankung und die Erwartung, dass durch die stationäre Rehabilitationsmaßnahme eine Besserung im medizinischen, psychischen, sozialen oder im beruflichen Bereich eintreten wird. Gemäß den Richtlinien der Arbeitsgemeinschaft für Rehabilitation in Nordrhein-Westfalen muss eine ausreichende Belastbarkeit bestehen, um an der Rehabilitation mitzuwirken. Es muss eine Reisefähigkeit mit dem eigenen Pkw oder mit öffentlichen Verkehrsmitteln zur Rehabilitationsklinik gewährleistet sein. Ausnahmen bestehen z. B. für Patienten mit einer speziellen Körperbehinderung. Im Einzelfall kann durch die Arbeitsgemeinschaft eine Begleitperson oder eine andere Transportmöglichkeit genehmigt werden.

Eine Rehabilitationsfähigkeit besteht dann, wenn Probleme vorliegen und eine Besserung zu erwarten ist und wenn der Betroffene bereit ist, an seiner Genesung mitzuarbeiten. Die Motivation gehört also mit zu den Grundvoraussetzungen der Rehabilitation.

Eine Pflegebedürftigkeit, eine während des Aufenthalts zu erwartende Verschlechterung des Krankheitsbildes oder eine mangelnde Bereitschaft zur Rehabilitation schließen die Erfolgswahrscheinlichkeit eines stationären Heilverfahrens aus. Diese Patienten gehören nicht in die Rehabilitation.

Notwendig ist, dass der Betroffene weiß, dass er eine bösartige Erkrankung hat. Unaufgeklärte Patienten können nicht rehabilitiert werden!

Die Rehabilitationsklinik muss vom entsprechenden Kostenträger anerkannt sein. Die von der Deutschen Rentenversicherung geforderten Qualitätskriterien einer Rehabilitationsklinik für Krebspatienten sind wesentlich schärfer als die der Krankenkassen oder der Beamtenbeihilfe. Das erste Heilverfahren, das möglichst bald im Anschluss an den Krankenhausaufenthalt durchgeführt werden sollte, ist das wichtigste Heilverfahren. Es wird auch Anschlussheilbehandlung genannt (AHB), und es darf nur in einer für eine AHB anerkannten Rehaklinik durchgeführt werden.

Der Patient muss der gesetzlichen Kranken- und/oder Rentenversicherung angehören. Dazu zählen alle versicherungspflichtigen oder freiwillig versicherten Mitglieder und ihre mitversicherten Familienangehörigen bzw. Lebenspartner. Beamte, Ehefrauen von Beamten und Beamtenwitwen kön-

nen stationäre Rehabilitationsmaßnahmen in beihilfefähigen Rehaeinrichtungen beantragen.
Ansprechpartner bei der Arbeitsgemeinschaft für Krebsbekämpfung erreichen Sie unter der Telefonnummer 02 34/89 02-0.

9. Was muss ich tun, um ein stationäres Heilverfahren (Kur, AHB, stationäre Rehabilitation) zu beantragen?

Wenn Sie schon zu Hause sind, so stellt der Hausarzt den Antrag auf eine stationäre Krebsnachsorge-Heilbehandlung. Er wendet sich hierzu an die zuständige gesetzliche Krankenkasse oder die jeweilige Rentenversicherung. In Nordrhein-Westfalen sollte er den Antrag bei der Arbeitsgemeinschaft für Krebsbekämpfung stellen (siehe Kapitel »Adressen«). Diese entscheiden dann, ob, wann und wo das stationäre Heilverfahren (Kur) durchgeführt wird.
Wird die Rehabilitation auf Kosten der Krankenkasse beantragt, so reicht die Bescheinigung des Hausarztes nicht aus, denn seit dem 1. April 2007 dürfen nur noch diejenigen Ärzte Kuren verschreiben, die gemäß § 11, Abs. 2 der Rehabilitationsrichtlinien eine Genehmigung zur Verordnung von Rehaleistungen besitzen. Ihr Hausarzt muss Sie also möglicherweise kurzfristig zu einem solchen für Rehabilitationsleistungen ermächtigten Arzt überweisen.
Eine andere Möglichkeit ist, dass Sie selber bei der Krankenkasse oder den zuständigen Dienststellen der Versicherungsanstalten das Formular »Antrag auf Leistungen zur Rehabilitation« anfordern. Dem ausgefüllten Antragsformular legen Sie ein Gutachten des behandelnden Arztes bei und eventuell gleichzeitig einen Antrag auf Befreiung von der Zuzahlung. Dem Antragsformular sollten Sie – falls vorhanden – Kopien von Krankenhausberichten beifügen. Wichtig ist, dass Ihr behandelnder Arzt so ausführlich wie möglich Ihren tatsächlichen Gesundheits- bzw. Krankheitszustand beschreibt und die Notwendigkeit der Rehamaßnahme begründet.
Befinden Sie sich noch in der Klinik oder in der ambulanten Tumortherapie und soll möglichst bald ein Heilverfahren (AHB) erfolgen, so entscheidet der Klinikarzt in Absprache mit einer AHB-Klinik seiner Wahl, wann und wo der Aufenthalt erfolgen soll. Er bzw. der Sozialdienst des Krankenhauses telefoniert mit der AHB-Klinik, bespricht mit den dortigen Ärzten die bei Ihnen vorliegende Problematik und vereinbart einen Aufnahmeter-

min. Die AHB-Klinik wiederum verpflichtet sich zu einer Aufnahme spätestens 14 Tage nach der Entlassung aus der Klinik. Sie überprüft auch, ob die rechtlichen Voraussetzungen vorliegen.
Eine andere Möglichkeit ist, dass das Krankenhaus oder die onkologische Schwerpunktpraxis der Arbeitsgemeinschaft für Krebsbekämpfung den Befundbericht mit der Zustimmungserklärung des Patienten zuschickt. Nach Überprüfung der Voraussetzungen wird ein Aufnahmetermin in einer Rehaklinik vereinbart und der Patient über den Termin der Rehabilitation und den Ort der Rehaklinik informiert.

10. Mein Arzt hat mir dringend zu einer Rehabilitation geraten. Aus vielerlei Gründen kann ich jedoch nicht von zu Hause weg. Gibt es die Möglichkeit zur Rehabilitation, ohne in der Rehabilitationsklinik übernachten und die Wochenenden verbringen zu müssen?

Seit einiger Zeit bieten die Rehabilitationsträger teilstationäre/ambulante Rehabilitationsmaßnahmen an. Patienten, die nicht weiter als 30 bis 45 Minuten Fahrzeit von einer onkologischen Rehaklinik entfernt wohnen, können hier auch ambulant rehabilitativ betreut werden. Erkundigen Sie sich bei der Kasse oder der Rentenversicherung, ob eine derartige teilstationäre Rehabilitationsmaßnahme auch in Ihrer Umgebung möglich ist.

11. Mein Arzt empfahl mir dringend einen Aufenthalt in einer Krebsrehabilitationsklinik. Ich habe mich bislang jedoch niemals von meiner Ehefrau getrennt. Kann sie mich begleiten?

Ein gemeinsamer Aufenthalt beider Ehepartner kann ermöglicht und organisiert werden. Der Einbezug von Angehörigen ist von modernen Rehabilitationsmedizinern sogar gewünscht. In den meisten Kliniken können Ehe-/Lebenspartner zum Selbstkostenpreis mit aufgenommen werden. Nicht nur bei Fragen der Ernährung kann die Begleitung und der Einbezug von Angehörigen in die Reha sehr vorteilhaft sein. Angehörige wollen und müssen wissen, wie sie helfen können und was an möglichen Problemen auf sie zukommt.

12. Wo kann ich eine Adressenliste der Tumornachsorgekliniken erhalten?

Grundsätzlich entscheiden die Leistungsträger und Finanziers der Rehabilitation (Rentenversicherungen, Krankenkassen bzw. Arbeitsgemeinschaft für Krebsbekämpfung in Nordrhein-Westfalen) darüber, welche Nachsorgeklinik die für Sie am besten geeignete ist.
Häufig wird allerdings dann Ihren Wünschen stattgegeben, wenn diese begründet sind.
Zumeist hat Ihr Arzt oder zumindest der Sozialarbeiter eine Adressenliste von AHB- und Tumornachsorgekliniken. Wenn nicht, so ist eine derartige Adressenliste bei der Arbeitsgemeinschaft für Krebsbekämpfung in Nordrhein-Westfalen (Adresse siehe Kapitel »Adressen«), über die Deutsche Rentenversicherung (Adresse siehe Kapitel »Adressen«) oder über das für Sie zuständige Servicezentrum der Sozialversicherungen zu erhalten. Die Nachsorgekliniken sind über ganz Deutschland verstreut. Sie sollten sich bei der Wahl immer die Frage stellen, welche der zahlreichen Kliniken Ihren Rehabilitationsproblemen am ehesten gerecht wird. Es gibt auf der einen Seite Kliniken, die eher erholungsorientiert aufgebaut sind, in denen jedoch ein geringeres spezifisches medizinisch-onkologisches Rehabilitations-Knowhow angeboten wird. Auf der anderen Seite gibt es hochspezialisierte onkologische Rehabilitationskliniken, die auf Ihre medizinisch-onkologischen, psychischen, sozialen oder gar beruflichen Probleme bestens eingehen können. Auf keinen Fall sollten Sie in der »Nachkur« nur die Möglichkeit einer weitgehend kostenfreien Erholung bzw. eines Urlaubs (Kurlaub) sehen!
Adressen von Rehakliniken finden Sie im Internet unter http://www.rehaklinik.com.

11 Welche sozialen und finanziellen Hilfen gibt es?

Fragen zu sozialen und finanziellen Problemen, häuslicher Versorgung, Hospiz, Pflegeversicherung und Behindertenausweis

1. Durch die Erkrankung und die Therapie fühle ich mich so geschwächt, dass ich mich nur mit Mühe zu Hause versorgen kann. Leider kann mir niemand aus meiner Familie helfen, zumal meine Frau ebenfalls behindert ist. Sicherlich wird es einmal wieder alles besser werden, aber wissen Sie nicht kurzfristig Abhilfe?

Mehrere Abhilfemöglichkeiten bieten sich an.
Ein Anspruch auf häusliche Krankenpflege besteht, wenn neben der ärztlichen Behandlung eine weitere gezielte medizinische und krankenpflegerische Betreuung durch einen Pflegedienst zu Hause erforderlich ist und wenn eine Krankenhausbehandlung zwar weiterhin geboten ist, die Entlassung aber vorzeitig erfolgen kann, weil sie durch häusliche Krankenpflege ersetzt wird.
In der Regel gilt der Anspruch auf häusliche Krankenpflege vier Wochen lang und umfasst die im Einzelfall erforderliche Grund- und Behandlungspflege sowie hauswirtschaftliche Versorgung. Ihre finanzielle Zuzahlung beträgt 10 % der kalendertäglichen Kosten, jedoch maximal € 10,– pro Tag. Es ist auf jeden Fall sinnvoll, vor Beantragung Kontakt mit dem Sozialdienst der Krankenkasse aufzunehmen, um Einzelheiten abzusprechen.
Auch sollten Sie bzw. Ihr Arzt die Möglichkeit einer stationären Rehabilitations- bzw. Nachsorgemaßnahme (Anschlussheilbehandlung = AHB) in Erwägung ziehen. In den Nachsorgekliniken sind Sie vorerst gut versorgt und können sich körperlich und seelisch von der Therapie erholen. In dieser Zeit können und sollen dann die weiteren Weichen für eine spätere optimale soziale Versorgung zu Hause gestellt werden.
Es gibt zahlreiche Hilfen für zu Hause. Die Sozialarbeiter in den Akut- und Rehabilitations-/Nachsorgekliniken besprechen mit Ihnen und Ihren Angehörigen die Situation und leiten – falls notwendig – entsprechende Hilfen vor Ort ein.

Eine weitere Möglichkeit ergibt sich durch die Nutzung begleitender Beratungs- und Betreuungsinstitutionen. Einige Krankenkassen haben für ihre an Krebs erkrankten Versicherten und deren Angehörige einen hauseigenen sozialen Dienst eingerichtet, der allerdings nur Hilfe vermittelt.
Das Spektrum der angebotenen sozialen Hilfen ist weit gefächert:

- häusliche Krankenpflege,
- Hilfe bei der Haushaltsführung,
- Einkaufen durch Zivildienstleistende,
- Haushaltshilfe durch Fachkräfte,
- medizinische Hilfe durch examinierte Kräfte,
- Essen auf Rädern,
- Hausnotrufdienst,
- Behindertenindividualberatung.

Eine weitere Möglichkeit ergibt sich durch die Pflegehilfe. Um sie in Anspruch nehmen zu können, muss allerdings die Notwendigkeit einer Pflege für mindestens ein halbes Jahr vorliegen oder die Wahrscheinlichkeit einer weiteren Verschlechterung in nächster Zeit zu erwarten sein. Es muss ein Antrag bei der zuständigen Pflegekasse gestellt werden.
Die Palette möglicher Hilfen wird durch private Haus- und Krankenpflegedienste ergänzt. Informationen und eine Adressenliste der Sozialstationen können bei den jeweiligen Länderministerien für Arbeit und Gesundheit, beim Gesundheitsamt oder beim Informations- und Beratungsdienst der Deutschen Krebshilfe (Adresse siehe Kapitel »Adressen«) angefordert werden.
Vielen ist nicht bekannt, dass die Sozialämter nicht nur für finanzielle Notlagen zuständig sind, sondern auch den gesetzlichen Auftrag zur Information und Beratung haben. In vielen Städten und Gemeinden gibt es außerdem »Bürgerberatungsstellen«, an die man sich bei derlei Problemen wenden kann
Häufig können auch die psychosozialen Krebsberatungsstellen und Selbsthilfegruppen der Region informieren und Hilfen in die Wege leiten. Auskunft über Adressen von psychosozialen Krebsberatungsstellen und Selbsthilfegruppen in Ihrer Region können Sie vom Krebsinformationsdienst (KID, siehe Kapitel »Adressen«), von der Nationalen Kontakt- und Informationsstelle zur Anregung und Unterstützung von Selbsthilfegruppen (NAKOS, Internet: http://www.nakos.de), bei Betanet (http://www.betanet.de) oder auch vom Sozialdienst in den Tumornachsorgeklinik erfahren.

2. Wo muss ich die häusliche Krankenpflege beantragen?

Die häusliche Krankenpflege wird bei der Krankenkasse beantragt. Dem Antrag muss eine ärztliche Verordnung beigefügt sein. Wichtig ist auch, sie vor dem ersten Einsatz der Pflegeperson zu beantragen. Ausgeführt wird die häusliche Krankenpflege in der Regel durch die Sozialstation der freien Wohlfahrtsverbände oder der Stadt.
Wenn die zu pflegende Person bereits in eine Pflegestufe eingruppiert wurde bzw. ein entsprechender Antrag gestellt wurde, übernimmt die Krankenkasse keine Grundpflege oder hauswirtschaftliche Versorgung mehr. Kostenträger hierfür ist dann die Pflegekasse. Die Behandlungspflege wird jedoch weiterhin von der Krankasse gezahlt.

3. Ab wann wird eine Haushaltshilfe gewährt?

Versicherten kann eine Haushaltshilfe gewährt werden, wenn aufgrund einer Krankenhausbehandlung oder wegen anderer bestimmter Voraussetzungen die Weiterführung des Haushaltes nicht möglich ist.
Eine weitere Voraussetzung ist, dass im Haushalt mindestens ein Kind lebt, das das zwölfte Lebensjahr noch nicht vollendet hat oder aber behindert und somit auf Hilfe angewiesen ist, wenn keine im Haushalt lebende Person den Haushalt weiterführen kann.
Unter bestimmten Bedingungen kann die Krankenkasse von diesen Einschränkungen abweichen. Wird der Antrag auf eine Haushaltshilfe von der Krankenkasse abgelehnt, kann beim Jugendamt ein Antrag auf ambulante Familienpflege gestellt werden. Es ist sinnvoll, vor Beantragung Kontakt mit dem Sozialdienst der Krankenkasse aufzunehmen, um Einzelheiten abzusprechen.
Unter bestimmten Voraussetzungen übernehmen die Rentenversicherung und die Berufsgenossenschaft auch die Kosten für eine Haushaltshilfe. Aktualisierte Informationen hierzu finden Sie im Internet unter http://www.betanet.de.
Eine andere im Haushalt lebende Person (Ehepartner, ältere Kinder) ist nicht verpflichtet, sich zwecks Weiterführung des Haushalts von der Berufstätigkeit beurlauben zu lassen. Die Zuzahlung beträgt 10 % der Kosten pro Tag, höchstens € 10,–.

4. Welche Vorteile hat der Schwerbehindertenausweis? Hat er auch Vorteile für Rentner?

Mithilfe des Schwerbehindertenausweises sollen einige der durch die Erkrankung und Behandlung entstandenen Nachteile ausgeglichen werden; also nicht etwa nur die Nachteile von Erwerbstätigen.
Dieser Ausgleich geschieht durch Vergünstigungen auf mehreren Ebenen und ist nicht zuletzt abhängig von dem festgestellten Grad der Behinderung (GdB). Zu den Vergünstigungen zählen bei einem Grad der Behinderung von 50 % und mehr:

- Erhöhter Kündigungsschutz am Arbeitsplatz. Bevor die Kündigung ausgesprochen werden kann, muss die Zustimmung des Integrationsamtes (früher Hauptfürsorgestelle) eingeholt werden. Der Kündigungsschutz kommt solchen Arbeitnehmern nicht zugute, deren Schwerbehinderteneigenschaft zum Zeitpunkt der Kündigung nicht festgestellt war und die bis zur Kündigung keinen Antrag beim Versorgungsamt gestellt hatten.
- Hilfen zur Erhaltung bzw. Erlangung eines behindertengerechten Arbeitsplatzes, z. B. technische Hilfen oder Lohnkostenzuschüsse.
- Anspruch auf Teilzeitbeschäftigung.
- Beschleunigung des Eintritts des Renten- bzw. Pensionsbezuges.
- Überstundenbefreiung (auf Wunsch).
- Ab einem GdB von 70 (oder 50 und Merkzeichen »G«) können die tatsächlich gefahrenen Kilometer für Fahrten zur Arbeit – also sowohl Hin- als auch Rückfahrt – steuerlich geltend gemacht werden.
- Ab einem GdB von 80 (oder 70 und Merkzeichen G) können Kraftfahrzeugkosten für Privatfahrten als außergewöhnliche Belastung bei der Steuer geltend gemacht werden.
- Anspruch auf Zusatzurlaub von fünf Tagen pro Jahr bei einer Fünf-Tage-Arbeitswoche. Lehrer erhalten eine Ermäßigung der wöchentlichen Schulpflichtstunden. Die Anzahl der ermäßigten Stunden richtet sich nach der Höhe des GdB.
- Bevorzugte Abfertigung bei Behörden.
- Je nach Höhe des zuerkannten GdB diverse Steuererleichterungen. So kann ein Pauschbetrag jährlich steuermindernd geltend gemacht werden. Die Höhe des Pauschbetrags ergibt sich aus der Höhe des GdB.

- Vergünstigungen bei der Benutzung öffentlicher Verkehrsmittel, Bäder, Museen etc. (z. B. Bahn Card 50 zum halben Preis bei 80 % GdB).
- Ab 80 % Behinderung gibt es Freibeträge beim Wohngeld. Davon profitieren vor allem Bezieher von kleinen Renten.
- Die Fehlbelegungsabgabe bei Sozialwohnungen kann mit Schwerbehindertenausweis ermäßigt werden.
- Mitgliedsbeiträge in Verbänden und Vereinen (z. B. ADAC) sind häufig reduziert.
- Je nach zusätzlichen Merkmalen gibt es Vergünstigungen bei Rundfunk- und Fernsehgebühren, Kfz-Steuer, Freifahrten, Ermäßigung beim Besuch von Kursen der Volkshochschule, Reduzierung der Eintrittspreise.

Je nach Höhe des GdB und je nach Kennbuchstaben können unterschiedlich hohe steuerfreie Jahrespauschalbeträge bei der Lohn- und Einkommenssteuererklärung geltend gemacht werden. Sie gehen von € 720,– bei einem GdB von 50, € 1 060,– bei einem GdB von 75–80 und € 1 430,– bei einem GdB von 95–100 bis zu einem höheren Pauschalbetrag bei zusätzlichen Merkzeichen. Anstelle der Pauschbeträge können jedoch auch die tatsächlich entstandenen, durch die Behinderung bedingten Kosten geltend gemacht werden. Dies ist dann sinnvoll, wenn die tatsächlichen Kosten unter Berücksichtigung der zumutbaren Belastung höher als die Pauschbeträge sind.

Neben dem Pauschbetrag können natürlich auch alle anderen außergewöhnlichen Belastungen geltend gemacht werden, die nicht mit der Behinderung in Verbindung stehen.

Auch für die durch die Beschäftigung einer Haushaltshilfe entstandenen Aufwendungen können steuerliche Vergünstigungen bis zu jährlich € 924,– in Anspruch genommen werden.

Bei speziellen Fragen zum Behindertenrecht sollten Sie sich an das Bürgertelefon (Telefon 0 18 05/67 67 15), an das Versorgungsamt oder an die Finanzämter wenden.

5. Mit welchem Grad (Höhe) der Schwerbehinderung kann ich rechnen?

Die Feststellung des Behinderungsgrades (GdB) ist nach Zehnergraden abgestuft und liegt zwischen 20 und 100.
Im Allgemeinen können Patienten mit einer bösartigen Erkrankung mit einem GdB von mindestens 50 rechnen, der jedoch nach einer bestimmten Zeit – meistens nach fünf Jahren – überprüft wird und bei Verbesserung der körperlichen Leistungsfähigkeit entsprechend angepasst wird. Bei einer Verschlechterung sollte unverzüglich ein neuer Antrag auf Anpassung des GdB erfolgen.
In der Regel gilt der Schwerbehindertenausweis für die Dauer von fünf Jahren. Die Gültigkeitsdauer kann dann auf Antrag nach erneuter Prüfung verlängert werden.

6. Was muss ich tun, um einen Schwerbehindertenausweis zu erhalten?

Sie sollten den Antrag möglichst bald beim zuständigen Versorgungsamt stellen. Die Bearbeitungsdauer erfordert durchschnittlich zwei bis sechs Monate. Die Einstufung wird also nicht etwa vom Hausarzt, sondern vom Versorgungsamt oder der versorgungsamtsärztlichen Untersuchungsstelle vorgenommen.
Vordrucke für den Antrag können beim zuständigen Versorgungsamt (im Telefonbuch unter »V« oder unter »Stadtverwaltung« zu finden) angefordert werden. Zur Beschleunigung des Verfahrens können dem Antrag ärztliche Unterlagen beigefügt werden. Das Versorgungsamt fordert im Allgemeinen jedoch zusätzliche Unterlagen von den angegebenen Ärzten, Krankenhäusern, Tumornachsorgekliniken und Trägern der Sozialversicherung an und erstellt auf der Grundlage der mitgeteilten Befunde einen Feststellungsbescheid.
Dieser Feststellungsbescheid enthält den Grad der Behinderung (GdB) und einen Hinweis auf möglicherweise zuerkannte »Merkzeichen«.

7. Welche Bedeutung und welche Vorteile haben die einzelnen Kennbuchstaben im Schwerbehindertenausweis?

Einige Vergünstigungen werden nur bei besonderen Kennbuchstaben vergeben. Diese richten sich nach der Art der Behinderung. Es bedeuten:

G = erhebliche Gehbehinderung,
aG = außergewöhnliche Gehbehinderung,
H = Hilflosigkeit,
Bl = Blindheit,
RF = aus gesundheitlichen Gründen nicht in der Lage, an öffentlichen Veranstaltungen jeder Art teilzunehmen,
B = auf Begleitperson angewiesen.

8. Wann bekommt man das Merkzeichen »G« (erhebliche Beeinträchtigung der Bewegungsfähigkeit im Straßenverkehr)?

Diese Beeinträchtigung ist gegeben, wenn Sie infolge einer Einschränkung des Gehvermögens, aber auch durch innere Leiden und infolge von Anfällen oder Störungen der Orientierungsfähigkeit nicht ohne erhebliche Schwierigkeiten oder nicht ohne Gefahren für sich oder andere Wegstrecken im Ortsverkehr zurücklegen können, die üblicherweise noch zu Fuß zurückgelegt werden. Man legt hier eine innerhalb von einer halben Stunde zurückzulegende Strecke von 2 km zugrunde.
Diese Voraussetzungen sind im Allgemeinen erfüllt bei Funktionsstörungen der Beine oder der Lendenwirbelsäule, die für sich einen GdB von wenigstens 50 bedingen, ebenso wie bei Störungen der Orientierungsfähigkeit mit erheblicher Beeinträchtigung der Bewegungsfähigkeit. Auch bei Sehbehinderung mit einem GdB ab 70, bei Schwerhörigkeit und bei hirnorganischen Anfällen, wenn die Anfälle überwiegend am Tage auftreten, kommt das Merkzeichen »G« zur Geltung.
Beim Kennbuchstaben »G« können nach Kauf einer Wertmarke die öffentlichen Verkehrsmittel im Umkreis von 50 km kostenlos benutzt werden. Diese Wertmarke gilt ein Jahr lang. Alternativ besteht eine Kfz-Steuerermäßigung von 50 % und eine Kfz-Versicherungsreduzierung um 12,5 %. Für Fahrten zwischen Wohnung und Arbeitsstätte können Schwerbehinderte mit einem GdB von mindestens 70 (Geh- und Stehbehinderte schon mit

mindestens 50) ohne besonderen Nachweis einen Pauschbetrag von € 0,30 je Fahrtkilometer als Werbungskosten geltend machen.

9. Was ist unter dem Merkzeichen »aG« zu verstehen?

Dieses Merkzeichen ist bei Personen anzunehmen, die sich wegen der Schwere ihres Leidens dauernd nur mit fremder Hilfe oder nur mit großer Anstrengung außerhalb ihres Kraftfahrzeuges bewegen können (»außergewöhnlich gehbehindert«). Dieses Merkmal berechtigt zur Befreiung von der KFZ-Steuer, Übernahme der Fahrtkosten zur ambulanten Behandlung, zu Parkerleichterungen und zu Steuererleichterungen (z. B. bei Beschäftigung einer Haushaltshilfe, bei KFZ-Kosten, Taxikosten, beim Transport zu Arzt/Apotheken etc.).
Natürlich gelten diese Kriterien nicht nur für die Folgen der Tumorerkrankung oder für Einschränkungen der Mobilität, sondern auch für Krankheiten des Herzens und der Atmungsorgane, wenn die Einschränkungen der Herzleistung oder der Lungenfunktion, jeweils für sich allein, einen GdB von wenigstens 80 bedingen.
Das Merkzeichen »aG« wird nicht automatisch gewährt. Zusätzlich zur Feststellung des GdB müssen Merkzeichen im Erst- oder Erweiterungsantrag gesondert beantragt werden, und die Beantragung muss durch entsprechende ärztliche Befunde begründet werden. Das Versorgungsamt kann sich vorbehalten, die Berechtigung zur Inanspruchnahme dieser Merkzeichen – ebenso wie die Höhe des beantragten GdB selbst – durch die zuständige versorgungsamtsärztliche Untersuchungsstelle überprüfen zu lassen. Die Feststellung der Höhe des GdB und die Gewährung oder auch Nichtgewährung eines Merkzeichens hängt also von der Stellungnahme der Untersuchungsstelle ab.

10. Aufgrund eines Unfalls hatte ich schon einen GdB von 40. Ich weiß, dass im Allgemeinen Krebspatienten ein GdB von mindestens 50 zugestanden wird. Addieren sich jetzt die GdBs?

Nein, eine Addition der Einzelgrade ist nicht statthaft. Vielmehr sind die Auswirkungen in ihrer Gesamtheit und ihre wechselseitigen Beziehungen untereinander maßgebend. Diese können voneinander unabhängig sein und verschiedene Lebensbereiche betreffen. Natürlich können Sie als maximalen GdB auch nur 100 % erhalten. Im Allgemeinen pflegt das Versorgungsamt die schwersten Behinderungen zugrunde zu legen und der Reihe nach zu prüfen, ob und gegebenenfalls inwieweit die jeweilige Behinderung das Gesamtausmaß vergrößert. Geringwertige Gesundheitsstörungen mit einem GdB von 10 führen in der Regel nicht zu einer wesentlichen Zunahme der Gesamtbeeinträchtigung; auch dann nicht, wenn mehrere solcher geringwertigen Störungen nebeneinander bestehen. Bei leichten Behinderungen, entsprechend einem GdB von 20, ist ebenfalls vielfach eine Erhöhung des Gesamt-GdB nicht berechtigt.

11. Wer legt den Grad der Behinderung (GdB) fest?

Der Grad der Behinderung (GdB) ist nach Zehnergraden abgestuft und liegt zwischen 20 und 100. Maßgeblich ist, dass der GdB wenigstens 50 beträgt, da erst dann ein Ausweis ausgestellt wird. Dies ist bei Myelompatienten im Allgemeinen der Fall! Die Feststellung des Grades der Behinderung trifft nicht etwa der Hausarzt, sondern das Versorgungsamt oder die versorgungsamtsärztliche Untersuchungsstelle.
Falsch ist, wenn Sie den GdB mit einer Minderung der Arbeits- oder Berufsfähigkeit gleichsetzen. Der GdB enthält keinerlei Aussage über die Leistungsfähigkeit am Arbeitsplatz. Theoretisch können Sie einen GdB von 100 haben und dennoch voll berufs- oder erwerbsfähig sein! Auch sagt der GdB nichts über die Art und das Ausmaß des Krebsleidens aus.

12. Ich bin der Meinung, dass ich vom Versorgungsamt falsch eingestuft wurde. Was kann ich tun, damit ich den mir zustehenden Schwerbehindertenausweis erhalte?

Gegen den Feststellungsbescheid können Sie innerhalb eines Monats nach dessen Bekanntgabe Widerspruch einlegen. Als Beginn der Widerspruchsfrist gilt das Datum des Poststempels (Briefumschlag) zuzüglich drei Tagen. Der Widerspruch kann schriftlich oder mündlich (»zur Niederschrift«) beim Versorgungsamt, bei der Krankenkasse oder beim Bürgermeister geltend gemacht werden. Selbstverständlich muss der Widerspruch begründet werden.

Reicht die Zeit der Widerspruchsfrist für eine ausführliche Begründung des Widerspruchs nicht aus, so genügt zur Fristwahrung zunächst die Mitteilung, dass gegen den Bescheid Widerspruch erhoben wird und eine ausführliche Begründung folgt.
Haben sich die Behinderungen wesentlich geändert, kann beim Versorgungsamt ein Antrag auf »Neufeststellung« der Behinderung eingereicht werden. Die Voraussetzungen werden dann geprüft, ähnlich wie beim Erstantrag.
Aufgrund dieser Überprüfung kann das Versorgungsamt auch mit einer Anhörung reagieren. Diese wird dann erlassen, wenn sich der GdB im Rahmen einer Heilbewährung usw. zuungunsten des Antragstellers verändert. Der Antragsteller kann dann neue ärztliche Befunde einreichen. Ihm wird Gelegenheit gegeben, sich innerhalb eines Monats zu den für die Entscheidung erheblichen Tatsachen zu »äußern«.

13. Ist ein Schwerbehinderter automatisch leistungsberechtigt in der Pflegeversicherung?

Nein, der Schwerbehindertenstatus hat nichts mit der Pflegebedürftigkeit zu tun. Zwar ist ein Pflegebedürftiger in der Regel auch gleichzeitig schwerbehindert, was jedoch nicht im umgekehrten Fall gilt. Selbst bei einem GdB von 100 % kann sich der Behinderte in der Regel noch selber versorgen. Die Art und der Schweregrad der Behinderung sagen also nichts über den pflegerischen Bedarf aus.

14. Die Krebsbehandlung hat meine sämtlichen Planungen über den Haufen geworfen, so auch meine Finanzen. Ich stehe finanziell vor dem Nichts und weiß nicht, wie es weitergehen soll. An wen kann ich mich in meiner Not wenden?

Sie sollten sich in Ihren Nöten an einen Sozialarbeiter (Krankenhaussozialdienst, Allgemeiner Sozialdienst der Stadt, Wohlfahrtsverbände) wenden, der Ihnen möglicherweise Hilfsinstitutionen nennen kann. So ist zum Beispiel die Deutsche Krebshilfe (Adresse siehe Kapitel »Adressen«) mit einer einmaligen finanziellen Unterstützung gerne behilflich, wenn Sie in eine Notlage geraten sind (Härtefonds). Auch wenn Sie Schwierigkeiten im

Umgang mit Behörden, Versicherungen und anderen Institutionen haben, hilft und vermittelt die Deutsche Krebshilfe im Rahmen ihrer Möglichkeiten.

Sollten Sie von vor der Erkrankung her noch finanzielle Verpflichtungen haben, wie zum Beispiel Ratenzahlungen oder Versicherungsprämien, so sollten Sie sich mit dem entsprechenden Gläubiger in Verbindung setzen. Er wird sich häufig – und muss es im Übrigen auch – mit einer »Umschuldung« zufriedengeben. Möglicherweise sollten Sie auch Sozialhilfe beantragen. Hierfür empfiehlt es sich, einen Antrag beim Sozialamt zu stellen, nachdem Sie entsprechende Auskunft und Beratung beim Sozialamt, bei den Wohlfahrtsverbänden oder zum Beispiel auch bei den Selbsthilfegruppen eingeholt haben.

Grundsätzlich soll die Sozialhilfe dann einsetzen, wenn alle anderen zur Hilfe Verpflichteten ihrer Pflicht nicht nachkommen. Dazu gehören auch Kinder gegenüber ihren Eltern und Ehepartner untereinander. Letzteres kann auch nach einer Scheidung der Fall sein.

Im Allgemeinen braucht die Sozialhilfe nicht zurückgezahlt zu werden. Hiervon gibt es jedoch Ausnahmen: So können zum Beispiel Geldleistungen vom Sozialamt auch als Darlehen gewährt werden. Dies geschieht vor allem dann, wenn es sich nur um vorübergehende Notlagen (bis zu sechs Monate) handelt. Sollte sich dann jedoch herausstellen, dass die Notsituation andauert, so kann das Sozialamt auf die Rückzahlung des Darlehens verzichten. Eine Leistung als Darlehen kommt zum Beispiel auch dann in Betracht, wenn von einer Verwertung des Vermögens deswegen abgesehen wird, weil sie unwirtschaftlich wäre.

Durch das seit 2003 geltende »Grundsicherungsgesetz« wird eine »bedarfsorientierte Grundsicherung« im Alter und bei »Erwerbsminderung« sichergestellt. Die Grundsicherung ist keine Grundrente und auch keine Sozialhilfe. Es findet kein Rückgriff auf unterhaltspflichtige Kinder statt, wenn diese weniger als € 100 000,– im Jahr verdienen. Anspruch auf Grundsicherung haben alle, die älter als 65 Jahre oder dauerhaft voll erwerbsgemindert sind und ihren Lebensunterhalt nicht aus eigenem Einkommen (z. B. Rente) und Vermögen (z. B. Sparvermögen, Lebensversicherung) bestreiten können. Die Anträge sind bei den neu eingerichteten Grundsicherungsämtern der Gemeinden bzw. des Kreises zu stellen.

Unter http://www.beratung-caritasnet.de finden Ratsuchende Antworten auf Fragen zum Arbeitslosen- und zum Sozialgeld, zur Grundsicherung im Alter und zu anderen sozialen Problemen.

15. Meine Rente ist so niedrig, dass ich hiermit kaum meinen Lebensunterhalt bestreiten kann. Ab wann kann ich eigentlich die Sozialhilfe in Anspruch nehmen?

Auf Sozialhilfe hat man einen Rechtsanspruch. So können Sie ergänzende Sozialhilfe (Hilfe zum Lebensunterhalt) bekommen, wenn Ihre Rente und das sonstige Einkommen und Vermögen aller Haushaltsangehörigen hierfür nicht mehr ausreichen. Bei den Hilfen unterscheidet man zwischen laufenden und einmaligen Sozialleistungshilfen.
Kommen in außergewöhnlichen Situationen Kosten auf, die die finanziellen Möglichkeiten übersteigen, kann man »Hilfe in besonderen Lebenslagen« erhalten. Dazu zählen z. B.: Krankenhilfe und Hilfe für Behinderte, Hilfe zur Pflege (einschließlich Übernahme der Kosten für ein Pflegeheim), Hilfe zur Weiterführung des Haushalts. Auch in diesen Fällen wird eine Bedarfsberechnung durchgeführt. Allerdings gelten hier dann andere Freibeträge.

16. Müssen Verwandte für Sozialhilfe aufkommen?

Eltern sind für ihre Kinder unterhaltspflichtig – und umgekehrt. Das gilt jedoch nur, wenn sie dazu auch in der Lage sind. Bei einmaligen Beihilfen wird in der Regel auf eine Prüfung verzichtet. Schwiegerkinder/-eltern sind einander nicht unterhaltsverpflichtet.
Da die Überprüfung der Unterhaltsverpflichtung je nach den persönlichen Gegebenheiten sehr unterschiedlich ausfallen kann, empfiehlt sich immer die konkrete Beratung durch einen Sozialarbeiter (z. B. allgemeiner Sozialdienst der jeweiligen Stadt oder in der Tumornachsorgeklinik). Es besteht kein Grund, von vornherein auf die möglichen Sozialleistungen zu verzichten.

17. Obwohl mein Mann noch krank ist und ich ihn zu Hause nicht versorgen kann, soll er aus dem Krankenhaus entlassen werden. Er sei ein »Pflegefall«, für den man medizinisch nichts mehr tun könne, hat der Oberarzt erklärt. Meinen Mann in ein Pflegeheim zu stecken wäre für mich der letzte Schritt. Welche anderen Möglichkeiten bestehen?

Als Erstes sollten Sie mindestens drei Tage bis eine Woche vor Entlassung Ihres Mannes durch den Klinikarzt oder durch Ihren Hausarzt bei der Krankenversicherung Ihres Mannes häusliche Krankenpflege beantragen. Diese wird meistens innerhalb weniger Tage genehmigt, und in dieser Zeit können die entsprechenden Vorkehrungen zu Hause getroffen werden (z. B. Beschaffung von Hilfsmitteln).

Als nächsten Schritt sollten Sie bei der zuständigen Pflegeversicherung einen Antrag auf Beurteilung der Pflegebedürftigkeit stellen. Die Pflegekasse schickt dann einen Gutachter (Arzt und/oder Pflegefachkraft), der bei Ihnen einen Hausbesuch macht oder auch den Patienten im Krankenhaus besucht und den Grad der Pflegebedürftigkeit Ihres Mannes festlegt. Maßstab für die Beurteilung der Pflegebedürftigkeit sind ausschließlich Fähigkeiten zur Ausübung der Verrichtungen des täglichen Lebens. Im häuslichen Umfeld wird u. a. festgestellt, welchen konkreten Handlungsbedarf der Antragsteller hat, wer die Pflege durchführt und inwieweit die Möglichkeiten der Rehabilitation ausgeschöpft wurden.

Pflegebedürftigkeit ist in keiner Weise identisch mit einem Heimaufenthalt. Ja, im Gegenteil, durch die Pflegeversicherung soll eine häusliche Pflege ermöglicht werden.

Von 2010 an steigen die von der Pflegeversicherung erstatteten Beiträge für »Pflegeschleistungen« ambulanter Pflegedienste in der Pflegestufe I von € 420,– auf € 440,–, in der Stufe II von € 981,– auf € 1 040,– und in der Stufe III von € 1 470,– auf € 1 510,–.

Wird der Betroffene in einem Pflegeheim/Altenheim untergebracht, so beteiligt sich die Pflegekasse an den Unkosten (€ 1 023,– in Pflegestufe I, € 1 279,– in Pflegestufe II und € 1 510,– in Pflegestufe III, in Härtefällen bis zu € 1 825,– [Stand 2011]). Auf Nachweis werden notwendige Aufwendungen wie Fahrtkosten, Verdienstausfall o. Ä. bis zu einem Gesamtbetrag von € 1 432,– erstattet.

Übernehmen Angehörige oder Ehrenamtliche die Pflege, so erhalten sie Pflegegeld. Es steigt bis 2012 von € 205,– im Jahr 2008 auf € 235,– im Jahr

2012 für die Pflegestufe I, von € 410,– im Jahr 2008 auf € 440,– im Jahr 2012 für die Pflegestufe II und von € 665,– im Jahr 2008 auf € 700,– für die Pflegestufe III [Stand 2011]).
Scheiden Angehörige als Pflegepersonen aus, dann übernimmt die Pflegekasse Einsätze von ambulanten Pflegediensten als sogenannte »Sachleistung« bis zur Höhe von € 384,– in Pflegestufe I bzw. € 921,– in Stufe II oder € 1 432,– in Stufe III (Stand 2011). Eine Sachleistung in Form von Pflegeeinsätzen dürfen nur Personen und Dienste erbringen, die einen Versorgungsvertrag mit den Pflegekassen abgeschlossen haben. Sie sollten sich daher vorher bei der Kasse erkundigen.
Übrigens, wer ein pflegebedürftiges Familienmitglied zu Hause betreut, kann auch ohne eigene Beiträge einen Rentenanspruch erwerben. Voraussetzung ist allerdings, dass entweder keine Erwerbstätigkeit ausgeübt wird, und wenn doch, dann nur in eingeschränktem Maße, dass die Pflege mindestens 14 Stunden in der Woche beträgt und dafür kein Gehalt bezahlt wird. Wer als Pflegeperson versicherungspflichtig werden will, muss darauf achten, dass der Pflegebedürftige neben dem Antrag auf Pflegeleistungen auch einen Antrag für die Pflegeperson stellt.
In Österreich bietet das Bundespflegegeldgesetz BPGG eine vergleichbare Absicherung im Falle der Pflegebedürftigkeit. In der Schweiz und in anderen Ländern ist ein solches System nicht vorhanden oder anderen Institutionen zugeordnet.
Kompetenten Rat zu allen Fragen der Pflegeversicherung können Sie über das Bürgertelefon des Bundesministeriums für Gesundheit erhalten (Telefon 0 18 05/99 66 02). Regelmäßig aktualisierte Informationen finden Sie auch im Internet unter http://www.betanet.de, http://www.barmer.de sowie unter http://www.vdak.de.

18. Wann besteht ein Anspruch auf Leistungen der Pflegeversicherung?

Nicht jeder, der häusliche Pflege benötigt, kann automatisch Pflegegeld beanspruchen. Ein Anspruch auf Leistungen besteht in der Regel nur dann, wenn eine Pflegebedürftigkeit über mindestens sechs Monate vorliegt. Damit ein Antrag überhaupt Aussichten auf Erfolg hat, muss eine Versicherungszeit in der Pflegeversicherung von mindestens fünf Jahren bestehen. Die Pflege muss mindestens 45 Minuten dauern, dazu zählen bei-

spielsweise Waschen, Kämmen, Zahnpflege oder Hilfen beim Essen. Der Betreuende muss mindestens 45 Minuten pro Tag zusätzlich im Haushalt helfen, also Wäsche waschen, kochen oder einkaufen.
Die Höhe der Leistungen richtet sich nach der Pflegestufe, die vom medizinischen Dienst der Krankenkassen bestimmt wird. Die Pflegebedürftigkeit wird in drei Pflegestufen, I bis III, eingestuft.
In der Pflegestufe I muss der Bedarf an Hilfe für Körperpflege, Ernährung, Mobilität und für die hauswirtschaftliche Versorgung täglich mindestens anderthalb Stunden betragen.
In der Pflegestufe II beträgt er mindestens drei Stunden, und in der Pflegestufe III muss eine Pflegebedürftigkeit rund um die Uhr vorliegen.

Tabelle 11.1: Stufen der Pflegebedürftigkeit

	Körperpflege/Ernährung Mobilität	hauswirtschaftliche Versorgung
Stufe I	mindestens einmal täglich Hilfe notwendig bei mindestens zwei Verrichtungen	mehrfach in der Woche
Stufe II	mindestens dreimal täglich Hilfe notwendig bei mindestens zwei Verrichtungen	mehrfach in der Woche
Stufe III	täglich rund um die Uhr Hilfe notwendig	mehrfach in der Woche

Zur Vorbereitung der Begutachtung kann ein Pflegetagebuch hilfreich sein: Eine Woche lang wird in diesem »Tagebuch« genau notiert, wann, wofür und wie lange Hilfe nötig war.
Die Pflegeleistungen sind unabhängig vom Einkommen. Schließlich hat der Versicherte ja für diese Versicherungsleistungen auch Beiträge entrichtet. Die Begutachtungsrichtlinien für die Pflegebedürftigkeit sind für alle Pflegekassen und den MDK verbindlich. Sie können beim Dienst der Spitzenverbände der Krankenkassen unter der Telefonnummer 02 01/8 32 70 bestellt werden. Detaillierte Informationen finden Sie im Internet unter http://www.betanet.de, http://www.barmer.de sowie unter http://www.vdak.de.

19. Was versteht man unter Hospiz und Palliativstation?

Das Hospiz ist eine eigenständige Einrichtung, in der es um die Pflege und Begleitung der Menschen in ihrer letzten Lebensphase geht. Auch Angehörige finden hier Beistand.
Ziel der Hospizbewegung ist es, die Lebensqualität der Patienten zu verbessern, damit sie in dieser schweren Zeit so bewusst, zufrieden, normal und insbesondere so schmerzfrei wie möglich leben können. Im Zentrum der Hospizbetreuung steht daher nicht die medizinisch-onkologische Beeinflussung des Krankheitsverlaufs, sondern der Erhalt und die Verbesserung der Lebensqualität.
Da die Betreuung in einem stationären Hospiz für den unheilbar Kranken in seinen letzten Wochen oder Monaten in einer möglichst wohnlichen Atmosphäre erfolgen soll, sind Hospize normalerweise bewusst von einem Krankenhausbetrieb und somit auch von einer Palliativstation getrennt.
Anders als Palliativstationen sind Hospize in der Regel keine ärztlich geleiteten Einrichtungen. Die im Hospiz fehlende ärztliche Fachkompetenz wird entweder durch den Hausarzt, den ambulant tätigen Onkologen oder durch Ärzte eines benachbarten Krankenhauses sichergestellt.
Auch die Palliativstationen verfolgen das Ziel der Unterstützung und Begleitung in der letzten Lebensphase. Sie sind allerdings in der Regel einem Krankenhaus angegliedert und stärker ärztlich betreut. Bei ihnen liegt der Schwerpunkt häufig neben der medizinisch-pflegerischen Betreuung auf der Schmerztherapie und Symptomkontrolle. Sie haben den Auftrag, während eines eher kurzen Aufenthalts gezielt und meist medikamentös Beschwerden, wie z. B. Schmerzen, zu lindern und dann die Entlassung nach Hause oder in ein Hospiz zu ermöglichen.
In vielen Städten gibt es auch Tageshospize, wo die Patienten tagsüber die Möglichkeiten der stationären Betreuung nutzen, jedoch zu Hause übernachten. Der Schwerpunkt liegt meist auf der psychosozialen Betreuung.
Zunehmend sind Hospizen und Palliativinstitutionen auch spezielle ambulante Pflegedienste angegliedert, die entlastende und begleitende Aufgaben für Patienten und Angehörige übernehmen. Sie ermöglichen sterbenden Menschen, die letzte Zeit ihres Lebens in ihrer häuslichen Umgebung zu verbringen. Hospizgruppen/-initiativen und Hospizdienste leisten größtenteils ehrenamtliche Arbeit bei den Patienten und Familien zu Hause, beraten in palliativen Pflegefragen, unterstützen die Arbeit der palliativen

Pflegedienste und koordinieren den Einsatz von ehrenamtlichen Hospizhelfern.
Adressen und Informationen finden Sie im Internet unter http://www.hospize.de, http://www.hospizfuehrer.de, http://www.hospiz.net, http://www.alpha-nrw.de und http://wegweiser-hospiz-palliativmedizin.de.
Mit der Krankenkasse sollte grundsätzlich vor Beginn der Hospizpflege die Kostenfrage geklärt werden. Die Krankenkassen verhalten sich hierbei sehr unterschiedlich. Die Eigenbeteiligung kann unterschiedlich hoch sein, da sie von den Tagessätzen des stationären Hospizes, von der Pflegestufe des Patienten und von den Leistungen der Krankenkassen für stationäre Hospizpflege abhängt.

20. Wir möchten so lange wie möglich in den eigenen vier Wänden bleiben. Seit wir erheblich gehbehindert sind, entspricht die Wohnung jedoch leider nicht mehr den veränderten Bedürfnissen. Gibt es eventuell Zuschüsse für notwendige Umbaumaßnahmen?

Sowohl Eigentümer als auch Mieter können bei der Kreditanstalt für Wiederaufbau (http://www.kfw.de/altersgerecht-umbauen-zuschuss) einen Antrag auf finanzielle Hilfen stellen. Der Zuschuss beträgt 5 % der förderfähigen Investitionskosten und maximal € 2 500,– pro Wohneinheit. Gefördert wird zum Beispiel der Einbau von Liften zur Überbrückung von Treppen, die Verbreiterung von Türen, der Umbau von Bädern oder die Anschaffung neuer Duschen etc. Es werden auf Antrag auch zinsgünstige Kredite bis zu einer Gesamtsumme von € 50 000,– für altersgerechte Umbaumaßnahmen bewilligt.

21. Werden die Fahrtkosten für Arztbesuche erstattet?

Bei Fahrten zur ambulanten Behandlung trägt der Versicherte die Fahrtkosten selber. Ein langer Anfahrtsweg, eine schlechte Verkehrsverbindung oder ein anderer nicht medizinischer Grund führen nicht zu einer Erstattung von Beförderungskosten durch die gesetzliche Krankenkasse.
Wenn allerdings die Notwendigkeit der ambulanten Behandlung wegen Immobilität oder Pflegebedürftigkeit (ab Pflegestufe II, bei Merkzeichen »aG«, »B« oder »H«) und/oder eine Beförderung zur Vermeidung von Scha-

den an Leib und Leben unerlässlich sind und dies von den behandelnden Ärzten in einer schriftlichen Bescheinigung bestätigt und vorher das Einverständnis der Krankenkasse eingeholt wird, können Ausnahmen gemacht werden. Der Patient zahlt nur beim ersten Mal den Eigenbeitrag. Danach übernehmen die Krankenkassen die Fahrtkosten, die über einen Betrag von € 13,– je einfache Fahrt hinausgehen. Grundsätzlich gilt allerdings auch dann, dass der Versicherte einen Eigenbetrag von 10 % zu leisten hat (Stand 2011). Wichtig ist, dass die Fahrten zur ambulanten Behandlung vor der Inanspruchnahme von der Krankenkasse genehmigt werden.
Weitere Informationen rund um das Thema Fahrtkosten, Härtefallregelungen und viele andere Bereiche der gesetzlichen Krankenversicherung enthält die Broschüre: »Die gesetzliche Krankenversicherung«, die kostenlos beim Bundesministerium für Gesundheit, Broschürenstelle, 53108 Bonn, oder bei der »Frauenselbsthilfe nach Krebs« bestellt werden kann.
Die Höhe der Kostenerstattung ändert sich von Jahr zu Jahr. Sie sollten sich beim Sozialarbeiter, beim gebührenpflichtigen Bürgertelefon (Telefon 0 18 05/99 66 02 oder Telefon 0 18 05/99 66 01) oder kostenlos bei der Deutschen Krebshilfe (Adresse siehe Kapitel »Adressen«) erkundigen.

22. Wie viel muss ich zu den Arznei- und Verbandsmitteln bzw. zu den Heil- und Hilfsmitteln dazuzahlen?

Zuzahlungsregeln bestehen für nahezu alle Leistungen der gesetzlichen Krankenversicherung. Hierunter fallen die Versorgung mit Arzneimitteln, Heil- und Hilfsmitteln, Krankenhausaufenthalte, Rehabilitationsmaßnahmen, häusliche Krankenpflege, Fahrtkosten und Arztbesuche.
Die Höhe der Zuzahlungen für Arzt und Arzneikosten ändert sich von Jahr zu Jahr. Zudem existieren zahlreiche Befreiungsmöglichkeiten (z. B. Sozialklausel, Überforderungsklausel, 1 %-Regel), die von Zuzahlungen befreien oder diese zumindest reduzieren. Auch gibt es zuzahlungsbefreite Arzneimittel sowie je nach Rabattvertrag der einzelnen Krankenkassen ganz oder zur Hälfte zuzahlungsfreie Arzneimittel. Aktuelle Auskünfte können Sie über das Bürgertelefon der gesetzlichen Krankenversicherung (Telefon 0 18 05/99 66 02) oder über das Internet einholen (http://www.qkv.info oder http://www.ifap.de).

- Die Patienten müssen 10 % der Arzneimittelkosten selber tragen, mindestens € 5,– und höchstens € 10,– pro Medikament. Rezeptfreie Arzneimittel werden von den Krankenkassen nicht erstattet. Bestimmte verschreibungspflichtige Arzneimittel sind von der Zuzahlung befreit. Diese können auf den Internetseiten der gesetzlichen Krankenversicherungen eingesehen werden (http://www.gkv.info).
- Für viele Arzneimittel gibt es von der gesetzlichen Krankenversicherung festgelegte Höchstbeträge. Verschreibt der Arzt ein Arzneimittel, dessen Preis über diesem Festbetrag liegt, so muss der Patient diesen Differenzbetrag zusätzlich zur gesetzlichen Zuzahlung entrichten.
- Nicht verschreibungspflichtige Arzneimittel werden von der Krankenkasse nicht bezahlt.
- Bei Heil- und Hilfsmitteln gehen 10 % der Kosten des Mittels zuzüglich € 10,– je Verordnung auf Ihr Konto. Sind im Rahmen einer Rehabilitationsmaßnahme verschiedene Heilmittel verordnet worden, sind nur einmal € 10,– pro Rezept zu zahlen.
- Bei Hilfsmitteln, für die mit Vertragspartnern der Krankenkassen ein Festbetrag festgesetzt wurde, übernehmen die Kassen nur die Kosten bis zur Höhe dieses Betrages.
- Die Krankenkassen haben die Möglichkeit, gebrauchte Hilfsmittel wie z. B. Rollstühle und Gehhilfen zur Verfügung zu stellen oder Hilfsmittel leihweise zu überlassen.
- Bei Massagen sind € 10,– pro Verordnung zu zahlen.
- Bei Inanspruchnahme einer Arztpraxis sind € 10,– zu entrichten.
- Die Zuzahlungen pro Krankenhausaufenthalt betragen € 10,– pro Tag, begrenzt auf maximal 28 Tage pro Jahr.
- Schutzimpfungen sind kostenlos.
- Für Sozialhilfeempfänger gelten die gleichen Zuzahlungsregeln wie für alle anderen Krebspatienten.

Lassen Sie sich die von Ihnen geleisteten Zuzahlungen immer quittieren, denn sie sind in ihrer Gesamtheit nur bis zu einem bestimmten Eigenbetrag pro Jahr zu entrichten (bis zu ein Prozent des jährlichen Bruttoeinkommens bei Krebserkrankungen). Sobald die Zuzahlungen die Belastungsgrenze von einem Prozent der jährlichen Bruttoeinnahmen überschreiten, fallen für den Rest des Kalenderjahres keine weiteren Zuzahlungen an. Sie können von Ihrer Krankenkasse ein Nachweisheft bekommen, in welches die jeweiligen Zuzahlungen dann vom Apotheker, dem

Krankengymnasten, dem Sanitätsfachhandel etc. eingetragen werden. »Heilmittel« müssen vom Arzt »auf Kassenrezept« verschrieben werden. Zu den Heilmitteln gehören z. B. die Physiotherapie wie Lymphdrainage, Fangopackungen, Krankengymnastik, Massagen, Ergotherapie etc. Zu den zu erstattenden »Hilfsmitteln« zählen neben Rollstühlen und Prothesen auch Perücken, für die die gesetzlichen Krankenkassen in der Regel einen festgesetzten Betrag übernehmen. Bei besserer und teurerer Versorgung trägt der Versicherte den Differenzbetrag zwischen Festbetrag und tatsächlichen Anschaffungskosten. Grundsätzlich gilt, dass die Krankenkassen jedem Patienten eine seinen persönlichen Bedürfnissen entsprechende Versorgung finanzieren.

Sie sollten sich vor dem Erwerb dieser Hilfsmittel bei Ihrer Krankenkasse erkundigen, welchen Eigenbetrag Sie zu leisten haben. Leider machen insbesondere die privaten Krankenkassen immer wieder Schwierigkeiten bei der Kostenrückerstattung.

Krankheitskosten, die über der »zumutbaren Belastungsgrenze« liegen, können von der Steuer abgesetzt werden.

23. Die Krankheitskosten übersteigen bei mir bei weitem die zumutbare Eigenbeteiligung pro Jahr, da ich lediglich Krankengeld beziehe. Dennoch muss ich bei der Apotheke ständig in Vorleistung gehen, obwohl die Krankenkasse mir erst Ende des Jahres die Mehrkosten rückerstatten muss.

Dass Patienten erst ein Jahr Belege sammeln müssen, um von der Zuzahlung befreit zu werden, ist tatsächlich für viele Krebspatienten unzumutbar. Sie sollten bei Ihrer Krankenkasse einen Antrag auf Erlassung des Eigenbeitrags stellen. Dies können Sie auch schon dann tun, wenn Ihr Eigenbeitrag für das laufende Jahr noch nicht ausgeschöpft ist. Sie können dann mit der Krankenkasse vereinbaren, den noch ausstehenden Restbeitrag vorab in einer Summe oder in Raten zu bezahlen. Für den Rest des Jahres sind Sie dann von weiteren Zuzahlungen befreit. Lassen Sie sich dazu von der Krankenkasse eine entsprechende Bescheinigung ausstellen.

Der Sozialarbeiter, die Mitarbeiter von Wohlfahrtsverbänden, aber auch die zuständigen Kundenbetreuer bei Ihrer Krankenkasse helfen Ihnen bei der Antragstellung.

Übrigens kann in besonderen finanziellen Notlagen die Deutsche Krebshilfe mit einer einmaligen Überbrückungshilfe einspringen. Auch gibt es für besondere Notfälle einen Sonderfonds aus den Mitteln des Bundespräsidenten.

24. Ab wann liegt eine »unzumutbare finanzielle Belastung« vor (Sozialklausel)?

Eine teilweise Befreiung von vielen Zuzahlungen und Eigenbeteiligungen ist dann möglich, wenn die durch die Krankheit bedingten Kosten (auf das Jahr verteilt) einen bestimmten Grenzbetrag überschreiten. Diese »zumutbare Eigenbeteiligung« ist auf höchstens 2 % der Bruttoeinnahmen begrenzt (bzw. auf 1 % für chronisch Kranke, wozu die Krebserkrankung zählt), abzüglich bestimmter Freibeträge für mitversicherte Familienangehörige. Für chronisch Kranke wurde eine Sonderregelung geschaffen. Wer mindestens ein Kalenderjahr lang hohe Zuzahlungen leisten musste, deshalb in der Vergangenheit die persönliche Belastungsgrenze erreicht oder überschritten hat und außerdem bereits mindestens ein Jahr wegen ein und derselben Krankheit in Dauerbehandlung ist, muss im Folgejahr nur noch 1 % der jährlichen Bruttoeinnahmen für Zuzahlungen oder Eigenbeteiligungen – auch für Erkrankungen anderer Familienangehöriger – aufwenden.

Die Höhe der für Sie zumutbaren finanziellen Belastung können Sie sich bei Ihrer Krankenkasse oder auch beim Sozialamt ausrechnen lassen. Um von Zuzahlungen befreit zu werden, müssen Sie einen Antrag bei Ihrer Krankenkasse stellen.

Für chronisch Kranke, die in ständiger ambulanter Behandlung sind, kann die Belastungsgrenze schon sehr frühzeitig erreicht sein. Aus diesem Grunde ist es erforderlich, dass sich diese Versicherten umgehend mit ihrer Krankenversicherung in Verbindung setzen, um sich gegebenenfalls für den Rest des Jahres von weiteren Zuzahlungen befreien zu lassen.

Eine ausführliche Tabelle mit den nach Einkommen gestaffelten zumutbaren Eigenbelastungen sollten Sie beim Sozialarbeiter – z. B. in der Rehaklinik – oder bei Ihrer Krankenkasse anfordern.

Ausführlichere Informationen und Ratschläge in Bezug auf Härtefonds, Härtefallregelungen und -hilfen können Sie über die Deutsche Krebshilfe erhalten (Telefon 02 28/7 29 90-94).

25. Obwohl mein Arzt sehr optimistisch ist, weigert sich die Versicherung, eine Lebensversicherung mit mir abzuschließen, die ich zur Absicherung eines Hypothekenkredites für den Hausbau dringend brauche.

Die meisten Lebensversicherungen nehmen nur geheilte Krebspatienten auf. Sie akzeptieren im Allgemeinen für den Vertragsabschluss die klinischen Befunde, die im Rahmen der Nachsorgeuntersuchungen erhoben werden.
Darüber hinaus unterscheiden die Lebensversicherungen unterschiedliche Risikoklassen, die sich vorrangig nach der Lebenserwartung (Prognose) richten. Sie bedingen unterschiedliche Wartezeiten, d. h., dass trotz regelmäßiger Prämienzahlungen die Versicherungssumme im Schadensfall erst nach einer mehr oder minder langen Wartezeit bezahlt wird.
Selbst dann, wenn das Karzinom nur ein Frühkarzinom (T1, N0, M0) gewesen wäre, hätte die Lebensversicherung eine Zurückstellung für zwei Jahre ab dem Zeitpunkt der Operation verlangt. Je nach Risikozuschlag oder Staffelung hätte die Zurückstellung dann sieben bis zehn Jahre gedauert. Auch nach dieser Zeit hätte der Risikozuschlag zwischen zehn und zwanzig Promille der Versicherungssumme betragen. Bei hohen Ausbreitungsstadien lehnen die Versicherungen eine Lebensversicherung im Allgemeinen ab. Sie haben zu große Angst vor einem Rückfall.

26. Ein Bekannter von mir verstarb vor Jahren an Krebs, obwohl die Ärzte bis zuletzt optimistisch waren. Er selber hatte offensichtlich niemals mit einem tödlichen Ausgang seiner Erkrankung gerechnet, weswegen er noch nicht einmal ein Testament gemacht hatte. Auf seine Familie kamen nach seinem Tode beträchtliche menschliche und wirtschaftliche Probleme zu.

Niemand, auch kein Krebsspezialist, vermag mit Sicherheit den weiteren Verlauf der Krebserkrankung vorherzusagen, weder in positiver noch in negativer Hinsicht. Völlig unabhängig von der Gut- oder Bösartigkeit der Erkrankung sollte jeder Verantwortliche seine Angelegenheiten so weit wie möglich zu ordnen versuchen. Dazu gehört auch die Regelung wirtschaftlicher Verhältnisse, z. B. die Abfassung eines Testaments.

Wie man ein Testament abfasst, erfährt man aus dem Ratgeber »Vorsorge für den Erbfall«, der bei den meisten Banken kostenlos erhältlich ist.
Für das ordentliche Testament sieht das Gesetz zwei unterschiedliche Formen vor, das eigenhändige und das öffentliche Testament.

Eigenhändiges Testament:
Für das eigenhändige Testament ist wesentlich, dass der Erblasser seinen letzten Willen handschriftlich niederlegt. Der gesamte Text des Testamentes sowie die Unterschrift müssen vom Erblasser selbst handschriftlich verfasst werden.
Für ein gültiges Testament sind weiterhin die Angabe von Ort, Datum sowie Vor- und Familienname unabdingbar.

Öffentliches Testament:
Entscheidend für das öffentliche Testament ist, dass der Erblasser einem Notar gegenüber seinen letzten Willen mündlich erklärt oder aber schriftlich übergibt. Diese Form des Testaments kann infolgedessen auch maschinenschriftlich abgefasst sein.
In den meisten Fällen werden Testamente daheim in der Wohnung hinterlegt. Vertrauenspersonen werden darüber verständigt, wo sich das Dokument befindet. Besser und sicherer ist es jedoch, das Testament in amtliche Verwahrung zu geben. Für das öffentliche Testament ist dasjenige Amtsgericht zuständig, in dessen Bezirk der Notar seinen Amtssitz hat.

12 Welche Konsequenzen ergeben sich für meine berufliche Tätigkeit?

Fragen zu Beruf und Rente

1. Gibt es Kriterien, die auf eine mögliche berufliche Ursache der Myelomerkrankung hinweisen könnten?

Es gibt bisher keinerlei Beweise für die Entstehung einer Myelomerkrankung im Zusammenhang mit beruflichen Schadstoffen. Sollten Sie einen speziellen Verdacht haben, so melden Sie diesen der Berufsgenossenschaft.
Die Berufsgenossenschaften haben eine »Infoline« zur Beantwortung von Fragen zu Berufskrankheiten sowie Arbeits- und Wegeunfällen eingerichtet. Die Infoline mit der Nummer 0 18 05/18 80 88 ist werktags von 8 bis 17 Uhr besetzt. Informationen können auch über das Internet eingeholt werden (E-Mail: infoline@hvbg.de).

2. Werde ich trotz der Krebserkrankung arbeiten können? Könnte sich die Wiederaufnahme meiner beruflichen Tätigkeit negativ auf das Wiedererkrankungsrisiko auswirken?

Es gibt keinerlei Hinweise dafür, dass Arbeit den Verlauf der Erkrankung beeinflussen könnte. Hingegen spricht manches dafür, dass eine vorzeitige Berentung und Invalidität für manche Patienten eine Minderung ihrer Leistungsfähigkeit und Lebensqualität bedeuten.
Die Arbeit bewahrt vor der Gefahr der Isolierung, sie bietet häufig die einzige Möglichkeit sozialer Kontakte und verschafft schließlich auch Selbstbestätigung. Allein die Tatsache, Krebs gehabt zu haben, stellt somit keinen Grund für berufliche Untätigkeit dar.
Andererseits kann kein Zweifel daran bestehen, dass ein Großteil der an einem multiplen Myelom Erkrankten – und dazu gehören insbesondere körperlich Arbeitende – den gewohnten Beruf nicht wieder aufnehmen kann. Die infolge des Knochenbefalls erhöhte Bruchgefährdung, die im Verlauf der Erkrankung zunehmende Infektgefährdung und die gelegent-

liche körperliche Schwäche, die Folgen der Chemotherapie sein können, gestatten nur wenigen eine Fortführung der bisherigen Arbeit.
Wenn irgend möglich, so sollte der Betroffene frühzeitig den Betriebsarzt und die Personalvertretung von den zu erwartenden Schwierigkeiten in Kenntnis setzen. Eine Arbeitsplatzumsetzung oder eine nur »halbschichtige« Tätigkeit muss bei Arbeitswunsch in Erwägung gezogen werden, solange Schmerzen und körperliche Schwäche anhalten. Tätigkeiten in sitzender Stellung ohne körperliche Belastungen sowie geistige Arbeiten sind im Gegensatz zu körperlich belastenden Tätigkeiten häufig noch lange uneingeschränkt möglich.
Eine häufig praktizierte Empfehlung ist abzuwarten, bis die körperliche Schwäche sich legt, und so lange Krankengeld zu beziehen. Allerdings ist in den meisten Fällen langfristig nicht mit einer dauerhaften Verbesserung der körperlichen Leistungsfähigkeit zu rechnen.
Grundsätzlich wird Krankengeld wegen derselben Krankheit bis zu 18 Monate innerhalb eines Zeitraums von drei Jahren gezahlt. Sollte sich binnen dieser 18 Monate die körperliche Leistungsfähigkeit nicht gebessert haben, so empfiehlt es sich, rechtzeitig vor Ablauf des Krankengeldanspruchs einen Rentenantrag zu stellen. Der Antrag muss mehrere Monate vor Ablauf dieser Frist von 18 Monaten gestellt werden, da mit einer längeren Bearbeitungszeit zu rechnen ist.
Sie sollten den Aufenthalt in der Tumornachsorgeklinik dazu nutzen, Ihre berufliche Situation zu überdenken und mit den dortigen Fachkräften zu besprechen. Die in der Rehabilitationsklinik tätigen Ärzte und Sozialarbeiter werden mit Ihnen gemeinsam überlegen, ob Sie Ihren bisherigen Beruf weiter ausüben können und sollten. Sie werden möglicherweise notwendige Hilfen für Sie in die Wege leiten oder dafür sorgen, dass der Rentenantrag zügig bearbeitet wird.

3. Welche Arbeiten sollte man als Myelompatient meiden? Sollte ich mich umschulen lassen?

Ich würde lügen, wenn ich Ihnen vorgaukelte, dass Sie jede berufliche Tätigkeit wieder mit der gewohnten Leistungsfähigkeit ausüben können. Umgekehrt wäre es jedoch genauso falsch, einen Myelompatienten als nicht mehr arbeits- und leistungsfähig einzustufen.

In der Tabelle 12.1 finden Sie einige Arbeitsbelastungen, die bei einem Myelombefall zu meiden sind. Besonders sind Tätigkeiten zu meiden, die mit körperlichen Belastungen, z. B. einer abrupten Belastung oder Belastungen mit Scherwirkung, verbunden sind. Die Gefahr eines Knochenbruchs ist dann nämlich besonders groß. Wegen der Immunabwehrschwäche sind Tätigkeiten mit erhöhter Infektionsgefahr zu meiden.
Nur in den seltensten Fällen würde der Kostenträger (in den meisten Fällen die Rentenversicherung und wesentlich seltener die Berufsgenossenschaft) eine Umschulung bezahlen. Die Gründe hierfür sind das zumeist fortgeschrittene Alter und die zu erwartende Krankheitschronizität.

Tabelle 12.1: Einschränkungen der Arbeitsfähigkeit von Patienten mit multiplem Myelom

Einschränkungen	Grund der Einschränkungen
• keine Arbeiten, die mit ruckartigen Bewegungen verbunden sind • keine körperlich belastenden Tätigkeiten • keine Tätigkeiten mit Vibrationsexposition	• erhöhte Knochenbruchgefahr
• keine Tätigkeiten, die mit Heben oder Tragen schwerer Lasten verbunden sind	• erhöhte Knochenbruchgefahr
• Verbot von Nacht- und Schichtarbeit • Keine Arbeiten unter Druck oder Stress	• Verschlechterung der Immunabwehr
• Keine Arbeiten, die mit Wärme- oder Nässeexposition verbunden sind • keine Tätigkeiten mit häufigem Publikumsverkehr	• erhöhte Infektgefährdung

4. Kann mir mein Arbeitgeber kündigen, obwohl ich Schwerbehinderter bin?

Anerkannt Schwerbehinderte sind gegen Kündigung durch das Kündigungsschutzgesetz besonders geschützt. Der Arbeitgeber muss vor dem Aussprechen der Kündigung die Zustimmung des Integrationsamtes (früher Hauptfürsorgestelle genannt) beantragen.
Die in dem Kündigungsschutzgesetz festgelegten Schutzbestimmungen bedeuten nicht, dass Ihnen als »gesetzlich anerkanntem Schwerbehinderten« nicht gekündigt werden kann. Die Kündigung ist lediglich nicht so

leicht vollziehbar, da die Mitarbeiter des Integrationsamtes die vom Arbeitgeber angegebenen Kündigungsgründe genau und kritisch überprüfen. Bei dieser Überprüfung werden die Interessen des Arbeitgebers und die des Arbeitnehmers gegeneinander abgewogen. Die Mitarbeiter des Integrationsamtes werden einem Kündigungsantrag von kleineren Betrieben möglicherweise eher zustimmen als einem Kündigungsantrag eines Großunternehmens. Dies gilt vor allem dann, wenn ein kleinerer Betrieb nachweisen kann, dass seine wirtschaftliche Situation und seine Ertragslage durch die Weiterbeschäftigung eines anerkannt Schwerbehinderten dauerhaft gefährdet werden würde.
Das Kündigungsschutzgesetz gilt übrigens nur für Betriebe und Verwaltungen mit mindestens sechs Beschäftigten und erst nach sechsmonatiger ununterbrochener Betriebszugehörigkeit.
Bei einer Weiterbeschäftigung im gleichen Betrieb, aber auf einem anderen Arbeitsplatz (»Umsetzung«) ist zu beachten, dass es keinen Berufsschutz mehr gibt. Einbußen bei der Art der Arbeit und beim Einkommen müssen also bis zu einem bestimmten Prozentsatz des bisherigen Nettoentgelts hingenommen werden, wenn man nicht arbeitslos werden möchte.

5. Ich bin mir nicht sicher, ob ich tatsächlich einen vollen Arbeitstag durchstehen kann. Ich bin von der Chemotherapie noch sehr geschwächt!

Um Menschen nach einer schweren Erkrankung den Einstieg in ihren alten Arbeitsplatz zu erleichtern, gibt es die Möglichkeit der stufenweisen Wiedereingliederung.
Die Wiederaufnahme der Arbeit kann zum Beispiel in der Art erfolgen, dass Sie zuerst zwei bis drei Stunden täglich arbeiten, dann nach einiger Zeit vier bis sechs Stunden, dann sechs bis acht Stunden und schließlich Ihre Arbeit wieder vollschichtig aufnehmen. Während dieser Zeit erhalten Sie Krankengeld, das von der Krankenkasse bezahlt wird. Primär geht es bei dieser Maßnahme ja um eine Arbeitserprobung. Dem Arbeitgeber entstehen während dieser Zeit, in der er Ihre Arbeitskraft nicht vollständig in Anspruch nehmen kann, keine Kosten.
In der Zeit der stufenweisen Belastung (früher auch Hamburger Modell genannt) bleiben Sie offiziell krankgeschrieben. Dies ist insofern von Bedeu-

tung, als Sie maximal ja nur 78 Wochen Krankengeld beziehen dürfen und danach ausgesteuert werden. Lassen Sie sich beraten, ob andere Möglichkeiten günstiger für Sie sind, z. B. die Verrechnung Ihres Urlaubs: einen halben Tag Urlaub, einen halben Tag arbeiten. Dies hat den Vorteil, dass Sie den vollen Lohn bekommen.
Erkundigen Sie sich beim Sozialarbeiter, was für Sie am günstigsten ist. Möglicherweise ist auch die Rentenversicherung bereit, sich an den Kosten der stufenweisen Wiedereingliederung zu beteiligen.
Im Rahmen der Berufsförderungsmaßnahmen können dem Arbeitgeber die Kosten für technische Arbeitshilfen sowie Maßnahmen zur Einrichtung eines behindertengerechten Arbeitsplatzes erstattet werden. Die Arbeitsämter bzw. Rentenversicherungsträger sind nämlich sehr daran interessiert, dass Sie Ihren bisherigen Beruf weiter ausüben können bzw. dass Ihr Arbeitsplatz erhalten bleibt. Aus diesem Grunde werden bei einer erforderlichen Arbeitsplatzumsetzung innerhalb des Betriebes teilweise beträchtliche Einarbeitungszuschüsse oder weitere Eingliederungshilfen geleistet.

6. Was passiert, wenn ich kein Krankengeld mehr erhalte?

Steht das Ende des Krankengeldbezugs, also die sogenannte Aussteuerung bevor, so müssen Sie einen Rentenantrag oder Arbeitslosengeld beantragen!
Ihre Krankenversicherung wird Sie ca. sechs bis neun Wochen vor der bevorstehenden »Aussteuerung« hierüber informieren. Dann muss übrigens, bei bestehender Arbeitsunfähigkeit, dafür gesorgt werden, dass weiterhin Krankenversicherungsschutz besteht. Dies kann auf dreierlei Weise erfolgen:

1. durch freiwillige Weiterversicherung,
2. durch Familienversicherung,
3. indem Sie Arbeitslosengeld nach § 125 SGB III beantragen. Wichtig: Sie behalten Ihren Arbeitsplatz (nicht kündigen), sind aber nach der Aussteuerung nicht auf Erspartes oder auf Sozialhilfe angewiesen und weiter pflichtversichert in der gesetzlichen Kranken- und Rentenversicherung.

7. Wie lange zahlt mein Arbeitgeber das Gehalt weiter? Wann und wie lange wird Krankengeld gewährt?

Der Arbeitgeber zahlt bei Krankheit mindestens sechs Wochen den Lohn bzw. das Gehalt weiter (§ 47, SGB V). Je nach Tarifvertrag zahlen einige Arbeitgeber das Gehalt noch über diese Zeit hinaus. Nach dieser Zeit zahlt die gesetzliche Krankenkasse maximal 70 % des entgangenen regelmäßigen Arbeitsentgelts bis zu maximal 78 Wochen innerhalb von drei Jahren, gerechnet vom Tag der Arbeitsunfähigkeit an. Wenn danach eine berufliche Tätigkeit aus Krankheitsgründen immer noch nicht aufgenommen werden kann, wird eine Berentung eingeleitet, es sei denn, dass eine Rehabilitationsmaßnahme erfolgt. Sind Versicherte nach ärztlichem Gutachten in ihrer Erwerbsfähigkeit als erheblich gefährdet oder gemindert anzusehen, kann ihnen die Krankenkasse eine Frist von zehn Wochen setzen, innerhalb derer ein Antrag auf Maßnahmen zur Rehabilitation gestellt werden muss. Stellt der Versicherte den Antrag nicht innerhalb der Frist, entfällt der Anspruch auf Krankengeld mit Ablauf der Frist; ist das Beschäftigungsverhältnis gelöst, so endet mit diesem Zeitpunkt auch die Mitgliedschaft. Bei späterer Antragstellung lebt der Anspruch auf Krankengeld, nicht jedoch die Versicherung wieder auf.

Für Beamte gelten insofern andere Regelungen, als die Dienstbezüge in voller Höhe und zeitlich unbefristet weitergezahlt werden. Wenn längerfristig eine Dienstunfähigkeit zu erwarten ist, wird man allerdings in der Regel in den Ruhestand versetzt; man bekommt also eine Pension.

Wird ein Arbeitnehmer innerhalb eines Jahres wiederholt wegen derselben Krankheit arbeitsunfähig, so verliert er nach sechs Wochen den Anspruch auf Entgelt. Er ist verpflichtet, dem Arbeitgeber die Arbeitsunfähigkeit und die Dauer der Erkrankung unverzüglich (vor Ablauf des dritten Tages) durch eine ärztliche Bescheinigung nachzuweisen.

Seit dem Gesundheitsreformgesetz (GRG) 1989 ist eine erneute Zahlung von Krankengeld nach Ablauf von drei Jahren wegen derselben Krankheit nur möglich, wenn der Versicherte zwischendurch sechs Monate nicht wegen dieser Krankheit arbeitsunfähig war und wenn er als arbeitstätig oder arbeitssuchend gemeldet war. Tritt während der Arbeitsunfähigkeit eine weitere Krankheit hinzu, so wird die Leistungsdauer nicht verlängert.

Bei Privatversicherten ist das Krankengeld bzw. die Lohnfortzahlung vom individuellen Vertrag abhängig.

Nach Ablauf von drei Jahren lebt der Anspruch auf Krankengeld wieder auf, wenn bei Beginn des neuen Drei-Jahres-Zeitraums eine Versicherung mit Anspruch auf Krankengeld besteht und der Versicherte in der Zwischenzeit mindestens sechs Monate wegen derselben Krankheit nicht arbeitsunfähig war und er mindestens sechs Monate einer Erwerbstätigkeit nachgegangen ist bzw. der Arbeitsvermittlung zur Verfügung gestanden hat.

8. Sollte ich meine Arbeitskollegen von meiner Erkrankung informieren?

Diesbezüglich gibt es keine pauschalen Empfehlungen. Entscheidend ist Ihr Verhältnis zu Ihren Kollegen. Gesetzlich sind Sie noch nicht einmal dazu verpflichtet, dem Betriebsarzt Ihre Erkrankung bzw. Ihre Behinderung zu melden. Der Betriebsarzt hingegen ist gesetzlich verpflichtet, Sie bei Kenntnis Ihrer Krankheit entsprechend Ihrer Behinderung leistungsgerecht bzw. behinderungsgerecht einzusetzen.
Im Frühstadium der Erkrankung besteht meist weitgehende Beschwerdefreiheit und eine normale Belastungsfähigkeit, weswegen diese »Behinderung« die anderen nicht zu kümmern braucht. Andererseits sollten Sie schon in diesem Stadium Stress meiden, von einer Akkordarbeit oder von Tätigkeiten mit unregelmäßigen Zeiten absehen (siehe Tabelle 12.1, Seite 177). Ihre Arbeitskollegen können hierfür nur Verständnis aufbringen, wenn sie über Ihre Erkrankung informiert sind. Sie ersparen sich bei einer Information den Verdacht der Drückebergerei.
Auch wenn Sie erwarten, dass Ihre Vorgesetzten Sie Ihrem körperlichen Zustand angemessen einsetzen, müssen Sie sie vorher entsprechend über Ihre Erkrankung aufklären. Unterstellen Sie dabei nicht, dass Vorgesetzte medizinisch vorgebildet sind und sofort wissen, wovon Sie sprechen.

9. Mein Arzt rät mir dazu, die Rente einzureichen. Wie viel Geld kann ich erwarten?

Dies hängt von vielen Faktoren ab, unter anderem von der Art der Rente, vom beitragspflichtigen Einkommen des einzelnen Versicherten und von der Zeit sowie der Dauer der Einzahlungen. Natürlich spielt auch die Ent-

wicklung der Löhne, der Steuern und der Abgaben bei der Berechnung der Rentenhöhe eine Rolle.
Schwerbehinderte (GdB > 50) können nach Vollendung des 63. Lebensjahres ohne Abschläge in Rente gehen, wenn sie die Wartezeit von 35 Jahren erfüllt haben. Vorher müssen sie Abschläge in Kauf nehmen.
Der Abschlag beträgt 0,3 % für jeden Monat vor der maßgeblichen Altersgrenze, also 3,6 % pro Jahr. Die ursprüngliche Altersgrenze von 60 Jahren für Schwerbehinderte wurde seit 2001 bei nach dem 31. Dezember 1940 Geborenen in Monatsschritten auf das 63. Lebensjahr angehoben.
Der Abschlag von 0,3 % monatlich wirkt sich lebenslang und auch auf die Höhe der Hinterbliebenenrente aus. Beginnt die Altersrente jedoch erst nach Vollendung des 65. Lebensjahres, wird sie im Gegenzug um einen Zuschlag von 0,5 % für jeden Monat der späteren Inanspruchnahme erhöht.
Bei Renten, die vor dem 65. Lebensjahr in Anspruch genommen werden, darf nur eine bestimmte Geldsumme hinzuverdient werden (im Jahr 2011 waren es € 400,–). Innerhalb eines Kalenderjahres ist ein zweimaliges Überschreiten dieses Betrages bis zum Doppelten (als Ausgleich für Urlaubs- oder Weihnachtsgeld) zulässig. Ein höherer Hinzuverdienst gefährdet den Anspruch auf die Auszahlung der vollen Rente. Bereits ein Euro mehr auf dem Konto führt zu empfindlichen Einbußen, weil dann die Altersrente um ein Drittel gekürzt wird und der Pensionär als Teilrentner zählt.
Ab dem 65. Lebensjahr kann man hingegen unbegrenzt dazuverdienen. Es gibt dann keine Hinzuverdienstgrenze mehr.
Die Berechnung der Hinzuverdienstgrenzen und Teilrenten ist ein kompliziertes Geschäft, das von zahlreichen Variablen abhängt. Rentner oder künftige Teilrentner sollten sich an eine Beratungsstelle der Deutschen Rentenversicherung wenden oder sich des Service-Telefons bedienen (Telefon 08 00/10 00 48 00), um sich umfassend zu informieren und beraten zu lassen.
Die Beratungsstellen rechnen für Sie auch die Höhe der Rente im Falle einer Erwerbsunfähigkeit aus.
Übrigens ist die Berufsunfähigkeitsrente abgeschafft und die Erwerbsunfähigkeitsrente im Regelfall auf drei Jahre befristet worden. Natürlich kann sie danach verlängert werden. Ist der Versicherte in der Lage, noch drei bis sechs Stunden am Tag zu arbeiten, so gibt es für ihn nur noch eine Teilrente.

10. Welche Mindestvoraussetzungen müssen erfüllt sein, um überhaupt in den Genuss der Rente (Erwerbsunfähigkeitsrente) zu kommen?

Ab 2012 wird das Rentenalter schrittweise von derzeit 65 auf 67 Jahre angehoben, zunächst in Ein-Monats-Schritten, von 2024 an in Zwei-Monats-Schritten. Die neue Altersgrenze wird vollständig für den Geburtsjahrgang 1964 im Jahr 2029 erreicht. Wer mindestens 45 Jahre in die Rentenkasse eingezahlt hat, kann auch künftig bei vollen Arbeitsbezügen mit 65 Jahren aufhören zu arbeiten.

Ein Anspruch auf Altersrente besteht bei einem schwerbehinderten Menschen (GdB > 50) ohne Abschläge nach Vollendung des 63. Lebensjahres. Die Wartezeit von 35 Jahren mit allen rentenrechtlichen Zeiten muss man erfüllt haben. Wenn alle Voraussetzungen gegeben sind, können Sie diese Altersrente (allerdings mit Abschlägen nach Vollendung des 60. Lebensjahres) in Anspruch nehmen.

Sollten Sie nicht in der Lage sein, unter den üblichen Bedingungen des allgemeinen Arbeitsmarktes mindestens drei Stunden täglich erwerbstätig zu sein, prüft Ihre Rentenversicherung, ob ein Anspruch auf Rente wegen voller Erwerbsminderung besteht. Wenn Sie zwar mehr als drei Stunden, aber weniger als sechs Stunden täglich unter den üblichen Bedingungen des allgemeinen Arbeitsmarktes erwerbstätig sein können, besteht gegebenenfalls ein Anspruch auf Rente wegen teilweiser Erwerbsminderung. Sie beträgt die Hälfte der Rente wegen voller Erwerbsminderung.

Eine Rente wegen teilweiser Erwerbsminderung bei Berufsunfähigkeit könnte für Sie in Betracht kommen, wenn Sie vor dem 2. Januar 1961 geboren sind und wegen einer gesundheitsbedingten Minderung der Erwerbstätigkeit in ihrem bisherigen oder einem zumutbaren anderen Beruf nicht mehr mindestens sechs Stunden täglich arbeiten können.

Wichtig für die Rentenzahlung ist eine rechtzeitige Antragstellung. Wird der Antrag nicht innerhalb von drei Monaten nach Eintritt der Berufs- oder Erwerbsunfähigkeit gestellt, beginnt die Rente erst mit dem Tag der Antragstellung. Eine detaillierte Darstellung, die ständig aktualisiert wird, finden Sie im Internet unter http://www.drv-bund.de.

11. Muss ich von meiner Rente Steuern zahlen?

Ja, wenn Ihre Rente über dem jeweiligen Grundfreibetrag liegt. Anstelle des bisherigen, je nach Renteneinstiegsalter unterschiedlichen Ertragsanteils wird ein bestimmter Teil der Bruttorente als steuerpflichtiges Einkommen angesetzt. Dieser Besteuerungsanteil (2010 = 60 %) erhöht sich jedes Jahr um zwei Prozentpunkte. Bei Bezug der Rente ab 2011 sind es also 62 % (38 % der Rente sind dann noch steuerfrei) usw. Der steuerliche Anteil gilt für alle Renten der gesetzlichen Rentenversicherung, der landwirtschaftlichen Alterskassen und der Berufsständigen Versorgungswerke. Ob es aber überhaupt zu einer Veranlagung durch das Finanzamt kommt, hängt maßgeblich von den Gesamteinkünften ab. Sie sollten sich an Ihr zuständiges Finanzamt wenden.

12. Was ist unter einer »Rente auf Zeit« zu verstehen?

Im Gegensatz zu früher sind Renten wegen verminderter Erwerbsfähigkeit heute grundsätzlich als Zeitrenten zu leisten. Die Befristung erfolgt für längstens drei Jahre ab Rentenbeginn.
Eine Rente auf unbestimmte Zeit – eine Dauerrente – ist dann zu zahlen, wenn der Versicherte innerhalb von zwei Jahren nach dem Rentenbeginn 60 wird.

13. Ich habe gehört, dass man ab einem bestimmten Alter die tarifliche Arbeitszeit halbieren kann, ohne deswegen wesentliche finanzielle Einbußen zu haben. Angeblich sei dies dank des Altersteilzeitgesetzes möglich. Was besagt dieses Gesetz im Einzelnen?

Altersteilzeit heißt: Arbeitnehmer können ihre tarifliche Arbeitszeit halbieren. Wann dies geschieht, kann der Arbeitnehmer frei mit dem Arbeitgeber vereinbaren. Es können unterschiedliche wöchentliche Arbeitszeiten oder eine unterschiedliche Verteilung der wöchentlichen Arbeitszeit vereinbart werden. Halbtagsarbeit ist also ebenso möglich wie z. B. der Wechsel zwischen einer Woche Ganztagsarbeit und einer Woche Freizeit. Das neue Gesetz räumt sogar die Möglichkeit ein, Arbeit und Freistellung innerhalb eines Zeitraums von bis zu drei Jahren aufzuteilen. Beispiel: Der Arbeitnehmer arbeitet zunächst anderthalb Jahre voll weiter, die nächsten anderthalb Jahre ist er von der Arbeit ganz freigestellt.

14. Wie hoch ist nach dem Altersteilzeitgesetz der Verdienst für die »halbe Arbeit«?

Hier gibt es verschiedene Möglichkeiten.

Block-Altersteilzeit (Block-ATZ): Meist arbeiten Ältere zunächst einige Jahre mit unveränderter Arbeitszeit weiter, zum Beispiel von 55 bis 60. Dann werden sie – etwa ab einem Alter von 60 Jahren bis zum regulären Rentenalter von (noch) 65 Jahren – von der Arbeit freigestellt. Ihr Arbeitsverhältnis bleibt aber formal bestehen.

Lohnaufstockung: Der Lohn wird während der gesamten Altersteilzeit (ATZ) auf Grundlage eines »halbierten« Jobs gezahlt. Wer vorher € 3 000,– brutto verdient hat, dem stehen während der ATZ also € 1500,– zu. Hinzu kommen als Aufstockungsbetrag des Arbeitgebers mindestens 20 % des Teilzeitbruttoverdienstes. Bei € 1500,– Bruttogehalt sind das (mindestens) € 300,– pro Monat – sozialversicherungsfrei. In vielen Tarifverträgen gibt es jedoch noch günstigere Regelungen.

Rentenaufstockung: Auch die Rentenversicherungsbeiträge der Menschen, die sich in Altersteilzeit befinden, werden aufgestockt – auf 90 % der Beiträge, die bei einem Job mit unveränderter Arbeitszeit gezahlt würden.

Unternehmen können einen Teil der Kosten, die ihnen für einen Mitarbeiter in Altersteilzeit entstehen, von der Bundanstalt für Arbeit erstattet bekommen, wenn für eine durch Altersteilzeit frei werdende Arbeitsstelle eine bei der Agentur für Arbeit arbeitslos gemeldete bzw. eine gerade ausgelernte Person eingestellt wird.

15. Wer berät mich bei Rentenfragen, und was kostet diese Beratung?

Es gibt mehrere Anlaufstellen:

- die Rentenanstalten (BFA, LVA, Knappschaft),
- die Auskunfts- und Beratungsstellen der Rentenanstalten,
- das öffentliche Versicherungsamt,
- die Servicestellen,
- die Versicherungsältesten,
- zugelassene private Rentenberater.

Die Beratung bei den zuerst genannten Anlaufstellen ist kostenlos. Sie können sich bei ihnen die Höhe der Rente im Falle einer Erwerbsunfähigkeit ausrechnen lassen. Es gibt ein kostenloses Service-Telefon (Telefon 08 00/1 00 04 80 70).

Bei den staatlich geprüften, privaten Rentenexperten, muss ein Honorar nach der amtlichen Gebührenordnung bezahlt werden. Normale Beratungsfälle kosten etwa € 250,– bis € 500,– (Stand 2011, Telefon 02 21/2 40 66 42, Internet: http://www.rentenberater.de).
Erwähnt werden sollte noch die Auskunftsstelle des Bürgertelefons beim Bundesministerium für Arbeit und Soziales. Sie können sich hier telefonisch wochentags von 8 bis 20 Uhr bei Fragen zur Rente (0 18 05/67 67 10), zur Pflegeversicherung (0 18 05/99 66 03) und zum Arbeitslosengeld II (0 18 05/67 67 12) beraten lassen.
Um die Beratung rund um die Rehabilitation besser koordinieren zu können, wurden die sogenannten Servicestellen REHA geschaffen. Sie werden gemeinsam von den Krankenkassen, den Rentenversicherungen, der Bundesagentur für Arbeit, den Landkreisen und weiteren zuständigen Institutionen getragen. Patienten können sich hier zu Rehabilitationsleistungen und zum Thema Rückkehr an den Arbeitsplatz beraten lassen. Diese Servicestellen gibt es in nahezu allen größeren Städten. Die Krankenkasse wird Ihnen die nächstgelegene Servicestelle nennen. Die Adressen sind auch im Internet abrufbar (http://www.reha-servicestellen.de).
Präzise Informationen finden Sie darüber hinaus im Internet unter http://www.drv-bund.de.

16. Ich wurde von meiner Krankenkasse dazu aufgefordert, einen Antrag auf Maßnahmen zur medizinischen Rehabilitation beim Rentenversicherungsträger zu stellen. Muss ich dieser Aufforderung Folge leisten? Welche Konsequenzen hat dieser Antrag?

Im Allgemeinen erhalten Sie eine derartige Aufforderung wenige Monate vor Ablauf der 78-Wochen-Frist. Sie müssen dieser Aufforderung innerhalb von zehn Wochen Folge leisten, da die Kasse sonst berechtigt ist, das Krankengeld ruhen zu lassen.
Der ärztliche Dienst des Rentenversicherungsträgers prüft nach Eingehen des Antrags, ob eine Rehabilitationsmaßnahme angezeigt ist. Kommt er zu diesem Schluss, wird er Ihnen einen mindestens dreiwöchigen stationären Aufenthalt in einer geeigneten Rehabilitationsklinik empfehlen. Diese Klinik hat nach Ihrem Aufenthalt eine Stellungnahme zu Ihrer beruflichen Einsatzfähigkeit abzugeben.
Sind Sie nach Auffassung des Rentenversicherungsträgers nicht rehabilitationsfähig oder ist nach seiner Auffassung keine Besserung durch eine medizinische Rehabilitationsmaßnahme zu erwarten, kann der Rentenversicherungsträger Ihren Antrag auf Maßnahmen zur medizinischen Rehabilitation in einen Antrag auf Rente umdeuten. Sollte dies der Fall sein, lassen Sie sich ausführlich von Ihrer Krankenkasse und dem Rentenversicherungsträger beraten. Sofern Sie von sich aus einen Antrag auf Maßnahmen zur medizinischen Rehabilitation stellen wollen, müssen Sie nicht warten, bis die Krankenkasse Sie dazu auffordert. Sie können dies selbstverständlich auch von sich aus tun. Wenden Sie sich dazu an einen Rehabilitationsberater bei Ihrer Krankenkasse.

17. Wie ist meine Familie nach meinem Ableben versorgt? Wie hoch ist die Hinterbliebenenrente?

Die Witwenrente oder Witwerrente beträgt im allgemeinen 60 % der Rente. Die Höhe der Waisenrente beträgt bei Halbwaisen 10 %, bei Vollwaisen 20 % der Rente.

13 Welche Probleme können bei Reisen, in der Freizeit oder beim Sport auftreten?

Empfehlungen für die Ferien- und Freizeitgestaltung

Eine Myelomerkrankung ist in keiner Weise ein Hinderungsgrund für sportliche Aktivitäten und Urlaub. Es verhält sich eher umgekehrt: Wenn ein Myelompatient sich nicht genügend bewegt, hat er ein größeres Risiko für eine Knochenentkalkung, für Knochenbrüche, für eine Verschlechterung der Immunabwehr und für ein Fortschreiten der Erkrankung.

Allerdings bestehen mehrere Einschränkungen, und es gilt, einige Vorsichtsmaßnahmen zu beachten.

Wichtig ist, die Reise gut zu planen und zu organisieren sowie Hotels und Pensionen mit guten sanitären Anlagen auszuwählen. Bei Reisen in südliche Länder oder tropische Gebiete ist mehr als die übliche hygienische Vorsicht geboten. Nicht alle sportlichen Aktivitäten sind erlaubt.

1. Ich bin meinen abendlichen Schoppen gewohnt. Kann ich Rotwein trinken?

Warum nicht? Zusammenhänge zwischen Alkoholgenuss und Myelomerkrankungen sind nicht bekannt. Solange dem Alkohol nicht im Übermaße zugesprochen wird, spricht nichts dagegen. Ein abendlicher Schoppen ist gesund für Körper und Seele. Zu viel Alkohol kann hingegen eine Osteoporose verstärken und die Immunabwehr schädigen!

2. Ich möchte meine in Spanien lebende Tochter und die Enkelkinder besuchen. Darf ich das?

Gegen Reisen, auch in südliche Länder, ist nichts einzuwenden! Einige Besonderheiten sind allerdings zu beachten, damit es nicht zu Schwierigkeiten kommt:

- Die Hitze wird von älteren Patienten häufig schlecht vertragen. Blutarmut verstärkt das Herz-Kreislaufrisiko.

- Der plötzliche Übergang von Hitze zu Kühle fördert die Entstehung von Infektionen. Für Infektionen ist der Myelompatient besonders empfänglich.
- Reisen kann Stress bedeuten. Stress sollte der Myelompatient aus dem Wege gehen.

3. Ich reise gerne in ferne Länder. Mit welchen Einschränkungen muss ich rechnen? Was muss ich bei Impfungen beachten?

- Myelompatienten sind infektanfällig. Auffällig ist allerdings ein mäßig vermindertes Ansprechen auf Impfungen.
- Geimpft werden soll generell gegen Polio mit dem Totimpfstoff (keine Schluckimpfung), Diphterie, Tetanus, Pneumokokken, Hepatitis A und B sowie Influenza. Wenn ein besonderes Risiko vorliegt, sollten zusätzlich Impfungen gegen Meningokokken oder Tollwut durchgeführt werden. Verboten sind alle Lebendimpfungen, z. B. Masern, Mumps, Röteln und Gelbfieber. Wegen der Immunsuppression besteht die Gefahr einer schweren Allgemeinerkrankung durch die Impfung selbst. Gegen Gelbfieber gibt es keinen spezifischen Schutz. Falls Sie trotzdem in ein gefährdetes Gebiet einreisen wollen, müssen Sie eine ärztliche Bescheinigung vorlegen, dass Sie aus medizinischen Gründen nicht geimpft werden können.
- Reisemedizinische Empfehlungen müssen das höhere Infektionsrisiko und die eingeschränkten Möglichkeiten des Schutzes durch Impfung oder Medikamente berücksichtigen. Reisen in die Tropen sind mit einem erhöhten gesundheitlichen Risiko behaftet, da z. B. eine Gelbfieberimpfung nicht möglich ist und zur Wirksamkeit und Verträglichkeit der Malariaprophylaxe derzeit zu wenig Daten vorliegen.
- Schmerz- und Betäubungsmittel können bei der Einreise in andere Länder beschlagnahmt werden. Patienten, die auf diese Medikamente angewiesen sind, müssen daher den Beipackzettel sowie – in nicht deutschsprachigen Ländern auf Englisch – ein ärztliches Attest vorweisen können, das erklärt, dass der Patient das Medikament auf ärztliche Verordnung hin einnehmen muss.

4. Darf ich in die Sonne gehen? Ich habe gehört, dass Sauerstoff und Sonne sich negativ auf das Tumorwachstum auswirken können?

Dies sind völlig falsche Vorstellungen, die früher weit verbreitet waren. Sie entbehren jeglicher wissenschaftlichen Grundlage.
Allerdings leiden nicht nur die Haut und der Kreislauf, sondern auch das Immunsystem unter starker Sonneneinwirkung. Also Vorsicht vor dem »Teutonengrill«! Frische Luft und gutes Wetter wirken sich mit Sicherheit nicht negativ aus, ja, sie sind für die natürliche Körperabwehr sehr förderlich.

5. Kann ich in die Sauna gehen?

Dagegen ist grundsätzlich nichts einzuwenden. Saunen fördert nicht nur das Wohlbefinden, sondern kann auch die Widerstandskraft stärken und so die Infektionsgefahr mindern. Kontraindikationen für heiße Vollbäder und Saunieren sind allerdings eine Herzschwäche sowie Störungen der Herzkranzgefäße und Bluthochdruck. Bei Blutmangel (Anämie) ist vom Saunen abzuraten! Auch sollte man bei fieberhaften Erkrankungen und akuten Atemwegsinfekten auf das Saunen verzichten.
Da bei dem anschließenden Kaltwasserbad schockartig extrem hohe Blutdruckwerte erreicht werden, ist diese Art der Abkühlung bei Patienten mit schlecht einstellbarem Bluthochdruck kontraindiziert. Achten Sie auf eine reichliche Flüssigkeitsaufnahme, damit die Niere ihre Entgiftungsfunktion wahrnehmen kann.

6. Darf ich trotz Metastasen in der Wirbelsäule Gartenarbeiten verrichten?

Im Prinzip sind leichte Gartenarbeiten durchaus möglich und auch zu begrüßen. Meiden Sie jedoch Arbeiten, die mit Belastungen und vor allem brüsken Bewegungen einhergehen. Auf Bäume und Leitern würde ich aus Sicherheitsgründen nicht mehr steigen.
Fragen Sie Ihren Arzt, für wie bruchgefährlich er die Skelettmetastasierung hält.

7. Darf ich als Rollstuhlfahrer eine Flugreise unternehmen?

Warum nicht? Das hängt natürlich auch von vielen anderen gesundheitlichen Faktoren ab, die nicht unbedingt mit der Myelomerkrankung zu tun haben müssen.
Besteht eine Gehbehinderung, ja sogar eine Rollstuhlpflichtigkeit, so ist ein langer Flug trotzdem möglich. Einige Airlines verfügen über Spezialsitze, z. B. für Personen, die nur mit gestrecktem Bein sitzen können.
Bei einer frakturgefährdeten Wirbelsäule würde ich von einem Flug in der Touristenklasse abraten. In der Businessklasse haben Sie mehr Bewegungsfreiheit.

- Das Rollstuhlgerät Minitrac wird als Fluggerät nur akzeptiert, wenn es mit Trockenbatterien ausgerüstet ist. Haben Sie einen Minitrac mit Nassbatterien, so wird sich die Fluggesellschaft in aller Regel weigern, die Batterie wegen des Risikos der auslaufenden Säure mitzunehmen.
- Im Flugzeug herrschen ein niedriger Luftdruck und eine geringe Luftfeuchtigkeit. Das kann insbesondere für Patienten mit Herz- und Lungenleiden Komplikationen mit sich bringen.
- Bei Menschen mit Herzschrittmachern sollten die Sicherheitskontrollen nicht durch Metalldetektoren, sondern durch eine direkte Leibesvisitation erfolgen.
- Melden Sie bereits bei der Buchung besondere Bedürfnisse an: Sie sollten beispielsweise rechtzeitig mitteilen, wenn Sie Hilfe beim Einsteigen benötigen. Sie können manchmal sogar spezielle Menüwünsche äußern.
- Es ist auf jeden Fall empfehlenswert, eine Versicherung abzuschließen, die einen Rücktransport im Krankheitsfall ermöglicht.
- Bei der Lufthansa ist ein Ratgeber für behinderte Fluggäste erhältlich. Wenden Sie sich in Zweifelsfällen an den medizinischen Dienst: Deutsche Lufthansa AG, Medizinischer Dienst, Lufthansa Basis, Frankfurt/Main, Telefon 08 00/8 38 42 67.
- Veranstalter, die spezielle Reisen im In- und Ausland für Behinderte anbieten, sind in den beiden Hotel- und Reiseratgebern »Handicapped-Reisen Deutschland« und »Handicapped-Reisen Ausland« (FMG-Verlag) zu finden.

8. Ich blute sehr leicht. Darf ich Massagen bekommen?

Ich rate bei weniger als 30 000 Thrombozyten/mm^3 wegen der möglichen Einblutungen davon ab.

9. Von welchen Sportarten ist bei einem Befall der Wirbelsäule abzuraten?

Hierzu gehören vor allem Sportarten, bei denen die Wirbelsäule stark und – was noch gefährlicher ist – abrupt beansprucht wird, also z. B. Gewichtheben, Expandertraining, Rudern und Ringen. Mannschafts- und Ballsportarten sind zu meiden. Grundsätzlich kommen Tätigkeiten, bei denen abrupte Bewegungen notwendig sind und Verletzungen auftreten können, nicht mehr in Frage.
Extreme Ausdauersportarten wie Marathonlauf sollte man auch wegen der negativen Auswirkungen auf die Immunabwehr unterlassen.
Ungeeignet sind Sportarten wie:

- Segeln,
- Surfen,
- Rudern,
- Ski-Abfahrtslauf,
- Kanufahren,
- Hockey,
- Tennis (nur mit ausdrücklicher ärztlicher Erlaubnis),
- Golf (nur mit ausdrücklicher ärztlicher Erlaubnis),
- Badminton,
- Gewichtheben,
- Ringen,
- Squash.

10. Ich habe Skelettmetastasen. Da muss ich doch sicher sehr aufpassen. Früher habe ich sehr gerne Golf gespielt; wird das wieder möglich sein?

- Es ist ein weit verbreiteter Irrtum zu glauben, dass man bei Skelettmetastasen körperliche Belastungen meiden sollte. Das Gegenteil kann der Fall sein. Entscheidend ist die Größe und vor allem die Lokalisation der Metastasen. Sind Wirbelkörper zusammengesintert oder gar gebrochen, so wäre ich sehr vorsichtig. Sie sollten einen Orthopäden, der Erfahrung mit dem Golfspielen hat, nach seiner Meinung fragen.
- Häufig sind die Skelettmetastasen an Stellen lokalisiert, an denen nur eine geringe Bruchgefahr besteht. Sie können sich dann durchaus körperlich belasten; ja, Sie sollten sich sogar körperlich belasten, damit Sie nicht zusätzlich unter einer Knochenentkalkung leiden. Ganz abgesehen davon brauchen Ihr Herz und Ihr Kreislauf körperliche Belastungen. »Wer rastet, der rostet«.
- Ist die Lendenwirbelsäule befallen, so ist dies wesentlich gefährlicher als ein Halswirbelsäulenbefall, da die Halswirbelsäule beim Golfspielen weniger belastet ist.
- Einschränkungen gelten auch dann noch, wenn die Herde erfolgreich behandelt wurden und man auf dem Röntgenbild keine Auffälligkeiten mehr feststellen kann. Die Knochenstruktur wird nämlich niemals mehr so fest, wie sie vor der Erkrankung war.

11. Darf ich bei einem Befall der Wirbelsäule schwimmen? Darf ich Rad fahren?

Besonders Rückenschwimmen ist zu empfehlen. Die Entlastung des Halte- und Bewegungsapparates wirkt sich positiv aus. Voraussetzung ist allerdings, dass das Wasser nicht zu warm ist (nicht wärmer als 29 Grad), dass keine Herzrhythmusstörungen und kein Bluthochdruck vorliegen. Bei Durchblutungsstörungen der Herz-Kranz-Gefäße kann es bei plötzlichem Kältereiz zu einem Angina-Pectoris-Anfall kommen. Schwimmen und Wasseranwendungen sind bei erheblichem Immunmangel wegen der Infektionsgefahr nicht erlaubt. Wasseranwendungen jeglicher Art sind bei reduzierten weißen Blutkörperchen (Leukopenie) wegen der Infektionsgefahr sehr kritisch. Radfahren ist eine sehr positiv zu bewertende körperliche Tätigkeit, bei der die Immunabwehr gefördert, das Herz-Kreislauf-System gestärkt, die Knochenstabilität gefördert und die Muskulatur trainiert wird. Natürlich ist Vorsicht geboten, denn bei einem Sturz kann es leicht zu Frakturen und bei einem Mangel an Blutplättchen (Thrombopenie) zu Blutungen und Blutergüssen kommen. Am besten ist ein vollgefedertes Fahrrad mit hochgezogenem Lenker. Als Grundregel gilt, dass Ausdauersport besser ist als risikoreicher Wettkampfsport wie z. B. Leichtathletik. Sprechen Sie mit Ihrem Arzt über mögliche Sportarten!

Zu empfehlende Sportarten sind:
- Schwimmen,
- Radfahren,
- Laufen,
- Ski-Langlauf,
- Musikgymnastik,
- Tanzen (kein Turnier),
- Tauchen,
- Schnorcheln,
- Fitnesstraining (nur nach vorausgegangener ärztlicher Untersuchung und mit individuell auf Sie zugeschnittenem Programm).

12. Meine Lendenwirbelsäule ist befallen. Darf ich mich überhaupt noch bücken? Darf ich noch Boule spielen?

Gewichte von mehr als 5 kg sollten Sie nicht heben! Wenn Sie etwas vom Boden aufheben, so sollten Sie sich nicht bücken, sondern in die Knie gehen! Die Wirbelsäule wird hierdurch weniger belastet.
Ruckartige Bewegungen und Belastungen sollten Sie auf jeden Fall meiden! Gegen Boule ist grundsätzlich nichts einzuwenden. Die hierbei durchgeführten Bewegungen erfolgen nicht ruckartig, und beim Werfen geht man in die Knie.

13. Ich bin gehbehindert. Gibt es Hotel- und Restaurantführer, in denen die Bedürfnisse Gehbehinderter besonders berücksichtigt werden?

In vielen Hotel- und Restaurantführern wird besonders vermerkt, ob die Hotels für Gehbehinderte geeignet sind. In den Michelin-Führern und im Aral-Schlummeratlas sind die für Rollstuhlfahrer geeigneten Hotels besonders gekennzeichnet.
Der Verlag FMG hat ein Buch mit dem Titel »Handicapped-Reisen« herausgegeben, das Informationen über Urlaubsmöglichkeiten für Behinderte im In- und Ausland enthält.

14. Ich bin gehbehindert und habe Angst am Flughafen nicht allein zurechtzukommen.

Nicht nur Gehbehinderte, sondern auch viele ältere Menschen mit Orientierungsschwierigkeiten haben solche Ängste.
Sie sollten um persönliche Hilfe bei der Flughafengesellschaft nachsuchen. Sie sollten dies nach Möglichkeit schon bei der Buchung tun. Die Fluggesellschaften bieten kostenlos einen Transport im Rollstuhl und hilfreiche Begleitung bis zum Sitzplatz im Flugzeug an.
Auf jeden Fall sollten Sie der Airline schon bei der Buchung mitteilen, wenn Sie keine Stufen gehen können oder innerhalb des Flugzeugs Hilfe benötigen.

15. Ich bin gehbehindert. Darf ich mit der Bahn fahren? Darf ich fliegen?

Selbstverständlich können Sie sowohl mit der Bahn fahren als auch fliegen. Rollstühle, auch Elektrorollstühle, können im Flugzeug – auch bei Charterflügen – kostenfrei mitgenommen werden.
Übrigens müssen in den USA und in Europa alle Flughäfen über Liftvorrichtungen für Rollstuhlfahrer verfügen, damit diese auch dann ungehindert ins Flugzeug kommen können, wenn die Maschine auf dem Rollfeld parken muss.

16. Ist während des Krankengeldbezuges ein Urlaub im In- oder Ausland möglich? Wie ist der Versicherungsschutz bei einer Urlaubsreise ins Ausland?

Auch während des Krankengeldbezuges ist ein Urlaub möglich. Die Zustimmung der Krankenkasse ist nur dann einzuholen, wenn er im Ausland verbracht werden soll.

Die Krankenkasse gibt nur dann ihre Zustimmung, wenn der Urlaub vom behandelnden Arzt befürwortet wird, also eine Verschlechterung des Krankheitszustandes nicht zu erwarten ist.

Für Mitglieder der gesetzlichen Krankenkassen besteht in den EU-Ländern und in Staaten, mit denen die Bundesrepublik Deutschland ein Sozialversicherungsabkommen abgeschlossen hat, ein Versicherungsschutz. Gesetzlich Krankenversicherte sind in diesen Ländern bei urlaubsbedingtem Aufenthalt abgesichert. Die anfallenden Krankheitskosten werden also von den Krankenkassen bei Vorlage der Rechnung zurückerstattet. Im übrigen Ausland besteht kein Versicherungsschutz. Eine Kostenerstattung, etwa einer Arztrechnung aus dem Urlaub in diesen Ländern, ist also nicht möglich. Eine Ausnahme besteht dann, wenn Sie privat eine entsprechende Auslandsversicherung abgeschlossen haben!

Vor Antritt der Reise sollten Sie sich eine sogenannte Anspruchsbescheinigung für das betreffende Land besorgen. Trotz dieser Anspruchsbescheinigung kann es vorkommen, dass nicht alle Kosten voll abgedeckt werden. Dies liegt daran, dass der Umfang der Leistungen in den verschiedenen Ländern unterschiedlichen Regelungen und Bewertungen unterworfen ist. So ist z. B. in einigen Ländern eine Selbstbeteiligung üblich, die der deutsche Patient zu übernehmen hat. Je nach Land können diese Eigenanteile beträchtlich sein. Bei Kreuzfahrten ist man häufig nicht versichert; die Arztkosten können erheblich sein. Auch erkennen viele Ärzte in Tourismuszentren die Anspruchsbescheinigung nicht ohne vorherige Barzahlung an. Auch hier richtet sich der Versicherungsschutz nach den Rechtsvorschriften des Gastlandes, d. h., dass nur die dort geltenden Sätze nach Vorlage der Rechnung bei der Krankenkasse zu Hause erstattet werden. Besonders teuer kann es werden, wenn ein krankheits- oder unfallbedingter Rücktransport nach Deutschland erfolgen muss oder gewünscht ist. Die gesetzlichen Krankenversicherungen dürfen die Kosten hierfür nicht übernehmen.

Grundsätzlich sollten Sie sicherheitshalber eine private Auslandsreise-Krankenversicherung abschließen. Diese ist in der Regel nicht teuer.

14 Wie verhalte ich mich dem Betroffenen gegenüber?

Fragen und Ratschläge zu Verhaltensweisen von Angehörigen

1. Ist Krebs ansteckend? Insgeheim habe ich doch etwas Angst, dass ich auch erkranken könnte. Wie verhalte ich mich dem Patienten gegenüber?

Krebs ist nicht ansteckend. Dies ist eindeutig erwiesen!
Benehmen Sie sich dem Betroffenen gegenüber normal! Normal, d. h. weder zu fürsorglich und schonend noch abweisend. Tun Sie alles, um eine Isolierung zu verhindern! Motivieren Sie ihn, selbst so weit wie möglich am familiären und gesellschaftlichen Leben teilzunehmen! Sorgen Sie dafür, dass der Betroffene selber die Kontakte nicht aufgibt! Geben Sie ihm das Gefühl, selber Entscheidungen treffen zu können und nicht manipuliert zu werden. Übertriebene Schonung ist mindestens ebenso gefährlich wie Überbelastung. Vielleicht hat der Kranke den Wunsch nach Veränderungen in seiner Lebensführung. Das kann auch für Sie positive Veränderungen mit sich bringen. Wenn z. B. der Konsum von Alkohol und Zigaretten reduziert wird oder die Ernährung umgestellt werden soll, bedeutet das auch für Sie wahrscheinlich eine gute Gesundheitsvorsorge. Machen Sie mit, und finden Sie heraus, inwieweit Sie diese Änderungen auf sich übertragen wollen!

2. Als unser Hausarzt mir die schon fortgeschrittene Krebsdiagnose meines Ehemannes mitteilte, war dies ein großer Schock. Ich weiß nicht, wie alles weitergehen soll, nicht nur in menschlicher, sondern auch in wirtschaftlicher Hinsicht. Bislang hat mein Mann immer alles allein geregelt; ich wage nicht, die durch die Krebserkrankung entstandenen bzw. möglicherweise entstehenden Probleme mit ihm zu besprechen.

Die Myelomerkrankung als solche sollte kein Hindernis sein, die Probleme mit Ihrem Mann offen zu besprechen. Wägen Sie ab, welche Gründe dafür

und dagegen sprechen. Wichtig ist, dass Ihr Handeln immer konstruktiv und nicht resignativ ausgerichtet ist. Meist ist das Problem nicht, ob man den Patienten informiert, sondern die Art und Weise, wie man dies tut. Wenn Sie etwas Negatives mitteilen müssen, so tun Sie dies immer nur mit gleichzeitigen Lösungsvorschlägen.
Wenn Sie ihm alle Probleme vorenthalten und nicht mit ihm sprechen, so kann dies nicht nur wirtschaftliche Nachteile, sondern auch menschliche Probleme aufwerfen. Ihr Mann, der wahrscheinlich doch etwas erfahren würde, könnte dann seine Situation noch hoffnungsloser sehen, als sie tatsächlich ist.
Auch ist es doch bei den heutigen Behandlungsmöglichkeiten keineswegs so, dass selbst eine ausgedehnte Myelomerkrankung mit einem Todesurteil gleichzusetzen ist.

3. Wie soll ich mich meinem erkrankten Partner gegenüber verhalten?

So wie der Patient lernen muss, mit seiner Erkrankung zu leben, so müssen Sie lernen, mit dem Betroffenen umzugehen. Informieren Sie sich über die Krankheit, die Therapie, die möglichen Komplikationen und Hilfen. Für viele Betroffene und Angehörige bedeutet es eine Erleichterung, wenn sie von Anfang an bei den Aufklärungsgesprächen und später bei den Beratungen mit dabei sind.
Häufig äußert der Betroffene Ängste, die sein Verhalten bestimmen. Reden Sie ihm seine Ängste und Sorgen nicht aus, verharmlosen Sie die Situation nicht. Dies darf allerdings nicht bedeuten, dass Sie in Klagegeschrei ausbrechen oder Hilf- und Hoffnungslosigkeit demonstrieren. Sie sollten ihm Mut machen und positive Wege aufzeigen.
Häufig besteht die unausgesprochene Angst beim Patienten, wer ihn in den letzten Tagen vor dem Tod begleiten wird, ob er einsam sein wird, ob er zum Pflegefall wird und anderen zur Last fällt oder ob er jemand anderem seine Bedürfnisse, Beschwerden, Schmerzen und Ängste mitteilen kann. Sie sollten Ihrem Angehörigen das Gefühl geben, dass Sie stets für ihn da sein werden und dass er jederzeit offen mit Ihnen sprechen kann. Geheimnisse voreinander zu haben erweist sich auf die Dauer als ungünstig.
Haben Sie Verständnis dafür, dass gerade in der ersten Zeit die Gefühle des Erkrankten sehr stark schwanken können: Von Hoffnungslosigkeit bis hin

zu übertriebenem Optimismus wird die Stimmung des Krebskranken sich häufig ändern.
Eine idealtypische Empfehlung für Ihr Verhalten kann niemand geben; dies nicht zuletzt auch deswegen, weil die Bedürfnisse des Krebspatienten in den verschiedenen Phasen der Erkrankung unterschiedlich sind.

4. Meine Frau fragt mich häufig um Rat, obwohl ich über die medizinischen Probleme kaum Bescheid weiß.

Wichtig ist, dass Sie sich die Überlegungen und Bedenken Ihrer Frau anhören. Schon allein das Aussprechen von Problemen und Fragen hilft der Betroffenen häufig, Dinge klarer zu sehen und letztendlich eigene Entscheidungen zu treffen.
Sie sollten Ihre Frau unbedingt davor bewahren, notwendige therapeutische Entscheidungen zu unterlassen oder zu verzögern bzw. vor der Entscheidung zu fliehen.
Suchen Sie das Gespräch mit dem behandelnden Arzt. Es wird Ihnen nicht nur mehr Klarheit bringen, sondern Sie können dann auch in Ruhe mit Ihrer Frau über die anstehenden Maßnahmen sprechen.
Achten Sie darauf, dass Ihre Frau sich nicht von Quacksalbern, Geldmachern oder Wirrköpfen in ihren Entscheidungen beeinflussen lässt.

5. Bei meinem Mann ist es zu einem Fortschreiten der Krebserkrankung gekommen. Er hat große Angst. Was kann ich tun, wie kann ich ihm helfen?

Das Falscheste wäre sicherlich, Hilflosigkeit und Sprachlosigkeit zu demonstrieren oder ihm gar auszuweichen. Im Gegenteil, Ihr Mann braucht Ihre bloße Gegenwart und das Bewusstsein, nicht ausgeliefert und isoliert zu sein. Wichtig sind das Gespräch und die persönliche Zuwendung. Manchmal hilft es, Probleme zu versachlichen, indem man Informationen über Behandlungsmöglichkeiten und andere Hilfen einholt. Auch bei einem potenziell nicht mehr heilbaren Rezidiv gibt es Therapiemöglichkeiten, die den Krankheitsverlauf zeitweilig zum Stillstand bringen und die Überlebenszeit verlängern oder zumindest verbessern helfen.

Sie sollten auch den Rat des behandelnden Arztes einholen. Möglicherweise kann es sinnvoll sein, zumindest kurzfristig angstlösende Medikamente einzusetzen. Die meisten onkologischen Schwerpunktpraxen arbeiten mit ausgebildeten klinischen Psychologen zusammen, die aufgrund ihrer Ausbildung und Erfahrungen zumindest Anregungen und Unterstützung geben können. Aber auch Selbsthilfegruppen können gerade in solchen Ausnahmesituationen wichtige Hilfe leisten.

6. Der Arzt sagte mir, dass das Tumorleiden bei meinem Mann sehr fortgeschritten sei. Erstaunlich ist jedoch, dass mein Mann seit der Behandlung nicht nur völlig schmerzfrei geworden ist, sondern zunehmend unternehmungslustig wird und alle möglichen Verwandten und Freunde besuchen will.

Versuchen Sie auf keinen Fall, ihn davon abzuhalten! Zu große Rücksichtnahme und Vorsichtsmaßnahmen (Overprotection) können negative Auswirkungen haben. Sie führen zwangsläufig zu einer Isolierung, Resignation, Verminderung des Selbstwertgefühls und zu Depressionen. Wenn der körperliche Zustand es Ihrem Mann erlaubt, an gesellschaftlichen Aktivitäten teilzunehmen, so sollten Sie ihn nicht daran hindern. Sie selbst sollten auch dann mitmachen, wenn Ihnen nicht danach ist. Ihr Mann wird schon sagen, wenn es ihm zu viel wird.
Die heute zur Verfügung stehenden Schmerzmittel und die verschiedenen Darreichungsformen erlauben eine wesentlich aktivere Lebensweise, als das früher der Fall war. Der Schmerz entkräftet den Patienten und macht ihn depressiv. Schmerzfreiheit aktiviert hingegen und schafft Lebensfreude. Durch die Aktivität Ihres Mannes und durch die Ablenkung kann übrigens die Schmerzschwelle erhöht und der Schmerzmittelbedarf eher gesenkt werden.

7. Was kann man als Angehöriger zur Appetitanregung tun?

Durch Krankheit und Therapie kann es zu Geschmacksstörungen kommen. Die Empfindlichkeit für bitter nimmt meist zu, während süß schwächer wahrgenommen wird. Eiweißhaltige Nahrungsmittel besitzen häufig einen bitteren Geschmack. Deshalb wird rotes Fleisch (z. B. Wurst) oft als unan-

genehm empfunden. Weißes Fleisch (z. B. Geflügel, Fisch) wird eher toleriert, wie auch Milchprodukte und Eier.
Depressionen können Ursache der Appetitlosigkeit sein. Gelingt es, die depressive Stimmungslage des Betroffenen zu lindern, so stellt sich häufig auch wieder Freude am Essen ein. Leider sind Depressionen manchmal auch Folge der medikamentösen Therapie. Notfalls muss dann das Therapiekonzept geändert werden.
Durch Psychopharmaka lässt sich der Appetit beeinflussen. Die appetitanregende Wirkung mancher Hormone, z. B. Gestagene, beruht unter anderem auch auf der positiven Beeinflussung der Psyche.
Ablenkungen beim Essen (z. B. Lesen, Fernsehen, angeregte Gespräche) können sich positiv auswirken. Angehörige tun manchmal gut daran, möglichst wenig über bevorstehende Mahlzeiten zu reden, um hierdurch die Angst vor der nächsten Mahlzeit und dem Auftreten einer unterschwelligen Übelkeit zu vermeiden. Kranke dürfen auf keinen Fall zum Essen gezwungen werden.
»Äußerlichkeiten« haben eine große Bedeutung und können den Appetit verbessern helfen. Lieblos zubereitetes und langweilig arrangiertes Essen trägt nicht zur Freude am Essen bei! Eine liebevolle und optisch attraktive Garnierung der Essensmahlzeit kann manchmal Wunder bewirken. In der gewohnten familiären Atmosphäre schmeckt das Essen häufig besser. Tumor- oder therapiebedingte Geschmacksänderungen können durch entsprechendes Würzen der Speisen beseitigt oder zumindest gelindert werden.

8. Mein Mann muss sehr viele Medikamente einnehmen. Ich bin mir nicht sicher, ob er auch tatsächlich alle Schmerzmittel regelmäßig einnimmt.

Eine Möglichkeit ist, dass Sie die Tabletten für den folgenden Tag schon abends abpacken und ihm jeweils zu den Einnahmezeiten hinlegen. Achten Sie darauf, dass er die Schmerzmedikamente regelmäßig und nicht erst bei Bedarf einnimmt! Machen Sie einen Zeitplan, legen Sie ihm gegebenenfalls die Medikamente selbst hin. Bei regelmäßiger Einnahme von Schmerzmitteln sind die Nebenwirkungen geringer.

9. Mein Bekannter ist neuerdings so aggressiv und abweisend, dass ich das Gefühl habe, dass er keinen Wert auf meinen Besuch im Krankenhaus legt.

Betroffene stehen unter einer enormen Anspannung. Die Nerven liegen blank, weswegen Stimmungsschwankungen häufig sind. Hoffnung bis hin zu übertriebenem Optimismus können schnell in Angst und Verzweiflung umschlagen.

Seelische Veränderungen des Karzinompatienten sind ganz normal und eher die Regel als die Ausnahme. Sie sind in gewisser Weise der normalpsychologische Ausdruck dessen, dass man sich mit seiner Krankheitssituation beschäftigt. Gereiztheit und aggressives Verhalten sind meist kein böser Wille, sondern eher eine Form der Auseinandersetzung mit der Angst und Sorge.

Sehr häufig fühlt sich der Kranke unverstanden und nicht angenommen, was den Zustand noch verschlimmert.

Unterschätzen Sie nicht die positiven Auswirkungen des Besuchs. Auch wenn Ihnen das Verhalten des Patienten manchmal abweisend vorkommen mag oder wenn dieser sich manchmal sogar beleidigend und aggressiv Ihnen gegenüber verhält, brechen Sie den Kontakt nicht ab! Für den Patienten ist es extrem wichtig, dass er den Kontakt zu seiner Umwelt aufrechterhält, dass bestehende Kontakte und Freundschaften erhalten bleiben, dass er seine Sorgen, Gefühle und Ängste aussprechen und äußern kann und dass er mit seinen Problemen nicht allein zu sein glaubt.

10. Irgendwie komme ich mit all den Problemen nicht mehr zurecht. Ich habe das Gefühl, dass mich die Pflege meines todkranken Ehemannes, die Angst, die vielen organisatorischen Probleme, der ständige Ärger mit der Krankenkasse und »nebenher« meine Berufstätigkeit sowie die Familie überfordern. Was soll ich machen?

Diese Zeit verlangt viel von Ihnen: Zögern Sie darum nicht, Hilfe anzufordern und anzunehmen. Hier leisten Krebsberatungsstellen wertvolle Arbeit. Ein Psychologe oder ein Seelsorger und auch so manche Selbsthilfegruppe kann Ihnen ebenfalls dabei helfen, einen Überblick über Ihre Lage zu gewinnen. Ihre Hilfe beschränkt sich häufig nicht »nur« auf Zuhören.

Haben Sie schon einmal an die Möglichkeit eines Hospizes zur Versorgung des Angehörigen gedacht? Viele wissen nicht, dass es in vielen Regionen neben einem stationären Aufenthalt in einem Hospiz auch die ambulante Versorgung durch einen häuslichen Hospizdienst gibt (http://www.hospiz.net oder http://www.hospize.de). In Nordrhein-Westfalen gibt es Anlaufstellen, die Rat und Hilfe in solchen Situationen vermitteln (Alpha = Ansprechstellen im Land Nordrhein-Westfalen zur Pflege Sterbender, Hospizarbeit und Angehörigenbegleitung, http://www.alpha-nrw.de). Der Hausarzt, die Krebsberatungsstellen, die Sozialarbeiter, die Krankenkassen, die Caritas, die Selbsthilfegruppen und die Deutsche Krebshilfe können Ihnen sicherlich Adressen von Hospizen geben.
Manchmal kommt es vor, dass die Familie durch die Krebserkrankung in eine finanzielle Notlage gerät. Hier helfen u. U. der Härtefonds der Deutschen Krebshilfe, die Hans-Rosenthal-Stiftung oder die Marianne-Strauß-Stiftung schnell und unbürokratisch (Adressen siehe Kapitel »Adressen«).

Erklärung von Fachausdrücken

alkylierende Mittel/Alkylanzien: Häufig in der Tumorbehandlung benutzte Zytostatika. Besonders bekannt sind in der Myelombehandlung das Melphalan (Alkeran®) und das Cyclophosphamid (Endoxan®). Alkylierend bezieht sich auf die Art und Weise, in der die Chemotherapeutika die DNS bösartiger Zellen vernetzen und so deren Teilung und Vermehrung blockieren.

allogene Knochenmark- bzw. Stammzelltransplantation: Transplantationsmethode, bei der die Blutstammzellen eines HLA-identischen Familienmitgliedes oder nicht verwandten Spenders verwendet werden. Bei der allogenen Transplantation werden Blutstammzellen aus dem Knochenmark oder Blut von einem Fremdspender gewonnen.

alternative Medizin: Auch Außenseitermedizin oder Paramedizin genannt. In der Krebstherapie bedeutet alternativ einen anderen als den in unserer Gesellschaft offiziell anerkannten, naturwissenschaftlich untermauerten, auch schulmedizinisch genannten Weg. Was bei uns alternativ genannt wird, gilt unter Umständen in anderen Ländern, so z. B. in China, in Indien oder in weniger entwickelten Regionen, als offiziell anerkannte Therapie. Die biologische Krebstherapie wird in der westlichen Welt allgemein als alternative Krebstherapie bezeichnet.

Amyloidose: Ablagerung von atypischen Eiweißkörpern im Gewebe. Diese Eiweiße werden beim Myelom in Form von leichten Immunglobulinketten gebildet. Insbesondere das Bence-Jones-Myelom neigt zu einer überschießenden Produktion und Ablagerung von Amyloid. Am häufigsten sind Ablagerungen in den Nieren, dem Herz, der Leber, dem Knochenmark oder dem Nervensystem. Eine Amyloidose kann auch bei Menschen auftreten, die kein Myelom haben.

Anämie: Verminderung von roten Blutkörperchen und rotem Blutfarbstoff, so dass es zu einer verminderten Sauerstoffsättigung des Blutes und einer Schwäche des Patienten kommt.

Angiogenese-Inhibitoren: Medikamente, die die Blutgefäßbildung bei Tumoren verhindern und somit die Ernährung der Tumoren unterbinden.

Aplasie: Verminderung der Blutzellen im Knochenmark.

autogenes Training: Übungen, die ebenso wie die progressive Muskelrelaxation bei den Betroffenen Entspannung und Angstbefreiung bewirken sollen. Während die progressive Muskelrelaxation auf der Ebene der Willkürmuskulatur ansetzt, geht es beim autogenen Training um eine konzentrative (also mentale) Übung.

autologe Transplantation: Transplantationsmethode, bei der eigene Blutstammzellen aus dem Blut oder dem Knochenmark separiert, behandelt und in das zuvor mit Hochdosistherapie gereinigte Blut zurücktransplantiert (reinfundiert) werden.

B-Lymphozyten: Untergruppe von Lymphozyten, zu denen auch die Antikörper produzierenden Plasmazellen gehören.

Bence Jones, Henry: Name eines von 1813 bis 1873 lebenden Arztes, nach dem bestimmte, von den Plasmozytomzellen produzierte und in die Blutbahn und im Urin ausgeschiedene Immunglobulinfraktionen (Leichtketten) benannt wurden. Über die quantitative Bestimmung der Bence-Jones-Proteine kann eine Abschätzung der Tumormasse erfolgen.

Bence-Jones-Myelom: Besonderer Subtyp eines multiplen Myeloms, bei dem die Zellen ausschließlich den Leichtkettenanteil von Immunglobulinen (Typ Kappa oder Lambda) produzieren. Das Bence-Jones-Myelom neigt zu Komplikationen wie Nierenfunktionsstörungen.

Beta-2-Mikroglobulin: Ein im Blut und auch im Urin von Plasmozytompatienten nachweisbarer Eiweißkörper, der bei Aktivität des Tumorleidens in großer Menge vorkommt. Etwa 10 % aller Plasmozytompatienten produzieren allerdings kein Beta-2-Mikroglobulin, so dass bei ihnen das Beta-2-Mikroglobulin nicht zur Verlaufsbeobachtung und als Tumormarker herangezogen werden kann.

Biopsie: Untersuchung von Gewebe, das dem lebenden Körper entnommen wird.

Bisphosphonate: Eine neuartige Medikamentenklasse, die die Lebenszeit und Lebensqualität von Myelompatienten erheblich verbessern hilft. Die Bisphosphonate vermögen die Knochenfresszellen in ihrer Aktivität zu bremsen und bewirken so neben einer Schmerzlinderung und Verringerung des Frakturrisikos auch eine Beseitigung der lebensgefährlichen Hyperkalzämiekrise.

Blutplättchen (Thrombozyten): Blutzellen, die für die Gerinnung des Blutes wichtig sind. Neben den roten und weißen Blutkörperchen entscheiden die Anzahl und die Beschaffenheit der Blutplättchen darüber, ob eine Chemotherapie durchgeführt werden kann. Blutplättchen verhindern Blutungen, sind also unentbehrlich. Ihre Anzahl sollte nicht unter 40 000 liegen.

Bortezomib (VELCADE®): In der Myelomtherapie sehr wirksames Medikament, das den Abbau eines bestimmten Zelleiweißes, des Proteasom, hemmt.

CR (komplette Remission): Man spricht von einer kompletten Remission, wenn keinerlei Krankheitszeichen mehr feststellbar sind.

Elektrophorese (Eiweißelektrophorese): Auftrennung von Eiweißen in einem elektrischen Feld. Sie ermöglicht sowohl eine Berechnung der Myelomeiweißmenge als auch den Nachweis der M-Spitze (monoklonales Immunglobulin). Die Elektrophorese findet bei der Diagnose und bei der Überwachung Anwendung.

Erythropoetin: In der Niere gebildeter, heute gentechnologisch herstellbarer und als Medikament verfügbarer Wirkstoff, der auf dem Blutwege die Bildung von roten Blutkörperchen anregt. Bei bestimmten Formen von Blutmangel wird dieser Wirkstoff Myelompatienten verabreicht.

extramedulläres Plasmozytom: Myelomerkrankung, die nicht vom Knochenmark, sondern von anderen Körperregionen ausgeht.

Fatigue: Bezeichnung für eine besonders quälende Müdigkeit und Erschöpfung, unter der manche Krebskranke noch lange nach der Erkrankung leiden.

Freelite®-Test: Untersuchungsverfahren zur qualitativen und quantitativen Bestimmung von Leicht- und Schwerketten.

Frischzellentherapie: Unspezifische Immuntherapie, die die Abwehrzellen im Körper anregen soll. Bei der Frischzellentherapie werden gerne tierische Organzellen (z. B. von Thymus) gegeben. Sie können gespritzt, aber auch in Tablettenform genommen werden. Besonders beliebt ist die Gabe von Zellen ungeborener Lämmer. Der Nutzen einer Frischzellentherapie konnte bislang – außer für die sie vertreibende Pharmaindustrie – niemals eindeutig belegt werden. Hingegen sind einige Zwischenfälle bekannt, und Wissenschaftler vermuten auch nicht unbeträchtliche gesundheitliche Spätschäden, wenn Thymuspräparate gespritzt werden.

GM-CSF und G-CSF (Growth colony stimulating factors): Gentechnologisch herstellbare Wachstumsfaktoren, die die Blutstammzellen zu stärkerer Produktion anregen und so die Zeit der Zellarmut nach zytostatischer Therapie verkürzen helfen.

Grading: Abstufung der Bösartigkeit von Tumorgewebe. Man unterscheidet die Stadien G1 bis G4 (Differenzierung).

Graft-verus-host(myelom)-Reaktion (Transplantat-gegen-Myelom-Reaktion): Phänomen, bei dem die gesunden transplantierten Zellen auf die krankhaften Myelomzellen reagieren und diese abzustoßen versuchen. Auf dem Graft-versus-Myelom-Phänomen beruht die Therapiestrategie bei den »Minigraft«-Transplantationen.

Hämatologe-Onkologe: Facharztbezeichnung für diejenigen Ärzte, die sich mit bösartigen Bluterkrankungen und Tumoren befassen.

Haemoccult®-Test: Ein Verfahren zur Untersuchung auf Blut im Stuhl.

Hämoglobin: Roter Blutfarbstoff, der bei der Blutbilduntersuchung immer mitbestimmt wird. Normal und nicht behandlungsbedürftig sind Werte zwischen 12 und 16 g%.

HLA (Human leucocyte antigen): Hiermit werden die Gewebeverträglichkeitsantigene, die genetisch vorherbestimmt und je nach Individuum unterschiedlich angelegt sind, bezeichnet. Die HLA-Typisierung ist bei der (allogenen) Transplantationsvorbereitung wichtig. Je ähnlicher das HLA-System von Spenderorgan und Empfängerorgan ist, desto größere Chancen bestehen für eine erfolgreiche allogene Stammzelltransplantation.

HLA-Kompatibilität: Die Übereinstimmung von Spender- und Empfängergewebeantigenen.

Hochdosistherapie: Eine Chemotherapie mit hochdosierten Zytostatika. In der Regel ist sie mit einer Transplantation kombiniert. Sie führt beim Myelom zu einer höheren Tumoransprechrate.

Hospiz: Einrichtung mit dem Schwerpunkt der Betreuung unheilbar chronisch Erkrankter.

Hyperkalzämie: Eine gefürchtete Komplikation bei Myelompatienten, die früher meist zum Tode führte, sich heute jedoch dank einer Bisphosphonattherapie gut behandeln lässt.

Hyperviskosität: Eine bei Myelompatienten gefürchtete Komplikation. Sie ist durch eine Eindickung des Blutes als Folge einer hohen Paraproteinproduktion charakterisiert.

IgG, IgA, IgD oder IgE: Bestimmte Immunglobuline, die von Plasmozytomzellen in übersteigerter Form produziert werden.

Immunelektrophorese: Auftrennung der Immunglobuline je nach ihrer Ionenladung in einem elektrischen Feld. Die Immunelektrophorese wird zum qualitativen und quantitativen Nachweis von Immunglobulinen (Paraproteinen) bei Plasmozytomerkrankungen benutzt.

Immunglobuline: Bezeichnung für alle Eiweiße, die (in der Regel) Antikörpereigenschaften besitzen. Sie werden in der Regel von Plasmazellen bzw. lympho-plasmoiden Zellen gebildet.

Immun(o)fixation: Immunologische Methode zur Erkennung des M-Proteintyps (IgG, IgA, Kappa oder Lambda). Eine sehr empfindliche Immunfärbetechnik, die die schweren und leichten Ketten des M-Proteins exakt erkennt.

Interferone: Stoffe (Zytokine), die normalerweise im Körper zur Abwehr von Virusinfektionen gebildet werden. Diese gentechnologisch herstellbaren niedermolekularen Eiweiße werden von einigen Klinikern auch in der Myelomtherapie verwendet.

Interleukine: Signalstoffe des Immunsystems.

intravenös: Einbringen von Medikamenten oder Flüssigkeiten in eine Vene.

Iscador®: Ein spezielles Mistelpräparat, das ursprünglich vorwiegend von den Anthroposophen in die Krebsmedizin eingeführt wurde. Es nimmt unter den vielen Naturheilmitteln insofern eine Sonderstellung ein, als die Wirksamkeit dieses Präparates weltanschaulich begründet wird.

Kernspintomographie (NMR): Bildgebendes Untersuchungsverfahren, das – im Gegensatz zur Röntgen- und computertomographischen Untersuchung – nicht mit einer Strahlenbelastung verbunden ist. Bei dieser Untersuchung senden die Wasserstoffatome im Körper als Antwort auf ein außen erzeugtes hohes Magnetfeld messbare Signale aus, woraus sich wiederum Bilder des Körpers zusammensetzen lassen. Die Kernspintomographie ist in einigen Bereichen anderen Untersuchungsverfahren überlegen, in anderen Bereichen unterlegen. Ihre Aussagekraft ist insbesondere bei Beurteilung von Skelettmetastasen groß.

Klon, Zellklon: Gesamtheit der Zellen, die alle von einer einzigen Mutterzelle abstammen und somit alle die gleichen Eigenschaften haben.

Konsolidierungstherapie: Begriff zur Beschreibung einer Behandlungsphase, in der es ausschließlich um die Aufrechterhaltung des Istzustandes geht.

Kortison: Ein in der Nebennierenrinde gebildetes Hormon, das viele wichtige Aufgaben im menschlichen Organismus erfüllt. Kortisone spielen eine bedeutende Rolle in der Plasmozytombehandlung.

Kryoglobuline: Paraproteine, die bei herabgesetzten Temperaturen ausfallen und dann Symptome wie Schmerzen, Gefühlsstörungen, Ameisenlaufen und Durchblutungsstörungen der äußeren Gliedmaßen verursachen.

Kyphoplastie (Kyphoplastik): Ein relativ kleiner chirurgischer Eingriff, bei dem mit einem Ballonkatheter in dem eingebrochenen Wirbelkörper ein definierter Hohlraum geschaffen wird. In diesen Hohlraum wird Biozement eingebracht, wodurch es zu einer Wiederaufrichtung des eingesunkenen Wirbelkörpers und zu einer Stabilisierung kommt.

Kur: Früher häufig benutzter Ausdruck für stationäre Rehabilitationsmaßnahmen. Heute sind die Krankenkassen und Rentenversicherungen mit der Gewährung von Kurmaßnahmen sehr zurückhaltend geworden. Die Rehabilitation hingegen wird gefördert. Sie hat die Kur heute weitgehend abgelöst.

Labelling Index: Prozentualer Anteil der sich in Teilung befindlichen Tumorzellen. Der Labelling Index ist einer von vielen Prognosefaktoren; er dient zur Risikoabschätzung und ist eine Hilfe bei der Frage einer Therapiebedürftigkeit.

Lenalidomid (REVLIMID®): Ein sehr wirksames Medikament in der Myelomtherapie. Einerseits weist es eine starke Strukturähnlichkeit mit Thalidomid auf, hat jedoch andere Nebenwirkungen.

Lymphome, bösartige: Bösartige Erkrankungen, die von Lymphknoten oder lymphatischen Geweben ausgehen.

Lymphozyten: Blutzellen, die die Abwehr von Krankheiten und Fremdstoffen zur Aufgabe haben. Es gibt zahlreiche verschiedene Lymphozyten, die unterschiedliche, teilweise sogar entgegengesetzte Aufgaben erfüllen. Eine besondere lymphozytäre Untergruppe sind die Plasmazellen, die beim multiplen Myelom bösartig entartet sind.

Makrophagen: Besondere Form der weißen Blutkörperchen, die in der spezifischen Immunabwehr eine besondere Rolle spielen.

maligne: Anderer Ausdruck für bösartig.

Metaanalyse: Zusammenfassung mehrerer Studien, die die gleiche Fragestellung zum Thema haben.

Metastase: Tochtergeschwulst, die durch Verschleppung von Geschwulstzellen fern vom Ursprungsherd an einer anderen Körperstelle entsteht. Die Ausbreitung von Zellen (Metastasierung) erfolgt vorwiegend über die Blut- und die Lymphbahnen. Bei Myelomompatienten sind am häufigsten das Skelett und wesentlich seltener Lymphknoten oder andere Organe betroffen.

Minigraft: Transplantation von Fremdgewebe, ohne dass vorher eine radikale Abtötung der Immunabwehr erfolgt. Die deswegen stattfindende Abwehrreaktion soll zur Abtötung der Myelomzellen führen (Graft-versus-Myelom-Reaktion).

monoklonal: Da sich das multiple Myelom aus einer einzigen bösartigen Plasmazelle entwickelt, ähneln sich alle hieraus entwickelten Zellen. Die Plasmozytomerkrankung ist also eine monoklonale Erkrankung. Die Zellen entstammen einem Zellklon. Wären viele unterschiedliche Zellen da, so würde man von Polyklonalität sprechen.

monoklonale Gammopathie: Entartung eines bestimmten Zellklons (Zellfamilie), die zu einer überschießenden Produktion von Eiweißstoffen führt. Das multiple Myelom ist die bekannteste und häufigste monoklonale Gammopathie.

monoklonaler Antikörper: Mithilfe der Gentechnologie hergestellte, hochspezifische identische Antikörper. Diese können sowohl in der Erkennung als aber auch neuerdings in der Therapie von Tumoren benutzt werden.

M-Protein: Der Begriff M-Protein ist gleichbedeutend mit monokolonalem Protein. Hierunter versteht man das von den Plasmozytomzellen produzierte abnormale Immunglobulin.

M-Spitze: Eine andere Bezeichnung für M-Protein. Der Begriff »Spitze« bezieht sich auf die schmalbasige Zacke, die bei der Eiweißelektrophorese erscheint, wenn von den Plasmozytomzellen ein monoklonales Paraprotein gebildet wird.

Myelographie: Röntgenkontrastdarstellung des Rückenmarkkanals.

Myelom: Anderer Ausdruck für multiples Myelom oder für Plasmozytom.

Myelosuppression: Unterdrückung der Blutbildung z. B. durch Zytostatika, Strahlentherapie oder Plasmozytomzellen.

Nachsorge: Unter Nachsorge versteht man alle diejenigen diagnostischen und therapeutischen Maßnahmen, die im Anschluss an die abgeschlossene Primärbehandlung durchgeführt werden. Sie beinhaltet Maßnahmen, die eine Lebensverlängerung und eine Lebensqualitätsverbesserung zum Ziel haben.

Neutropenie: Mangel an weißen Blutkörperchen, die für die Infektabwehr notwendig sind.

Orthesen: Technische Hilfsmittel zum Funktionsausgleich des Bewegungsapparates. Sie umfassen u. a. Schienen, Bandagen, Korsetts, Stützmieder, Innenschuhe und Einlagen. Mit Prothesen bezeichnet man hingegen künstliche Körperersatzteile.

Osteoklast, Osteoblast: Der Osteoklast wird auch Knochenfresszelle genannt, weil durch ihn Knochensubstanz abgebaut wird. Gegenspieler der Osteoklasten sind die Osteoblasten, die dabei helfen, Knochensubstanz aufzubauen. Beim multiplen Myelom ist das Zusammenspiel von Osteoblasten und -klasten gestört, weswegen es häufig zu einer Knochenentkalkung und zu einem erhöhten Knochenbruchrisiko kommt.

Osteoporose: Lateinische Bezeichnung für Knochenentkalkung.

Osteosynthese: Operative Vereinigung gebrochener Knochenteile.

Palliativtherapie: Eine krebshemmende Therapie, die vorrangig auf die Erhaltung bzw. Verbesserung der Lebensqualität ausgerichtet ist. Sie ist zu unterscheiden von der kurativen Therapie, die primär die Heilung zum Ziel hat.

Paraproteine: Sammelbegriff für monoklonal gebildete (Immun-)Globuline und Immunglobulinfragmente. Sie werden von den Plasmozytomzellen gebildet und können in hoher Konzentration im Blut auftreten, wo sie Immunstörungen, Gerinnungsstörungen oder Amyloidablagerungen verursachen können.

partielle Remission (Teilremission): Zustand, wenn der Tumor auf die Therapie angesprochen hat und mindestens 50 % der Tumorzellen reduziert worden sind. Von einer kompletten Remission würde man dann sprechen, wenn keinerlei Tumorzeichen mehr feststellbar sind.

pathologische Fraktur: Ein Knochenbruch aufgrund einer verminderten Knochenstabilität bzw. Metastasierung.

PDGF (Platelet derived growth factor): Wachstumsfaktor, der sowohl das Zellwachstum als auch die Zellteilung reguliert. Er spielt in der Angiogenese eine bedeutende Rolle.

PET (Positronenemissionstomographie): Bildgebendes Verfahren, das eine Unterscheidung zwischen (vitalem) Tumorgewebe und Narben bzw. abgestorbenem Tumorgewebe ermöglicht.

Phytotherapie: Behandlung mit Medikamenten pflanzlicher Herkunft.

Plasmapherese: Anderer Ausdruck für Plasmaaustausch. Nach der Blutentnahme erfolgt bei der Plasmapherese eine apparative Trennung des Blutes in Blutkörperchen und Blutplasma. Letzteres wird z. B. zur Gewinnung von Spenderplasma genutzt. Beim multiplen Myelom ist das Ziel die Entfernung der Paraproteine, die im Gegensatz zu den Blutkörperchen nicht in die Blutbahn zurückgegeben werden.

Plasmazelle: Besondere Art von Lymphzellen. Normale Plasmazellen produzieren Antikörper gegen fremde Erreger wie z. B. gegen Infektionserreger. Beim multiplen Myelom kommt es zu einer ungehemmten Vermehrung krankhafter Plasmazellen, die atypische und ineffektive Antikörper produzieren.

Plasmazell-Leukämie: Wenn der Anteil von Plasmazellen im Differentialblutbild über 20 % beträgt, spricht man von einer Plasmazell-Leukämie.

Plasmozytom: Anderer Ausdruck für multiples Myelom oder Myelom. Im amerikanischen und zunehmend auch im europäischen Sprachgebrauch spricht man von einem multiplen Myelom dann, wenn es sich um mehrere Herde handelt; ansonsten wird die Erkrankung als Plasmozytom bezeichnet. Diese Sprachregelung hat sich in Deutschland jedoch noch nicht endgültig durchgesetzt.

Polychemotherapie: Eine Chemotherapie, bei der – im Gegensatz zur Monotherapie – mehrere Substanzen miteinander kombiniert werden.

Prognose: Zukunftsaussichten; voraussichtlicher Krankheitsverlauf.

Prognosekriterien: Faktoren, die eine ungefähre Einschätzung des weiteren Krankheitsverlaufs erlauben.

Querschnittslähmung: Lähmung eines kompletten Körperteils aufgrund einer Verletzung des Rückenmarkstrangs.

Rehabilitation: Zusammenfassung aller medizinischen, psychischen, sozialen und beruflichen Maßnahmen, die eine Eingliederung des Krebserkrankten in Familie, Gesellschaft, Arbeit und Beruf zum Ziel haben.

rekombinant: Durch Transformation im Rahmen der Gentechnologie entstanden.

Remission: Verminderung der Tumorzellen nach einer Therapie. Unter einer Vollremission (komplette Remission oder abgekürzt auch C. R. genannt) versteht man das vollständige Verschwinden aller Krankheitszeichen. Im Blut und im Urin sind dann auch keine krankhaften Immunglobuline mehr nachweisbar. Unter einer teilweisen Remission (partielle Remission bzw. P. R. oder auch nur Remission genannt) versteht man einen Rückgang der Krankheitszeichen um mindestens 50 %.

Resistenzentwicklung: Nichtansprechen der Erkrankung auf Medikamente, auf die die Erkrankung vorher gut angesprochen hatte.

Rezidiv: Erneutes Auftreten einer Krebsgeschwulst nach vorangegangener Behandlung.

second opinion: Zweite Stellungnahme eines Spezialisten zu einem diagnostischen oder therapeutischen Problem. Leider wird das Einholen einer »second opinion« nicht von allen Krankenkassen bezahlt.

Simonton-Methode: Von dem amerikanischen Arzt O. C. Simonton für Krebspatienten entwickelte Methode zur Entspannung, Angstbekämpfung und Steigerung der körpereigenen Abwehr. Die Betroffenen sollen sich im Zustand tiefer Entspannung bildhaft vorstellen, wie sich die Abwehrzellen auf den Tumor stürzen. Durch diese mentale Vorstellung sollen die Wechselwirkungen zwischen Seele, Geist und Körper positiv beeinflusst werden.

Sinterung: Einsinken von Wirbelkörpern.

Smouldering (schwelendes) Myelom (SMM): Bezeichnung eines Krankheitsbildes, das zwar den Kriterien eines multiplen Myeloms entspricht, aber über viele Jahre hinweg stationär bleibt und daher keinerlei Therapie bedarf.

solitäres Plasmozytom: Auf einen einzelnen Herd beschränktes Myelom.

Stammzellen: Normale Stammzellen sind Blutvorläuferzellen, aus denen die roten (Erythrozyten) und weißen (Leukozyten) Blutzellen sowie Blutplättchen (Thrombozyten) entstehen. Diese Stammzellen befinden sich im Knochenmark und teilweise auch im Blut. Hieraus können sie für eine Transplantation entnommen, behandelt und gegebenenfalls dem Spender rücktransfundiert werden (autologe Stammzelltransplantation) oder einem HLA-identischen Empfänger transplantiert werden (allogene Transplantation).

Stammzelltransplantation: Ein Verfahren, bei dem Blutstammzellen oder Knochenmarkzellen nach sehr hochdosierter Chemo- und/oder Strahlentherapie transfundiert werden. Die autologe Transplantation ist eigentlich weniger eine Behandlung als eine unterstützende Maßnahme zur schnelleren Blutbildung nach erfolgter zytotoxischer Hochdosistherapie.

Stützkorsett: Korsett, das zur Abstützung und zur Stabilisierung der Wirbelsäule dient.

Symbioselenkung: Von Anhängern der »biologischen Therapien« geprägter Begriff, der eine »Reharmonisierung der Lebensgemeinschaft zwischen dem Menschen und den Bakterien seines Magen-Darm-Traktes« beinhaltet. Die Abwehrkräfte des Körpers sollen angeblich hierdurch angeregt und verbessert werden. Die Symbioselenkung wird durch Änderung der Lebensweise, Vermeidung von Umweltbelastungen und geringeren Verbrauch von Medikamenten und Genussmitteln, die das harmonische Gleichgewicht zwischen Mensch und Mikroben im Darm zerstören könnten, erreicht. Zur Stimulierung des Immunsystems werden »Gesundheitsbakterien« über Nase oder Mund verabreicht. Bei einer anderen Therapieform werden sogenannte Autovakzine aus dem Urin oder Kot des Patienten hergestellt und mit dem Mund aufgenommen oder unter die Haut gespritzt bzw. eingerieben.

Szintigraphie: Die Szintigraphie gibt die räumliche Verteilung einer radioaktiven Substanz an, die z. B. von der Leber (Leberszintigraphie) oder vom Knochen (Skelettszintigraphie) aufgenommen und gespeichert wurde. Die Art und Dichte der Verteilung geben Aufschluss über die krankhaften Veränderungen des Organs und sind deshalb wichtig für die Suche nach eventuellen Tumorabsiedlungen. Beim multiplen Myelom spielt die Szintigraphie im Gegensatz zu anderen Tumorerkrankungen eine unwesentliche Rolle.

Thalidomid (Thalidomide Celgene): Bekannter unter dem früheren Handelsnamen »Contergan®«. Wirksames Medikament in der Myelomtherapie, das häufig noch dann wirkt, wenn alle Zytostatika unwirksam sind. Es hemmt die Neubildung von Gefäßen und wirkt immunmodulierend.

Thrombopenie: Ein verminderter Blutplättchenspiegel. Bei einer Verminderung von weniger als 100 000/µl drohen Blutungsprobleme.

TNM-System: Einteilung der Tumoren je nach Größe und Ausdehnung des Tumors (T), der befallenen oder nicht befallenen Lymphknoten (N) und nach dem Befall anderer Organe (M).

Tumormarker: Substanzen, die von Tumormarkern in die Blutbahn abgegeben werden und bei den Blutuntersuchungen nachweisbar gemessen werden können.

Vollremission: Siehe Remission.

Yamshidi-Nadel: Eine Biopsienadel, die zur Gewinnung von Knochenmark bei Myelompatienten dient (Knochenmarkbiopsie).

Vertebroplastie (Vertebroplastik): Ein relativ kleiner chirurgischer Eingriff, bei dem dünnflüssiges Kunststoffmaterial bzw. Knochenzement mit hohem Druck in einen eingebrochenen Wirbelkörper eingespritzt wird. Er kann so nicht weiter einbrechen.

Viskosität: Verdickung des Blutes aufgrund hoher Paraproteinkonzentration.

Zytokine: Botenstoffe, mit denen sich zum Beispiel die körpereigenen Abwehrzellen untereinander verständigen.

Adressen

Arbeitsgemeinschaft für Krebsbekämpfung im Lande Nordrhein-Westfalen, Universitätsstraße 140, 44799 Bochum, Telefon 02 34/89 02-3 01, Fax 02 34/89 02-5 19, E-Mail: mail@arge-krebsnw.de, Internet: http://www.arge krebsnw.de

Arbeitsgemeinschaft Plasmozytom/Multiples Myelom (APMM), Telefon 0 63 21/96 38 30, E-Mail: sprecherteam@myelom.org, Internet: http://www.myelom.org

Berufsgenossenschaften, BG-Infoline zur Beantwortung von Fragen zu Berufserkrankungen sowie Arbeits- und Wegeunfällen, Telefon 0 18 05/18 80 88

Bürgertelefon gesetzliche Krankenversicherung: Telefon 0 18 05/99 66 02; Rente: Telefon 0 18 05/67 67 10; Pflegeversicherung: Telefon 0 18 05/99 66 03; Arbeitslosengeld II: Telefon 0 18 05/67 67 12

Bundesarbeitsgemeinschaft »SELBSTHILFE« e. V., Kirchfeldstraße 149, 40215 Düsseldorf, Telefon 02 11/3 10 06-0, Fax 02 11/3 10 06-48, E-Mail: info@bag-selbsthilfe.de, Internet: http://www.bag-selbsthilfe.de

Bundesselbsthilfeverband für Osteoporose e. V., Kirchfeldstraße 149, 40215 Düsseldorf, Telefon 02 11/30 13 14-0, Fax 02 11/30 13 14-10, E-Mail: Info@Osteoporose-Deutschland.de, Internet: http://www.osteoporose-deutschland.de

Bundesverband Selbsthilfe Körperbehinderter e. V., Altkrautheimer Straße 20, 74238 Krautheim, Telefon 0 62 94/42 81-0, Fax 0 62 94/42 81-79, E-Mail: info@bsk-ev.org, Internet: http://www.bsk-ev.org

Bundeszentrale für gesundheitliche Aufklärung, Ostmerheimerstraße 220, 51109 Köln, Telefon 02 21/89 92-0, Fax 02 21/89 92-3 00, E-Mail: poststelle@bzga.de (Anfragen, Mitteilungen), order@bzga.de (Bestellung von Medien und Materialien), Internet: http://www.bzga.de

Deutsche Hospizhilfe e. V., Reit 25, 21244 Buchholz, Telefon 0 41 81/3 88 55

Deutsche Krebsgesellschaft e. V., Geschäftsstelle: TiergartenTower, Straße des 17. Juni 106–108, 10623 Berlin, Telefon 0 30/3 22 93 29 0, Fax 0 30/3 22 93 29 66, E-Mail: info@krebsgesellschaft.de, Internet: http://www.krebsgesellschaft.de.

Deutsche Krebshilfe e. V., Buschstraße 32, 53113 Bonn, Telefon 02 28/7 29 90-0, Fax 02 28/7 29 90-11, Härtefonds: Telefon 02 28/7 29 90-94, Informationsdienst: Telefon 02 28/7 29 90-95, E-Mail: deutsche@krebshilfe.de, Internet: http://www.krebshilfe.de

Deutsche Leukämie- & Lymphom-Hilfe e. V., Bundesverband der Selbsthilfeorganisationen zur Unterstützung von Erwachsenen mit Leukämien und Lymphomen e. V., Geschäftsstelle: Thomas-Mann-Straße 40, 53111 Bonn, Telefon 02 28/3 38 89-2 00, Fax 02 28/3 38 89-2 22, E-Mail: info@leukaemie-hilfe.de, Internet: http://www.leukaemie-hilfe.de

Deutsche Rentenversicherung Bund, Ruhrstraße 2, 10709 Berlin, Telefon 0 30/8 65-0, Fax 0 30/8 65-2 72 40, E-Mail: drv@drv-bund.de, Internet: *http://www.deutsche-rentenversicherung-bund.de*

Deutsches Krebsforschungszentrum (DKFZ), Im Neuenheimer Feld 280, 69120 Heidelberg, Telefon 0 62 21/42-0, Fax 0 62 21/42 29 95, Internet: http://www.dkfz.de

Fatigue Informations-Telefon (FIT), Telefon 0 62 21/42 43 44

Gesellschaft für Biologische Krebsabwehr e. V., Voßstraße 3, 69115 Heidelberg, Telefon 0 62 21/1 38 02-0, E-Mail: information@biokrebs.de, Internet: http://www.biokrebs.de

Gesellschaft zur Förderung der ambulanten Krebstherapie, Engelbertstr. 42, 50674 Köln, Telefon 02 21/2 40 69 03, Fax 02 21/2 40 69 49, Internet: http://www.forum-krebstherapie.de

Hans-Rosenthal-Stiftung, Schnelle Hilfe in akuter Not e. V., Postfach 45 04 04, 12174 Berlin, Telefon 0 30/7 72 43 55, Fax 0 30/7 72 44 51, E-Mail: kontakt@hans-rosenthal-stiftung.de, Internet: http://www.hans-rosenthal-stiftung.de

»Hilfe für Kinder krebskranker Eltern e. V.«, Güntherstr. 4a, 60528 Frankfurt, Telefon 0 69/67 72 45 04, E-Mail: hkke@hilfe-fuer-kinder-krebskranker.de, Internet: http://www.hilfe-fuer-kinder-krebskranker-eltern.de

International Myeloma Foundation, 12650 Riverside Drive, Suite 206, North Hollywood, CA 91607-3421, USA, Telefon (0 01) 8 18/4 87-74 55, Fax (0 01)

8 18/4 87-74 54, E-Mail: TheIMF@myeloma.org, Internet: http://www.myeloma.org

Internationale Gesellschaft für Sterbebegleitung und Lebensbeistand e. V. (IGSL), Amtsstraße 1, 55411 Bingen, Telefon 0 67 21/1 03 18, Fax 0 67 21/1 03 81, E-Mail: info@IGSL-hospiz.de, Internet: http://www.igsl-hospiz.de

Krebsinformationsdienst (KID), Deutsches Krebsforschungszentrum, Im Neuenheimer Feld 280, 69120 Heidelberg, Telefon 0 62 21/42-28 90 (Büro), Telefon 08 00/4 20 30 40 (Informationsdienst für krebsbezogene Anfragen), Fax 0 62 21/40 18 06, E-Mail: krebsinformationsdienst@dkfz.de, Internet: http://www.krebsinformationsdienst.de

Krebsliga Schweiz, Effingerstraße 40, Postfach 82 19, CH-3001 Bern, Schweiz, Telefon (0041) (0)31/3 89 91 00, Fax (00 41) (0)31/3 89 91 60, E-Mail: info@krebsliga.ch, Internet: http://www.krebsliga.ch

Krebsnachsorgegruppen im Landessportbund Nordrhein-Westfalen e. V. Anschriften der Vereine und der Übungsleiterinnen sind über den Landessportbund Nordrhein-Westfalen e. V. (Adresse siehe unten) zu erfragen.

Landessportbund Nordrhein-Westfalen e. V., Friedrich-Alfred-Straße 25, 47055 Duisburg, Telefon 02 03/73 81-0, Fax 02 03/73 81-6 16, E-Mail: info@lsb-nrw.de, Internet: http://www.lsb-nrw.de

Leukämie Liga e. V., c/o Klinik für Hämatologie, Onkologie und klinische Immunologie der Heinrich-Heine-Universität Düsseldorf, Moorenstr. 5, 40225 Düsseldorf, Telefon 02 11/8 11 95 30, Fax 02 11/8 11 62 22, E-Mail: info@leukaemieliga.de, Internet: http://www.leukaemie-liga.de

Malteser-Telefon, Telefon 0 18 05/62 58 37 37

Marianne-Strauß-Stiftung, Oettingenstraße 22, 80538 München, Telefon 0 89/29 49 67, Fax 0 89/29 73 94, E-Mail: info@msshilft.de, Internet: http://www.msshilft.de

Plasmozytom/Multiples Myelom Selbsthilfegruppe NRW e. V., Dornaper Straße 18, Haus 1, 42327 Wuppertal, Telefon 0 20 58/8 95 32 78, Fax 0 20 58/7 82 19 97, E-Mail: gs@plasmozytom.net, Internet: http://www. plasmozytom.net

Multiples Myelom Selbsthilfe Österreich, Wilhelminenstraße 95a/8, A-1160 Wien, Österreich, Telefon (0043) (0)6 64/1 31 88 38, E-Mail: myelom@mmoe.at, Internet: http://www.multiplesmyelom.at

Myelom Kontaktgruppe Schweiz – MKgS, c/o Ruth Bähler, Obesunneweg 9, CH-4144 Arlesheim, Schweiz, Telefon (00 41) (0)61/7 01 57 19, E-Mail: r.u.baehler@bluewin.ch, Internet: http://www.multiples-myelom.ch

Myelom- und Lymphomhilfe Österreich, ZVR: 847140381, c/o Friedrich Richter, Satzgasse 5, 7052 Müllendorf, Österreich, E-Mail: info@myelom.at, Internet: http://www.myelom.at

Omega – Mit dem Sterben leben e. V., DPWV – Der Paritätische Wohlfahrtsverband, Dickampstraße 12, 45879 Gelsenkirchen, Telefon 02 09/9 13 28-22/21, Fax 02 09/9 13 28-33, E-Mail: info@omega-ev.de, Internet: http://www.omega-ev.de

Österreichische Krebshilfe, Wolfengasse 4, A-1010 Wien, Österreich, Telefon (00 43) (0)1/7 96 64-50, Fax (00 43) (0)1/7 96 64 50-9, E-Mail: service@krebshilfe.net, Internet: http://www.krebshilfe.net

Psychosoziale Beratungsstellen der Deutschen Krebsgesellschaft:
Die Deutsche Krebsgesellschaft hat ein Netz von Beratungsstellen in ganz Deutschland, deren Adressen auf der Internetseite der Deutschen Krebsgesellschaft aufgeführt sind (http://www.krebsgesellschaft.de)

Psychosoziale Beratungsstelle für Krebskranke und Angehörige, Krebs Selbsthilfe e. V., Cranachstraße 59, 12157 Berlin, Telefon 0 30/89 40 90 40, Fax 0 30/89 40 90 44, Beratung für Betroffene: Telefon 0 30/89 40 90 41, Angehörigenberatung: Telefon 0 30/89 40 90 42, E-Mail: krebsberatung@web.de, Internet: http://www.krebsberatung-berlin.de

Psychosoziale Beratungs- und Betreuungsstelle von Tumorpatienten des Westdeutschen Tumorzentrums (WTZ), Hufelandstraße 55, 45122 Essen, Telefon 02 01/7 22 70

Psychosoziale Nachsorgeeinrichtung, Chirurgische Universitätsklinik Heidelberg, Im Neuenheimer Feld 155, 69120 Heidelberg, Telefon 0 62 21/56 27 27

The Leukemia & Lymphoma Society, 1311 Mamaroneck Avenue, Suite 310, White Plains, NY 10605, USA, Telefon (0 01) 8 00/9 55-45 72, Internet: http://www.leukemia-lymphoma.org

Verband Deutscher Rentenversicherungsträger, Service-Telefon 08 00/10 00 48 00

Internetadressen

Informationen können irreführend sein und den Betroffenen zu falschem oder gesundheitsschädigendem Verhalten verleiten. Einige Internetprogramme verfolgen sehr geschickt wirtschaftliche Interessen zuungunsten der Betroffenen und der behandelnden Ärzte. Manche Informationen können zu Angst, Depressionen und Verzweiflung führen, und sie bedürfen zumindest der weiteren Erklärung und individuellen Wertung. Bei der Beurteilung der Qualität von Internetmitteilungen können die 15 »Discern-Schlüsselfragen« (*http://www.discern.de*) helfen. Auch gestatten die in Tabelle 1 aufgeführten Minimalanforderungen eine Aussage zur Seriosität.

Tabelle 1: Minimalanforderungen an seriöse Internetinformationsquellen (modifiziert nach Preiß, J.: Onkologie 2002/3. Empfehlungen zur Therapie. Zuckschwerdt, München [2002])

- Die Autoren, ihre Herkunft, relevante Referenzen sowie Ziel und Zweck der vermittelten Informationen sollten erkennbar sein.
- Verweise und Quellen für den gesamten Inhalt sowie relevante Urheberrechtshinweise sollten mitgeteilt werden.
- Der »Eigentümer« sowie alle Sponsoren der Website, einschließlich potenzieller Interessenkonflikte, sollten deutlich und vollständig genannt werden. Es muss eine strikte Trennung von Werbung und redaktionellem Beitrag bestehen.
- Das Datum, an dem die Daten ins Netz gestellt und letztmalig aktualisiert wurden, sollte erkennbar sein.

Suchmaschinen und Linklisten

Ausgangspunkt für die meisten Internetrecherchen können die gängigen Suchmaschinen sein wie http://www.google.de, http://www.yahoo.de, http://www.lycos.de, http://www.fireball.de, http://www.hotbot.com, http://www.infoseek.de, http://www.aladin.de, http://www.northernlight.com (englisch) oder http://www.altavista.de.

Die wichtigsten Suchmaschinen zum Thema Krebs sind:
http://www.suchmaschine.krebs-kompass.de, http://www.medimeta.de, http://www.medivista.de, http://www.dr-antonius.de.

Für die Suche nach seltenen Begriffen eignen sich Metasuchmaschinen. Diese recherchieren »on demand« (bei jeder Anfrage) bei mehreren Suchmaschinen gleichzeitig. Die Ergebnisse werden zusammengefasst. Die bekanntesten Metasuchmaschinen sind:
http://www.metager.de, http://www.metacrawler.de, http://www.nettz.de, http://www.alltheweb.com (englisch).

Spezielle Internetadressen

http://www.multiples-myelom.de (Patienteninformationen zu Diagnostik, Therapie und Aktuellem)

http://www.myelom-plasmozytom.de (Patienteninformationen zu Diagnostik, Therapie und Aktuellem)

http://www.myelom.de (Selbsthilfegruppen der Arbeitsgemeinschaft Plasmozytom/Multiples Myelom)

http://www.myelom.net (Arbeitsgemeinschaft Refraktäre Myelome, Informationen, Aktuelles)

http://www.myeloma-euronet.org (Informationen in englischer Sprache)

http://www.leukaemie-hilfe.de (Deutsche Leukämie- & Lymphomhilfe, Bundesverband der Selbsthilfeorganisationen zur Unterstützung von Erwachsenen mit Leukämien und Lymphomen e. V.)

http://www.imse.med.tu-muenchen.de/krebs/index.htm (Informationsdienst zum Thema »Krebs« für Patienten und Angehörige)

http://www.medizin.uni-halle.de/tumorzentrum/index.html (Tumorzentrum Halle mit Links auf weitere Tumorzentren in Deutschland)

http://www.krebs-webweiser.de (Sammlung von ca. 500 Internetadressen zum Thema »Krebs«, zusammengestellt und ständig aktualisiert vom Tumorzentrum Freiburg)

http://www.bar-frankfurt.de (Bundesarbeitsgemeinschaft für Rehabilitation, Adressenliste der Krebsberatungsstellen in Deutschland) http://www.rehaklinik.com (Verzeichnis Rehabilitationskliniken)

http://www.krebsinformationsdienst.de (Krebsinformationsdienst für Patienten und Angehörige [KID])

http://www.krebsgesellschaft.de (Deutsche Krebsgesellschaft, Patientenbroschüren)

http://www.krebshilfe.de (Deutsche Krebshilfe, Patientenbroschüren)

http://www.swisscancer.ch (Krebsliga Schweiz)

http://www.krebshilfe.net (Österreichische Krebshilfe)

http://www.quackwatch.com (unkonventionelle Heilmethoden)

http://www.inkanet.de (Informationsnetz für Krebspatienten und ihre Angehörigen [INKA], Seminare für krebskranke Frauen)

http://www.krebs-kompass.de (Unterstützung bei der Suche nach Informationen im Internet)

http://www.dkfz.de (Deutsches Krebsforschungszentrum Heidelberg)

http://www.eortc.be (European Organization for the Research and Treatment of Cancer [EORTC])

http://www.cancer.org (Patienteninformationen der American Cancer Society)

http://www.aacr.org (American Association for Cancer Research [AACR])

http://www.ama-assn.org (American Medical Association)

http://www.asco.org (ASCO, American Society of Clinical Oncology [ASCO])

http://www.ons.org (Oncology Nursing Society)

http://www.cancernet.nci.nih.gov/ (CancerNet des NCI)

http://www.cancer.gov/cancerinfo (Informationen des amerikanischen National Cancer Institute [nur in englischer Sprache])

http://www.studien.de (Therapiestudienregister der Deutschen Krebsgesellschaft)

http://www.vereinlebenswert.de (psychosoziale Beratung und Informationen) http://www.psychoonkologie.org (psychosoziale Beratung und Informationen)

http://www.psb-zest.de (psychosoziale Beratung und Informationen)

http://www.uni-kiel.de (psychosoziale Beratung und Informationen)

http://www.medizinrechts-beratungsnetz.de (juristischer Rat bei Konflikten zwischen Ärzten bzw. Krankenkassen und Patienten)

http://www.tabakkontrolle.de (Raucherberatung der Deutschen Krebshilfe)

http://www.reha-servicestellen.de (Adressverzeichnis der Rehabilitationsservicestellen)

http://www.hospize.de (Adressen von Hospizen)

http://www.krebs-kliniken.de (Auswahl und Adressen von Krebskliniken in Deutschland)

http://www.krebsarztpraxen.de (Adressenliste niedergelassener Onkologen und onkologisch tätiger Fachärzte)

http://www.forum-krebstherapie.de (Adressenliste von onkologischen Schwerpunktpraxen)

http://www.bma.bund.de (Berechnungsprogramm des Bundesarbeitsministeriums zur Altersteilzeit)

http://www.ksid.de (Informationsdienst des Deutschen Krebszentrums Heidelberg zu Schmerz)

http://www.krebsinfo.de (Informationen des Tumorzentrums München)

http://www.dsl-ev.de (Allgemeine Informationen zu Schmerz, Deutsche Schmerzliga e. V.)

http://www.kinder-krebskranker-eltern.de (Hilfen im Umgang mit Kindern krebskranker Eltern)

Patientenforen

Viele Patienten schöpfen neue Kraft durch den aktiven Erfahrungs- und Informationsaustausch mit anderen Betroffenen. Im Internet bieten Foren und sogenannte Chats die Möglichkeit dazu. Die Patienten erhalten dort hilfreiche Tipps zum Umgang mit der Erkrankung.

Foren sind virtuelle Schwarze Bretter, an die man seine Frage oder seinen Beitrag »anpinnt« und später einmal vorbeischaut, ob ein anderer seine Antwort dazugehängt hat. Beiträge in Foren sind meist längere Zeit sichtbar (meist mehrere Monate). Auch auf komplizierte Fragen können Sie hier eine Antwort bekommen. Fairerweise sollten Sie aber auch selbst Informationen weitergeben.

Chats sind virtuelle Gespräche. Die Gespräche werden nicht gespeichert. In Chats erreichen Sie daher nur Personen, die sich zur gleichen Zeit im virtuellen Chat-Raum aufhalten.

http://www.forum.krebs-kompass.de (Krebs-Forum, Unterstützung bei der Suche nach Informationen im Internet)

http://www.myeloma.org/listserve.html (Online-Diskussionsforum in englischer Sprache)

http://www.medizin-forum.de (Gesundheitsforum)

http://www.chat.krebs-kompass.de (allgemeiner Krebs-Chat)

http://www.inkanet.de/krebs/plasmozytom/-7k (Informationen des Deutschen Krebsforschungszentrums zum Myelom)

http://www.dkfz-heidelberg.de/Patienteninfo/multiplesmyelom.htm-11k (Informationen des Deutschen Krebsforschungszentrums zum Myelom)

Literaturauswahl

Ärztlicher Arbeitskreis Sterbebegleitung bei der Ärztekammer Westfalen-Lippe in Zusammenarbeit mit der Hospizbewegung Münster e. V.: Patientenverfügung und Vorsorgevollmacht – Ein Leitfaden für Patienten und Angehörige; kostenlos zu beziehen über die Ärztekammer Westfalen-Lippe, Gartenstraße 210–214, 48147 Münster.

Bauer, F.: Der große Ratgeber für Behinderte und Pflegebedürftige. 6. Auflage. Econ, Berlin (2005)

Bayerisches Staatsministerium für Arbeit und Sozialordnung, Familie, Frauen und Gesundheit: Zuhause pflegen – zuhause gepflegt werden. Ein Ratgeber; kostenlos zu beziehen über Bayerisches Landesamt für Versorgung und Familienförderung, Sachgebiet III 3, Postfach 40 11 40, 80711 München

Bohnhorst, B.: Lass mich los – aber nicht allein. Ein Ratgeber zur Sterbebegleitung. Fischer Taschenbuch, Frankfurt (1997)

Bundesministerium für Arbeit und Sozialordnung: Ratgeber für Behinderte; kostenlos zu beziehen über das Bundesministerium für Arbeit und Sozialordnung, Referat Information, Publikation, Redaktion, Postfach 500, 53105 Bonn

Bundesverband Selbsthilfe Körperbehinderter e. V.: Reise-ABC. Selbstbestimmte Reisen für Körperbehinderte; zu beziehen über den BSK e. V., Reiseservice, Postfach 20, 74236 Krautheim

Delbrück, H.: Ernährung für Krebserkrankte. Rat und Hilfe für Betroffene und Angehörige. Kohlhammer, Stuttgart (2006)

Delbrück, H.: Knochenmark- und Stammzelltransplantation nach Krebs. Rat und Hilfe für Betroffene und Angehörige. Kohlhammer, Stuttgart (2005)

Delbrück, H.: Krebsschmerz. Rat und Hilfe für Betroffene und Angehörige. Kohlhammer, Stuttgart (2004)

Delbrück, H.: Rehabilitation and Palliation of Cancer Patients. Springer, Paris (2007)

Deutsche Angestellten-Krankenkasse: Ihre Rechte als Patient; kostenlos zu beziehen über die Deutsche Angestellten-Krankenkasse, Postfach 10 14 44, 20009 Hamburg

Deutsche Gesellschaft für Palliativmedizin/Bundesarbeitsgemeinschaft Hospiz/Deutsche Gesellschaft zum Studium des Schmerzes: Palliativmedizin – Stationäre und ambulante Palliativ- und Hospizeinrichtungen in Deutschland; kostenlos zu beziehen über Mundipharma GmbH, Mundipharma Straße 2, 65549 Limburg (Lahn)

Deutsche Knochenmarkspenderdatei: Leben spenden! – Alles was Knochenmark- und Stammzellspender über Leukämie wissen sollten; kostenlos zu beziehen über die DKMS (Deutsche Knochenmarkspenderdatei), Postfach 14 05, 72004 Tübingen

Deutsche Krebsgesellschaft: Alternative Behandlungsmethoden; kostenlos zu beziehen über die Deutsche Krebsgesellschaft e. V., TiergartenTower, Straße des 17. Juni 106–108, 10623 Berlin

Deutsche Krebsgesellschaft: Nebenwirkungen der Krebstherapie – so kann man sie lindern; kostenlos zu beziehen über die Deutsche Krebsgesellschaft e. V., TiergartenTower, Straße des 17. Juni 106–108, 10623 Berlin

Deutsche Krebsgesellschaft: Therapie-Studien – dafür sind sie gut; kostenlos zu beziehen über die Deutsche Krebsgesellschaft e. V., TiergartenTower, Straße des 17. Juni 106–108, 10623 Berlin

Deutsche Krebshilfe: Hilfen für Angehörige; kostenlos zu beziehen über die Deutsche Krebshilfe e. V., Buschstraße 32, 53113 Bonn

Deutsche Krebshilfe: Krebsschmerzen wirksam bekämpfen; kostenlos zu beziehen über die Deutsche Krebshilfe e. V., Buschstraße 32, 53113 Bonn

Deutsche Krebshilfe: Wegweiser zu Sozialleistungen; kostenlos zu beziehen über die Deutsche Krebshilfe e. V., Buschstraße 32, 53113 Bonn

Hübner, J.: Aloe, Ginkgo, Mistel & Co. Ergänzende Wirkstoffe in der Krebsbehandlung. Der Ratgeber für Patienten und Angehörige. Schattauer, Stuttgart (2009)

Kastner, W., C. G. Ross: Sterben und Steuern, Leitfaden durch das Erbschafts-, Steuer- und Schenkungssteuerrecht; zu beziehen über DGE-Geschäftsstelle, Simrockallee 27, 53173 Bonn

Kübler-Ross, E.: Was können wir noch tun? Antworten auf Fragen nach Sterben und Tod. Droemer Knaur, München (2003)

LeShan, L.: Psychotherapie gegen den Krebs. Über die Bedeutung emotionaler Faktoren bei der Entstehung und Heilung von Krebs. Klett-Cotta, Stuttgart (2008)

Lukas, E.: Psychotherapie in Würde. Sinnorientierte Lebenshilfe nach Viktor E. Frankl. Beltz, Weinheim (2003)

Münstedt, K. (Hrsg.): Ratgeber unkonventionelle Krebstherapien. Ecomed Verlagsgesellschaft, Landsberg (2005)

Prang, M. D.: Ärztelatein im Klartext – Was Ärzte ihren Patienten nicht sagen. Der Ratgeberverlag, Hamburg (2000)

Röger, B.: Finanzielle Hilfen für Menschen mit Behinderung. Walhalla U. Praetoria, Regensburg (2008)

Simonton, O. C.: Auf dem Weg der Besserung – Schritte zur körperlichen und spirituellen Heilung. Rowohlt, Reinbek b. Hamburg (2001)

Stangl, M.-L., A. Stangl: Hoffnung auf Heilung. Seelisches Gleichgewicht bei schwerer Krankheit. Econ-Verlag, Düsseldorf (1999)

Stiftung Warentest (Hrsg.): Die Andere Medizin. Handbuch. »Alternative Heilmethoden« für Sie bewertet. Stiftung Warentest, Postfach 30 41 41, 10724 Berlin (2006)

Stiftung Warentest (Hrsg.): Vererben und erben. Stiftung Warentest, Postfach 30 41 41, 10724 Berlin (2009)

Tausch, A.-M.: Gespräche gegen die Angst. Rowohlt, Reinbek b. Hamburg (1995)

Tumorzentrum München (Hrsg): Manual Multiples Myelom. Empfehlungen zur Diagnostik, Therapie und Nachsorge. Zuckschwerdt, München (2009)

Sachregister